必要最小限カルテに記載するべき身体所見	I
症状別 疾患に対する対応,考え方 —疾患名を導くための工夫—	II
緊急患者への対応	III
診断・治療に必要な検査	IV
疾患別 診断法・治療法	V
よく使う薬剤の使用方法	VI
冠危険因子の管理	VII

Resident
the Basic of
Cardiology

循環器診療
レジデント・
ザ・ベーシック

公益財団法人 **心臓血管研究所付属病院** 編

MEDICAL VIEW

本書では，厳密な指示・副作用・投薬スケジュール等について記載されています
が，これらは変更される可能性があります。本書で言及されている薬品に
ついては，製品に添付されている製造者による情報を十分にご参照ください。

Resident the Basic of Cardiology
（ISBN 978-4-7583-1424-4 C3047）

Editor：The Cardiovascular Institute
2015. 5. 1 1st ed.

©MEDICAL VIEW, 2015
Printed and Bound in Japan

Medical View Co., Ltd.
2-30 Ichigaya-hommuracho, Shinjuku-ku, Tokyo 162-0845, Japan
E-mail ed@medicalview.co.jp

序　文

　私の専門はカテーテルインターベンションですが，レジデント時代はまさに新時代の幕開けのようでした。方向性冠動脈粥腫切除術(DCA)，ステント，ロータブレーターなどといった new device が次々と上市されていたのです。当時，循環器領域のハンドブックなどは存在しておらず，自分でサイズの大きな書籍の内容を縮小コピーし手帳などに貼り付け，自分用のハンドブックを作成していた記憶があります。カテーテルインターベンションのみならず，他の循環器領域の治療の発達もめざましいものがあり，次々に新しい知見が得られ，情報量も私のレジデント時代より格段に多くなってきています。

　一方，最近では医療を取り巻く環境も厳しくなり，知識不足からくる医療ミスなどに対する眼も厳しさを増す一方です。すべての知識を得て診療に向かうことは到底困難なことであり，人間の記憶は無尽蔵ではなく，時に間違った記憶に置き換わることさえあります。

　PC やスマートフォンなどの台頭により，簡単に情報が得られる状況になってきたとはいえ，病院内においてスマートフォンで調べ物をするというのは好ましくなく，インターネット上の情報がすべて正しいともいえない現状があります。このため，持ち運びができ，自分の知識の確認などが可能で，正確な情報が記載されているハンドブックは現在でもレジデントにとって必須のアイテムと考えられます。しかし，循環器内科レジデント向けのハンドブックが少なく，レジデントにとって選択肢がない現状を鑑み，心臓血管研究所付属病院の医師・コメディカル協力のもと，新しいハンドブックを作成するに至りました。作成に関してはレジデントに必要不可欠と思われる項目をわかりやすく掲載し，専門的すぎる内容に関しては，極力省いた形をとりました。薬剤なども実臨床での処方例などを極力掲載するようにして，先生方の力強いパートナーになり得るよう工夫しております。書名こそ「循環器診療レジデント・ザ・ベーシック」ですが，開業医などの一般臨床内科の先生方にも記憶の整理や循環器領域の診断・治療の知識を得るのに最適な一冊ではないかと考えています。

　最後になりますが，今後も新たな知見の獲得や出版してから得られる読者の要望などもあることが予想されます。これらに対し迅速に対応していくことで，永らく皆様のパートナーとしてお使いいただければ幸甚に存じます。

2015 年 4 月

公益財団法人心臓血管研究所付属病院院長

矢嶋純二

目次

解剖————————xii
全身の動脈————————xiv
全身の静脈————————xv
略語一覧————————xvi

I 必要最小限カルテに記載するべき身体所見

必要最小限カルテに記載するべき身体所見————————2

鑑別すべき身体所見　2／バイタルサイン　3／視診　5／触診　6
聴診　7／収縮期雑音　9／拡張期雑音　9

II 症状別　疾患に対する対応，考え方
—疾患名を導くための工夫—

1 胸痛，背部痛，心窩部痛————————12

鑑別すべき疾患　12／症例別　疾患に対する対応，考え方　12

2 動悸————————16

鑑別すべき疾患　16／症例別　疾患に対する対応，考え方　16

3 呼吸困難————————20

鑑別すべき疾患　20／症例別　疾患に対する対応，考え方　20

4 浮腫————————24

鑑別すべき疾患　24／症例別　疾患に対する対応，考え方　25

5 めまい，失神————————28

鑑別すべき疾患　28／症例別　疾患に対する対応，考え方　28

6 不明熱————————32

鑑別すべき疾患　32／症例別　疾患に対する対応，考え方　33

7 間欠性跛行，安静時下肢疼痛————————37

鑑別すべき疾患　37／症例別　疾患に対する対応，考え方　37

8 突然の下肢もしくは上肢の痛み————————40

鑑別すべき疾患　40／症例別　疾患に対する対応，考え方　40

Ⅲ 緊急患者への対応

1 心肺蘇生法 —————————————44
一次救命救急（BLS）　44 ／二次救命救急（ACLS）　44 ／心停止の場合　48
心停止ではないが危険な心電図波形　49

2 初療時処置 —————————————52
気管挿管　52 ／DC/AED　58 ／中心静脈確保　60 ／動脈ライン確保　66

3 ショック患者への対応 ———————68
ショックの鑑別　68 ／ショックの治療　70 ／心嚢穿刺　70 ／大動脈
内バルーンパンピング（IABP）　72 ／経皮的心肺補助装置（PCPS）　74

Ⅳ 診断・治療に必要な検査

1 心電図 —————————————————78
心電図の意義　78 ／調律　79

2 胸部X線 ————————————————84
正常胸部X線像　84 ／心胸郭比（CTR）の計算，評価　84 ／右房，右室，
左房，左室，大動脈，肺動脈などの拡大の評価　86 ／肺うっ血像などの
異常所見の評価　87

3 心エコー ————————————————88
心エコー　88 ／心エコーの種類と用途　88 ／代表的な基本断面（胸骨
左縁）　89 ／代表的な基本断面（心尖部）　90 ／心尖部断面と左室短軸
断面との関係　91 ／断層法から得られる指標　91 ／ドプラ法から得ら
れる指標　95 ／左室拡張機能評価　97 ／正常と偽正常型の鑑別法　97
ドプラ法から得られる指標　98 ／弁逆流の評価　101 ／弁狭窄の評
価　102 ／左室壁運動の評価　104 ／左室17分画（AHA分類）　105
冠動脈の支配領域（AHA分類）　105

4 足関節上腕血圧比（ABI） ——————106
検査の適応　106 ／検査内容　106 ／運動負荷との併用　107 ／検査
結果の見方　107 ／同時に測定されるその他の指標とチェックポイン
ト　107

5 造影CT（血管疾患） ————————111
造影剤投与前の注意　111 ／造影剤投与の基礎　111 ／画像再構成法　112
各種疾患における検査内容　113

目次

6 冠動脈CT────122
冠動脈CTの概要 122 ／冠動脈CTの適応 124 ／冠動脈CTで注意すべきこと 126

7 核医学検査（核種の説明, 虚血評価, 心筋viability）────127
心筋血流評価 127 ／脂肪酸代謝評価 128 ／心臓交感神経評価 129
負荷検査 129 ／虚血評価 131 ／心筋バイアビリティ評価法 132

8 MRI（大血管評価, 末梢血管評価）────134
MRIの禁忌 134 ／頸動脈硬化におけるMRIの適応・検査内容 134
大動脈瘤・大動脈解離におけるMRIの適応・検査内容 135 ／閉塞性動脈硬化症・末梢動脈瘤におけるMRIの適応・検査内容 136

9 心臓MRI────138
主な撮像方法 138 ／主な疾患のMRI像 141

10 Swan-Ganz（SG）カテーテルによる心機能評価────144
測定時の注意事項 144 ／右房圧（RAP） 144 ／右室圧（RVP） 146
肺動脈圧（PAP） 147 ／肺動脈楔入圧（PCWP） 147 ／心拍出量 149
Sampling 150

11 左心カテーテルによる圧記録と右心カテーテルとの同時圧記録────152
正常波形と圧の計測点 152 ／圧較差の計測と弁口面積の算出 153
特徴的な圧波形 154

12 左室造影────158
目的 158 ／手技と撮像 158 ／評価方法 159

13 冠動脈造影────162
目的 162 ／解剖 162 ／手技 163 ／撮影方法と正常冠動脈造影 163
冠動脈狭窄度の評価法 168 ／冠動脈病変形態の評価法 168 ／側副血行路 168 ／冠攣縮誘発試験 170

14 電気生理学的検査────171
電気生理学的検査に必要な装置 171 ／主な電極カテーテルの配置 172
心内心電図の見方 173 ／基本的なプログラム刺激方法 174

15 TILT試験────175
適応 175 ／方法 175 ／評価 176 ／神経調節性失神, 起立性低血圧の対処法, 治療法 176

Ⅴ 疾患別　診断法・治療法

1 虚血性心疾患────────────178

安定労作性狭心症　178／非ST上昇型急性冠症候群　184／ST上昇
型急性心筋梗塞　187／冠動脈インターベンション　188

2 不整脈

①徐脈性不整脈────────────190

疾患の概要　190／徐脈性不整脈の分類　190／原因　190／診断　191
治療　193

②頻脈性不整脈────────────194

疾患の概要　194／分類　194／原因　194／診断　195／急性期治療　204
慢性期治療　206

③心房細動────────────208

疾患の概要　208／診断　208／治療　208

④不整脈原性右室心筋症（ARVC）────────────218

疾患の概要　218／診断　218／治療　221

⑤Brugada症候群────────────222

疾患の概要　222／診断　222／治療　226

⑥カテーテルアブレーション────────────228

治療の概要　228／治療に必要なカテーテルと装置　228

3 植込み型ペースメーカーの適応────────────232

モードの表記　233／ペースメーカーの機能　234／植込み型除細動
器（ICD）　236

4 心不全────────────240

心不全とは　240／原因　240／心不全のステージ分類　241／診断　241
治療　244

5 心膜心筋疾患────────────254

急性心筋炎　254／拡張型心筋症　256／肥大型心筋症　258／虚血
性心筋症　262／高血圧性心筋症　262／心サルコイドーシス　263
心アミロイドーシス　263／不整脈原性右室心筋症　263／アルコール性
心筋症　263／筋ジストロフィーに伴う心筋疾患　264／薬剤誘発性心
筋症　264／Fabry病　264／急性心膜炎　266／心タンポナーデ　267

収縮性心膜炎　269

6 拡張型心筋症に対する外科治療 ————————————————272
外科的左室再建術　272 ／心室補助人工心臓（VAD）　272 ／心臓移植　273

7 肥大型心筋症に対する手術 ————————————————————274
病態　274 ／手術適応　274 ／術式　274

8 経皮的中隔心筋焼灼術（PTSMA）————————————————276
原理　276 ／方法　277 ／術後　277

9 弁膜症 ———————————————————————————————278
僧帽弁狭窄症（MS）　278 ／僧帽弁閉鎖不全症　281 ／大動脈弁狭窄症（AS）　285 ／大動脈弁閉鎖不全症　286 ／感染性心内膜炎（IE）　289

10 弁膜症の外科治療 ——————————————————————————297
大動脈弁狭窄症に対する手術　297 ／大動脈弁逆流症に対する手術　300 ／僧帽弁狭窄症に対する手術　303 ／僧帽弁閉鎖不全症に対する手術　304

11 大動脈疾患 ————————————————————————————307
大動脈疾患の分類　307 ／急性大動脈解離　308 ／解離性大動脈瘤　310 ／胸部大動脈瘤　310 ／腹部大動脈瘤　312 ／特殊な場合　312 ／ステントグラフト　313

12 Leriche症候群 ————————————————————————————316
Leriche症候群とは　316 ／臨床徴候および症状　316 ／診断　316 ／治療　317

13 末梢血管疾患

①末梢動脈疾患（PAD）————————————————————————318
末梢動脈疾患とは　318 ／臨床徴候　318 ／Fontaine分類とRutherford分類　319 ／診断　319 ／治療　321 ／TASC分類による治療方針決定　323 ／予後　324 ／アテローム血栓症　326 ／PAD患者の予後改善のためには　328

②Buerger病 ————————————————————————————————330
疫学　330 ／病因　330 ／臨床徴候　330 ／診断　331 ／診断基準　332 ／治療　333 ／予後　333

③腎動脈硬化症 ————————————————————————————334
疫学　334 ／自然歴と予後　334 ／臨床徴候　334 ／腎動脈狭窄の存

在を疑うべき患者・徴候　335 ／診断　335 ／治療　336

④頚動脈硬化症 —————————————— 338
頚動脈硬化の危険因子　338 ／頚動脈狭窄の臨床徴候　338 ／診断　338
治療　340

14 肺高血圧症 —————————————— 342
肺高血圧症の定義　342 ／肺高血圧症の臨床分類　342 ／肺高血圧症
の症状・身体所見　342 ／検査　344 ／肺高血圧症の重症度分類　347
診断手順　347 ／治療適応と治療法　349 ／疾患の概要　351 ／症状　352
身体所見　352 ／検査　352 ／治療法　353

15 急性下肢虚血 —————————————— 360
疾患の概要　360 ／急性下肢虚血はなぜ怖いのか　360 ／原因　360
時間経過と組織への影響　361 ／診断　361 ／急性下肢虚血の重症度
評価と治療計画　362 ／治療　363

16 下肢静脈瘤 —————————————— 366
概剖　366 ／解剖　366 ／病態分類　368 ／症状　368 ／検査　369
治療方法　369 ／再発とその他　371

17 先天性心疾患 —————————————— 372
現在の成人先天性心疾患の頻度・概要　372 ／心房中隔欠損症（ASD）　372
心室中隔欠損症（VSD）　377 ／動脈管開存（PDA）　380

18 心臓リハビリテーション —————————————— 382
目的　382 ／運動療法の適応　382 ／運動療法の効果　383 ／運動処方の
仕方　384 ／運動の頻度と時間　385 ／運動の種類　385 ／運動療法の禁
忌（運動負荷試験の禁忌と同じ）　386 ／運動負荷の中止基準（＝運動療
法の中止基準）　386 ／急性心筋梗塞に対するリハビリテーション　387
心不全に対する心臓リハビリテーションプログラム　388 ／運動療法の
強度と頻度　390 ／運動負荷量が過大であることを示唆する指標　390

VI よく使う薬剤の使用方法

内服薬

1 降圧薬 —————————————— 394
概要　394 ／妊娠中の降圧療法　396 ／脳血管障害時の降圧療法　396

目次

2 硝酸薬およびニコランジル ——————402

硝酸薬 402 ／ニトログリセリン舌下錠およびスプレー 403 ／ニトログリセリン貼付薬 403 ／硝酸イソソルビド経口薬およびスプレー 404 ／硝酸イソソルビド貼付薬 404 ／ニコランジル 405

3 抗血小板薬 ——————406

アスピリン 406 ／チエノピリジン系抗血小板薬 407 ／チクロピジン 407 ／クロピドグレル 408 ／プラスグレル 409 ／シロスタゾール 409

4 抗凝固薬 ——————411

抗凝固薬の種類と適応 411 ／ワルファリン 413 ／ヘパリン 414直接トロンビン阻害薬 415 ／ダビガトラン 415 ／直接第Xa因子阻害薬 416 ／リバーロキサバン 416 ／アピキサバン 417 ／エドキサバン 417 ／心房細動に対する抗凝固療法選択のフローチャート 418

5 抗不整脈薬 ——————420

概説 420 ／抗不整脈薬の種類 420 ／Ⅰ群抗不整脈薬の使い分け 422 ／Ⅲ群抗不整脈薬の使い分け 423 ／アミオダロン 424 ／ソタロール 424 ／ニフェカラント 425 ／その他の抗不整脈薬 426

6 利尿薬 ——————427

利尿薬の作用 427 ／炭酸脱水素酵素阻害薬 428 ／アセタゾラミド 428 ／ループ利尿薬 429 ／フロセミド 429 ／トラセミド 429 ／アゾセミド 429 ／K保持性利尿薬(アルドステロン拮抗薬) 430 ／スピロノラクトン 430 ／エプレレノン 430 ／サイアザイド系利尿薬およびその類似薬 430 ／ヒドロクロロチアジド 430 ／トリクロルメチアジド 430 ／インダパミド 430 ／バソプレシンV₂受容体拮抗薬 431 ／トルバプタン 431

静注薬

7 心不全の静注薬 ——————432

ドパミン(DOA) 432 ／ドブタミン(DOB) 434 ／ノルアドレナリン(NAD) 435ホスホジエステラーゼⅢ(PDEⅢ)阻害薬 435 ／ミルリノン 435 ／オルプリノン 435 ／ヒト心房性ナトリウム利尿ペプチド(hANP) 436 ／カルペリチド 436

8 虚血性心疾患の静注薬 ——————438

ヘパリン 438 ／ヘパリンカルシウム 440 ／エノキサパリンナトリウム 440ヘパリン起因性血小板減少症(HIT) 441 ／発症機序 441

HITの診断　442透析におけるHITの診断　444／アルガトロバン　445
ウロキナーゼ　445組織プラスミノーゲン活性因子(t-PA)　447／アルテ
プラーゼ　449／モンテプラーゼ　452／硝酸薬　453／ニトログリセリ
ン(NTG)　453／硝酸イソソルビド(ISDN)　455／ニトロプルシド　456
ニコランジル　458／パパベリン塩酸塩　460／アセチルコリン　461
エルゴノビン　463／アデノシン三リン酸(ATP)　465／ノルアドレナリ
ン　467

9　抗不整脈薬　　470
上室性不整脈のレートコントロール　470／ベラパミル　470／ジゴキ
シン　472／ジルチアゼム　472／発作性上室頻拍(PSVT)の停止　473
アデノシン三リン酸(ATP)　473／心房細動の薬理学除細動　474／心
不全を合併した頻脈性心房細動　475／ランジオロール　476／心室性
不整脈に対する抗不整脈薬投与　476／アミオダロン　477／ニフェカ
ラント　479リドカイン　479／プロカインアミド　480／硫酸マグネシ
ウム　480徐脈性不整脈　480／硝酸アトロピン　480／ドパミン,ドブタ
ミン,ノルアドレナリン　480／イソプロテレノール　481

10　その他　　482
ニカルジピン　482

VII　冠危険因子の管理

1　冠動脈疾患の危険因子　　484
CADの危険因子　484／Framinghamポイントスコア　485

2　高血圧　　490

3　脂質異常症　　493
概念　493／診断　493／治療方針および管理目標　494／治療　495

4　糖尿病　　498
概念　498／診断　498／治療　498

5　喫煙　　502
概念　502／喫煙の危険因子　502／治療　503

索引　　505

解剖

冠動脈の走行

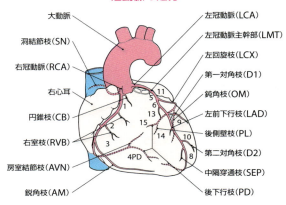

略語	正式名称	
RCA	right coronary artery	右冠動脈
SN	sinus node branch	洞結節枝
CB	conus branch	円錐枝
RVB	right ventricular branch	右室枝
AM	acute marginal branch	鋭角枝
AVN	atrioventricular node branch	房室結節枝
LMT	left main trunk	左冠動脈主幹部
LCA	left coronary artery	左冠動脈

略語	正式名称	
LAD	left anterior descending artery	左前下行枝
SEP	septal branch	中隔穿通枝
D1	first diagonal branch	第一対角枝
D2	second diagonal branch	第二対角枝
LCX	left circumflex coronary artery	左回旋枝
OM	obtuse marginal branch	鈍角枝
PL	posterolateral branch	後側壁枝
PD	posterior descending	後下行枝

(詳細はP162〜170参照)

前面　　　　　後面

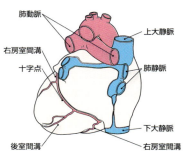

大動脈起始部の解剖

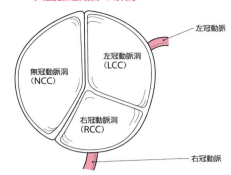

心臓の内部構造

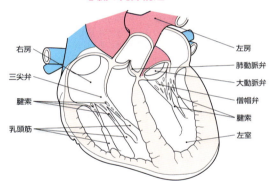

血管の構造

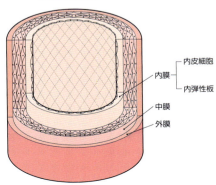

全身の動脈

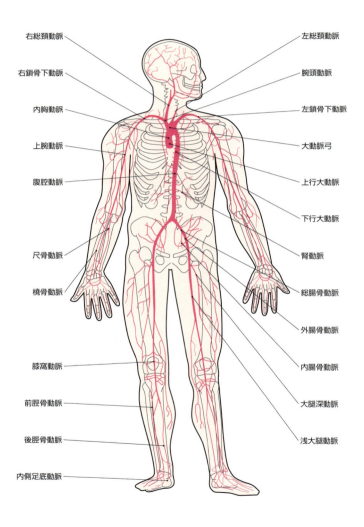

全身の静脈

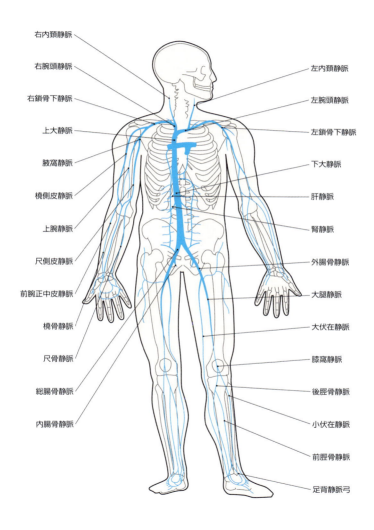

略語一覧

A			
AAA	abdominal aortic aneurysm	腹部大動脈瘤
ABI	ankle branchial index	足関節上腕血圧比
ACE	angiotensin converting enzyme	アンジオテンシン変換酵素
ACLS	advanced cardiac life support	二次救命救急
ACS	acute coronary syndrome	急性冠症候群
AED	automated external defibrillator	自動体外式除細動器
AF	atrial fibrillation	心房細動
AFL	atrial flutter	心房粗動
AHA/ACC	American Heart Association/ American Collage of Cardiology	アメリカ心臓協会/アメリカ心臓病学会
ALI	acute limb ischemia	急性下肢虚血
ALT	alanine aminotransferase	アラニンアミノトランスフェラーゼ
AM	acute marginal branch	鋭角枝
AMI	acute myocardial infarction	急性心筋梗塞
AML	anterior mitral leaflet	僧帽弁前尖
AMP	adenosine monophosphate	アデノシンーリン酸
Ao	aorta	大動脈
APM	anterior papillary muscle	前乳頭筋
APTT	activated partial thromboplastin time	活性化部分トロンボプラスチン時間
AR	aortic (value) regurgitation	大動脈弁逆流症
ARAS	atherosclerotic renal artery stenosis	動脈硬化性腎動脈狭窄症
ARB	angiotensin II receptor blocker	アンジオテンシンII受容体拮抗薬

ARDS	adult respiratory distress syndrome	成人性呼吸促迫症候群
ARVC	arrhythmogenic right ventricular cardiomyopathy	不整脈原性右室心筋症
AS	aortic stenosis	大動脈弁狭窄症
ASD	atrial septal defect	心房中隔欠損症
ASO	arteriosclerosis obliterans	閉塞性動脈硬化症
AST	aspartate aminotransferase	アスパラギン酸アミノトランスフェラーゼ
ASV	adaptive servo-ventilation	順応性自動制御換気
AT	atrial tachycardia	心房頻拍
ATIS	atherothrombosis	アテローム血栓症
ATL	anterior tricuspid leaflet	三尖弁前尖
ATP	adenosine triphosphate	アデノシン三リン酸
ATP	anti tachycardia pacing	抗頻拍ペーシング
AV	aortic valve	大動脈弁
AVA	aortic valve area	大動脈弁口面積
AVNRT	atrioventricular nodal reentrant tachycardia	房室結節リエントリー性頻拍
AVR	aortic valve replacement	大動脈弁置換術
AVRT	atrioventricular reciprocating tachycardia	房室回帰頻拍

B		
baPWV	brachial-ankle pulse wave velocity	脈波伝播速度
BLS	basic life support	一次救命処置
BMS	bare metal stent	ベアメタルステント
BNP	brain natriuret peptide	脳性ナトリウム利尿ペプチド
BSA	body surface area	体表面積

C		
CABG	coronary artery bypass grafting	冠動脈バイパス
CAD	coronary artery disease	冠動脈疾患

略語一覧

cAMP	cyclic adenosine monophosphate	環状アデノシン一リン酸
CaO$_2$	oxygen content	動脈血酸素含有量
CAS	carotid artery stenting	頚動脈ステント留置術
CDT	catheter-directed thrombolysis	カテーテル血栓溶解療法
CEA	carotid endarterectomy	頚動脈内膜剥離術
CFA	common femoral artery	総大腿動脈
CI	cardiac index	心係数
CIA	common iliac artery	総腸骨動脈
CIN	contrast induced nephropathy	造影剤腎症
CKD	chronic kidney disease	慢性腎臓病
CLI	critical limb ischemia	重症下肢虚血
CO	cardiac output	心拍出量
COPD	chronic obstructive pulmonary disease	慢性閉塞性肺疾患
CPAP	continuous positive airway pressure	持続陽圧呼吸
CPK	creatine phospo kinase	クレアチンフォスフォキナーゼ
CPR	curved planar reconstruction	曲面多断面再構成
CPR	cardiopulmonary resuscitation	心肺蘇生法
CPX	cardiopulmonary exercise test	心肺運動負荷試験
CRP	C-reactive protein	C反応性蛋白
CRT	cardiac resynchronization therapy	心室再同期療法
CS	clinical scenario	クリニカル・シナリオ
CS	coronary sinus	冠静脈洞
CTA	CT angiography	CT血管造影法
CTEPH	chronic thromboembolic pulmonary hypertension	慢性血栓塞栓性肺高血圧症
CTR	cardiothracic ratio	心胸郭比
CVD	cerebrovascular disease	脳血管疾患
CVP	central venous pressure	中心静脈圧

D

DAPT	dual antiplatelet therapy	抗血小板薬2剤併用療法
DBP	diastolic blood pressure	拡張期血圧
DC	defibrillation	電気的除細動
DES	drug eluting stent	薬剤溶出ステント
DIC	disseminated intravascular coagulation	播種性血管内凝固
DOA	dopamine	ドパミン
DOB	dobutamine	ドブタミン
Ds	end-systolic diameter	収縮末期径
DVT	deep venous (vein) thrombosis	深部静脈血栓症

E

EDP	end-diastolic pressure	拡張末期圧
EF	ejection fraction	駆出分画率
EIA	external iliac artery	外腸骨動脈
EMG	electromyography	筋電図
EPA	eicosapentaenoie acid	イコサペント酸エチル
EVAR	endovascular aortic repair	腹部大道脈瘤ステントグラフト内挿術

F・G

FFR	fractional flow reserve	血流予備量比
GCS	glasgow coma scale	
GFR	glomerular filtration rate	糸球体濾過量
hANP	human atrial natriuretic peptide	ヒト心房性ナトリウム利尿ペプチド

H

Hb	hemoglobin	ヘモグロビン
HbA1c	Hemoglobin A1c	ヘモグロビンA1c
HDL	high density lipoprotein	高比重リポ蛋白
HFpEF	heart failure with preserved ejection fraction	収縮機能が保持された心不全
HFrEF	heart failure with reduced ejection fraction	収縮機能が低下した心不全

略語一覧

HIT	heparin-induced thrombocytopenia	ヘパリン起因性血小板減少症
HOCM	hypertrophic obstructive cardiomyopathy	閉塞性肥大型心筋症
I		
IABP	intra-aortic balloon pumping	大動脈内バルーンパンピング
IC	intermittent claudication	間欠性跛行
ICD	implantable cardioverter defibrillator	植込み型除細動器
IE	infectious endocarditis	感染性心内膜炎
IMT	intima media thickness	内中膜複合体厚
ISDN	isosorbide dinitrate	硝酸イソソルビド
IVC	inferior vena cava	下大静脈
IVS	interventricular septum	心室中隔
L		
LA	left atrium	左房
LAA	left atrial appendage	左心耳
LAD	left anterior descending artery	左前下行枝
LAD	left atrial dimension	左房径
LAO	left anterior oblique	左前斜位
LBBB	left bundle branch block	左脚ブロック
LCC	left coronary cusp	左冠尖
LCX	left circumflex artery	左回旋枝
LDH	lactic dehydrogenase	乳酸脱水素酵素
LV	left ventricular	左室
LVAD	left ventricular assist device	左心補助装置
LVDd	left ventricular end-diastolic diameter	左室拡張末期径
LVDs	left ventricular end-systolic diameter	左室収縮末期径
LVEDP	left ventricular end-diastolic pressure	左室拡張末期圧

LVEDV	left ventricular end-diastolic volme	左室拡張末期容量
LVEF	left ventricular ejection fraction	左室駆出率
LVOT	left ventricular outflow	左室流出路

M

MCTD	mixed connective tissue disease	混合性結合組織病
MDS	myelodysplastic syndromes	骨髄異形成症候群
MEP	motor-evoked potential	運動誘発電位
MIP	maximum intensity projection	最大値輝度投影法
MNMS	myonephropathic metabolic syndrome	筋腎代謝症候群
MPA	main pulmonary artery	主肺動脈
MPR	multiplanar reformation	体軸断面
MR	mitral regurgitation	僧帽弁逆流症
MS	mitral stenosis	僧帽弁狭窄症
MVA	mitral valve area	僧帽弁口面積
MVP	mitral valve prolapse	僧帽弁逸脱症
MVP	mitral vulvuloplasty	僧帽弁形成術
MVR	mitral valve replacement	僧帽弁置換術

N

NAD	noradrenaline	ノルアドレナリン
NCC	noncoronary cusp	無冠尖
NCS	nerve conduction study	神経伝導速度検査
NIV	noninvasive ventilation	非侵襲的換気療法
NOAC	novel oral anticoagulant	新規経口抗凝固薬
NPPV	noninvasive positive pressure ventilation	非侵襲的陽圧換気療法
NSAID	nonsteroidal antiinflammatory drug	非ステロイド系抗炎症薬
NSVT	nonsustained ventricular tachycardia	非持続性心室頻拍
NYHA	New York Heart Association	

略語一覧

O		
OM	obtuse marginal branch	鈍角枝
OMC	open mitral commissurotomy	僧帽弁交連切開術

P		
PA	pulmonary artery	肺動脈
PAD	peripheral arterial disease	末梢動脈疾患
PAP	pulmonary arterial pressure	肺動脈圧
PCI	percutaneous coronary intervention	冠動脈形成術
PCPS	percutaneous cardiopulmonary support	経皮的心肺補助装置
PCWP	pulmonary capillary wedge pressur	肺動脈楔入圧　肺毛細[血]管楔入圧（循環器学会）
PD	posterior descending branch	後下行枝
PDA	patent ductus arteriosus	動脈管開存
PDEⅢ	phosphodiesteraseⅢ	ホスホジエステラーゼⅢ
PEA	pulseless electrical activity	無脈性電気活動
PHT	pressure half time	圧半減時間
PICC	peripheral inserted central catheter	末梢挿入中心静脈カテーテル
PIT	pulse infusion thrombolysis	
PL	posterolateral branch	後側壁枝
PML	posterior mitral leaflet	僧帽弁後尖
PPM	posterior papillar muscle	後乳頭筋
PR	pulse rate	脈拍数
PRE$_1$	prostaglandinE$_1$	プロスタグランジンE$_1$
PSV	peak systolic velocity	収縮期最大血流速
PSVT	paroxysmal supraventricular tachycardia	発作性上室頻拍
PTCA	percutaneous transluminal coronary angioplasty	経皮的冠動脈形成術
PTMC	percutaneous transvenous mitral commissurotomy	経皮経静脈的僧帽弁交連切開術

PTSMA	percutaneous transluminal septal myocardial ablation	経皮的中隔心筋焼灼術
PV	pulmonary valve, pulmonic valve	肺動脈弁
PVD	polyvascular disease	
PVR	pulmonary vascular resistance	肺血管抵抗
PWT	left ventricular posterior wall echo	左室後壁

Q

QCA	quantitative coronary angiography	定量的冠動脈造影法
Qp		肺血流量
Qs		体血流量

R

RA	right atrium	右房
RAO	right anterior oblique	右前斜位
RAP	right atrial pressure	右房圧
RAR	renal aorta ratio	大動脈血流速の比
RBBB	right bundle branch block	右脚ブロック
RCC	right coronary cusp	右冠尖
RCT	randomized controlled trial	ランダム化比較試験
RI	radio isotope	核医学
ROSC	return of spontaneous circulation	自己心拍再開
RSI	rapid seqence intubation	迅速挿管
RV	right ventricular	右室
RV	right ventricular branch	右室枝
RVP	right ventricular pressure	右室圧
RVSP	right ventricular systolic pressure	右室収縮期圧

S

SAM	systolic anterior motion	収縮期前方運動
SBP	systolic blood pressure	最大収縮期血圧

略語一覧

SEP	somatosensory-evoked potential	体性感覚誘発電位
SFA	superficial femoral artery	浅大腿動脈
SIRS	systemic inflammatory response syndrome	全身性炎症反応症候群
SLE	systemic lupus erythematosus	全身性エリテマトーデス
SNP	sodium nitriprusside	ニトロプルシドナトリウム
SPP	skin perfusion pressure	皮膚組織灌流圧
SRA	serotonin release assay	セラトニン放出試験
STEMI	ST elevation myocardial infarction	ST上昇型心筋梗塞
STI	systolic time intervals	収縮期時相
STL	septal tricuspid leaflet	三尖弁中隔尖
SV	stroke volume	一回拍出量
SVC	superior vena cava	上大静脈
SVI	stroke volume index	一回拍出係数
T		
t-PA	tissue plasminogen activator	組織プラスミノーゲン活性化因子
TAO	thromboangiitis obliterans	閉塞性血栓血管炎
TASC	Trans-Atlantic Inter-Society Consensus	
TAVI	transcatheter aortic valve implantation	経カテーテル的大動脈弁置換術
TBI	toe-brachial index	足趾上腕血圧比
TdP	torsade de pointes	トルサードドポアント
TEVAR	thoracic endovascular aortic repair	胸部大動脈ステントグラフト内挿術
TG	triglyceride	トリグリセリド
TIA	transient ischemic attack	一過性脳虚血発作
TOF	tetralogy of Fallot	Fallot四徴症
TPR	total peripheral resistance	全末梢抵抗

TR	tricuspid regurgitation	三尖弁逆流
U		
ULP	ulcer-like-projection	潰瘍様突出像
V		
VAD	ventricular assist device	補助人工心臓
VF	ventricular fibrillation	心室細動
VSD	ventricular septal defect	心室中隔欠損症
VT	ventricular tachycardia	心室頻拍
vWf	von Willebrand factor	フォン・ウィルブラント因子
W		
WPW syndrome	Wolff-Parkinson-White syndrome	WPW症候群
記号		
%MAP	% mean artery pressure	

執筆者一覧

編集

矢嶋純二 　心臓血管研究所付属病院院長

執筆者 (五十音順)

有田卓人 　心臓血管研究所付属病院

有村聡士 　心臓血管研究所付属病院

上嶋徳久 　心臓血管研究所付属病院循環器内科医長

及川裕二 　心臓血管研究所付属病院
　　　　　循環器内科冠動脈疾患担当部長

大島　暢 　心臓血管研究所付属病院

大塚崇之 　心臓血管研究所付属病院循環器内科医長

加藤祐子 　心臓血管研究所付属病院循環器内科医長

金城太貴 　心臓血管研究所付属病院

嘉納寛人 　心臓血管研究所付属病院循環器内科副医長

韓　　寧 　心臓血管研究所付属病院

桐ヶ谷　肇 　心臓血管研究所付属病院
　　　　　循環器内科冠動脈疾患担当部長

國原　孝 　心臓血管研究所付属病院心臓血管外科部長

後藤理人 　心臓血管研究所付属病院

相良耕一 　心臓血管研究所付属病院
　　　　　循環器内科不整脈担当部長

櫻田弘治 　心臓血管研究所付属病院リハビリテーション室長

佐々木健一 　心臓血管研究所付属病院心臓血管外科副医長

鈴木信也	心臓血管研究所付属病院循環器内科医長
関　雅浩	心臓血管研究所付属病院心臓血管外科副医長
高井秀明	心臓血管研究所付属病院心臓血管外科医長
高梨賀江	心臓血管研究所付属病院 ME 室
種村　正	心臓血管研究所付属病院臨床検査室長
永島和幸	心臓血管研究所付属病院 循環器内科冠動脈疾患担当部長
野池亮太	心臓血管研究所付属病院
納口英次	心臓血管研究所付属病院 ME 室
畠山佳之	心臓血管研究所付属病院
古根慶子	心臓血管研究所付属病院薬剤管理室長
細沼直也	心臓血管研究所付属病院放射線技術室
松野俊介	心臓血管研究所付属病院循環器内科医長
松本　亨	心臓血管研究所付属病院放射線技術室長
村田伸弘	心臓血管研究所付属病院
八木直治	心臓血管研究所付属病院
矢嶋純二	心臓血管研究所付属病院院長
山下武志	心臓血管研究所所長
湯澤靖文	心臓血管研究所付属病院

I

必要最小限
カルテに記載するべき
身体所見

Ⅰ ● 必要最小限カルテに記載するべき身体所見

必要最小限カルテに記載するべき身体所見

◆ 鑑別すべき身体所見

近年の画像検索を含めた定量的診断領域の進歩により心音に代表される身体所見の出番が少なくなりつつある。CT，MRI，心エコーをはじめとした画像評価の進歩，血液検査での心不全の推定など身体所見がなくとも診断にたどり着くことができるようになったとはいえ，身体所見は非侵襲的であり情報はリアルタイムであり，時と場所を選ばない。いまだにⅢ音や頚静脈怒張が心不全の予後推定に威力を発揮することは近年の論文でも明らかであり，脈拍の左右差が大動脈解離の診断につながることは周知の事実である。

本章では画像診断が進歩した現在においても必要最低限カルテに記載するべき身体所見に関して，実際のカルテの一例を示し主要各項目に関して簡単な説明を述べる。

カルテの一例

バイタルサイン
・年齢，性別，身長，体重
・意識レベル：E（　）V（　）M（　）
・体温
・血圧：上肢/mmHg（場合によって左右），下肢/mmHg
・脈拍：/分（整，不整）
・呼吸数/分
・末梢：温かい，冷たい
・チアノーゼ：あり，なし

一般所見

- 全身的所見：全身状態，るいそう，肥満，全身浮腫および脱水の有無
- 顔貌，頭部，口腔内
- 頚部：甲状腺（腫大，圧痛），頚静脈怒張（胸骨角からの長さ），頚部血管雑音（右/左），頚動脈波
- 呼吸音（部位も明示）：呼吸音異常なし，coarse crackles，fine crackles，wheeze，呼吸音減弱
- 心臓（部位も明示）：心音異常なし，Ⅰ音（亢進，減弱），Ⅱ音亢進，Ⅲ音聴取，Ⅳ音聴取，全収縮期雑音（Levine/6），駆出性収縮期雑音（Levine/6），拡張期雑音（Levine/6）
- 腹部：肝腫大，脾腫大，腹部腫瘤，腹水，腹部血管雑音
- 四肢：下肢の浮腫（右/左），橈骨動脈触知（右/左），足背動脈触知（右/左）

◆ バイタルサイン

● 意識レベル

　意識障害は生命予後に直結する重篤な病態でありその程度，経時的な推移を詳細に観察する必要がある。臨床現場で重要なのはごく軽い意識障害を拾い上げて処置することであり，意識混濁度を判定する基準は刺激（呼びかけ刺激，痛み刺激）に対する反応性である。表1にGCS（Glasgow Coma Scale）に関して示す。

表1　GCS（Glasgow Coma Scale）

E：開眼 (eye opening)		V：発語 (best verbal response)		M：運動機能 (best motor response)	
4点	自発的に	5点	指南力低下	6点	命令に従う
3点	音声により	4点	会話混乱	5点	疼痛部認識可能
2点	疼痛により	3点	言語混乱	4点	四肢屈曲反応，逃避
1点	開眼せず	2点	理解不明の声	3点	四肢屈曲反応，異常
		1点	発語せず	1点	まったく動かず

I ● 必要最小限カルテに記載するべき身体所見

● 血圧

血圧は循環動態指標の1つであり脈拍との関連が強い。安静にして上腕の中心を心臓レベルに合わせ，カフの下端から1cm下に肘窩があるようにして測定を行う。血圧が異常に低い場合はショック状態を考える。重要なのは個人のなかでの推移，変化に十分な注意を向けることである。

● 脈拍

日常では橈骨動脈の触診が最も頻繁に使用されている。3指(示指，中指，薬指)を手関節近くの橈骨動脈に沿って平行に置く。そのほかにも頸動脈，上腕動脈，大腿動脈，腋窩動脈，後脛骨動脈，足背動脈を触知することができる。

脈拍数やリズムの整・不整を触知し，リズムが整であれば15秒間の脈拍数を計り4倍する。脈数が不整であれば，理想をいえば1分間の脈拍数を数えるのがよいとされる。脈拍が整っていてもすべてが正常洞調律とは限らず，正常洞調律，心房粗動，発作性上室頻拍，心室頻拍などでリズムは整となる。一方で脈が不整であるときには洞不整脈(呼吸性不整脈)，期外収縮(脈拍欠損)，心房細動などを考える。特に心房細動の場合には，脈拍はまったく不整であり規則性がない。成人では60〜100回/分が正常であり，体温が1℃上昇するごとに脈拍数は約8〜10回/分増加するとされる。

● 呼吸

安静時には14〜18回/分で脈拍数と比較して数が少ないため，少なくとも30秒間は数える必要がある。胸郭や腹部の動き，鼻翼の動きなどを測定する。数，深さ，リズム，努力の有無などを観察する。

❙MPORTANT POINT

呼吸と体位

体位は呼吸に種々の影響を及ぼし，患者は自然と自分で呼吸が楽にできる体位を取ろうとする。呼吸困難が高度であると起座呼吸を取るようになり，また循環器領域では，夜間の発作性起座呼吸は心臓疾患のなかでも肺水腫が原因で起こるとされる。また，片側性に胸水が溜まっている際などには患側を下とした側臥位を取ることもある。

◆ 視診

救急疾患が多数を占める循環器領域では第一印象が重要で,顔色,冷汗の有無,意識状態,貧血の状態,浮腫の有無など数秒の観察でも多くの情報を得ることができる。また,循環器に特徴的な視診からの情報として,頸静脈怒張の有無がある。

● 頸静脈の視診

内頸静脈の視診が右房圧推定のために用いられ,通常患者を半座位で45°に座らせて評価を行う。胸骨角から内頸静脈の拍動が観察される部位の高さを計測する 図1。右房から胸骨角までの高さ(約7cm前後)と計測された胸骨角から内頸静脈の高さの合計が右房圧である。合計で12cmの水柱が水銀柱に換算すると9mmHgであるので,それ以上の高さ(胸骨角から5cm以上)となれば右房圧上昇が存在することになる(右房圧の正常上限値は8mmHg程度)。

図1 頸静脈からの右房圧推定

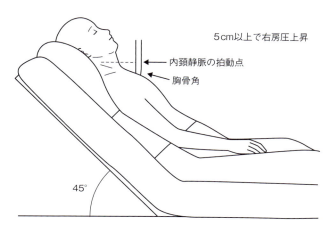

I ● 必要最小限カルテに記載するべき身体所見

◆ 触診

● 頸動脈の触診

なるべく頸部を伸展させ上方で触知する。第2～4指を血管走行に沿って軽く触れるようにする。持続時間の短いtappingな拍動として触れるのが正常であり異常所見として下記のようなものがある 図2。

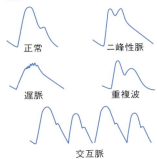

図2 代表的な頸動脈波形

①立ち上がりの遅い脈(遅脈):細かい振動(shudder)を触れると大動脈弁狭窄を示唆
②二峰性波:大動脈弁閉鎖不全症,閉塞性肥大型心筋症を示唆
③重複波:触診上は二峰性波と鑑別が難しい,心拍出低下を示唆
④交互脈:1拍ごとに脈拍が強弱を繰り返す,著明な心機能低下を示唆

● 心臓の触診

左側臥位や座位でより触知しやすく,体位を工夫して利き手の第2・3指により感知する。位置の変化と拍動パターン 図3 を感知することが重要である。

左室の異常を触知することができ,左下方(外側)へ偏位していれば左室拡大を示唆し,仰臥位で心尖拍動が鎖骨中線より外側で

図3 振戦拍動のパターン

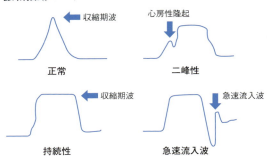

触れた場合、心胸郭比＞50％や駆出率低下、左室拡張末期容量の増加などが考えらえる。拍動パターンには下記のようなものが挙げられる。

- **持続性振戦拍動（sustained pattern）**

  左室肥大や左室前壁の壁運動異常の際に現れ、収縮期を通して胸壁が持ち上がるように触知される。

- **二峰性振戦拍動**

  心房性の隆起（A波）を収縮開始直前に触知するもので、聴診上のIV音と同様の意味を持ち、左室拡張末期圧の上昇を示唆する。肥大型心筋症、高血圧性心肥大、大動脈弁狭窄症（AS）に特徴的であり、特にAS症例では50mmHg以上の手術適応症例で現れることが多く重要な所見である。

- **急速流入波**

  III音と同じ拡張早期に触れる。中等度以上の僧帽弁閉鎖不全症や高度な左室拡張障害例にみられる。

◆ 聴診

意識して聴診することが重要で自分から所見を取りに行くことを忘れない。繰り返すこと、上級医の所見と照らし合わせることで超音波などのほかの検査と比較して自分のなかの基準を作る努力を行う。

通常第2 or 3肋間胸骨左縁（2L, 3L）、第2 or 3肋間胸骨右縁（2R, 3R）、第4 or 5肋間胸骨左縁（4L, 5L）、心尖部の4カ所に聴診器を当てる図4。僧帽弁疾患が疑われる症例では左側臥位（III音、IV音、ランブルが聴取しやすい）に、大動脈弁閉鎖不全症が疑われる症例では前屈位にするなどの工夫も必要である。

図4　聴診部位

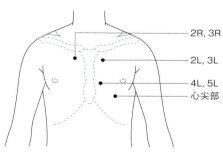

Ⅰ ● 必要最小限カルテに記載するべき身体所見

● 心音
Ⅰ音とⅡ音
房室弁の閉鎖を示すⅠ音（やや低調で長い音）と半月弁の閉鎖を示すⅡ音（やや高調で短い音）をまず聴取する．Ⅰ音とⅡ音の間が収縮期，Ⅱ音とⅠ音の間が拡張期となる．

Ⅲ音
心尖部のみで聴取できる低音の過剰心音で，拡張早期過剰心音の1つ．僧帽弁解放直後の心室への急速な血液の充満により発生．若年健常者，うっ血性心不全，僧帽弁閉鎖不全症で聴取し後者2つでは左房圧の上昇を反映しているとされ，相当重症の病態であることを示唆する．

Ⅳ音
拡張末期の心房収縮により発生し，Ⅰ音の直前に聴取．左房に負荷がかかった病態で聴取し，僧帽弁疾患で聴取することはなく左室の障害のためによることがほとんどであるため，Ⅳ音は左室拡張障害を示すといえる．有効な心房収縮がない心房細動では聴取しない．

● 心雑音
心雑音は収縮期雑音，拡張期雑音，往復音，連続性雑音に大別できる．聴いたときにおよその見当がつくように訓練が必要．心雑音の音量に関してはLevine分類 表2 によって表現する．

表2 Levine分類

Ⅰ	微弱な雑音で，注意深い雑音でのみ聴取
Ⅱ	聴診器を当てた途端に聴取
Ⅲ	中等度の雑音で，明瞭に聴取
Ⅳ	耳に近く聞こえるⅢ度より強い雑音
Ⅴ	聴診器を胸壁から離すと聞こえないが，聴診器で聴く最も強い雑音
Ⅵ	遠隔雑音で，聴診器なしでも聴取

◆ 収縮期雑音

収縮期に聴取される雑音で音源となる血流の方向から駆出性と逆流性に，また時相から汎収縮期，収縮前期，中期，後期に分類される。

● 駆出性収縮期雑音

大動脈弁狭窄症，肺動脈弁狭窄症，閉塞性肥大型心筋症などで聴取，機能性雑音や老人性雑音とよばれる収集期雑音も多い。大動脈弁狭窄症による雑音は，頚部や鎖骨に放散し広い範囲で聴取できる。

● 汎収縮期雑音

雑音が高調で大きさもほぼ一定のままⅡ音まで持続する。僧帽弁閉鎖不全症，三尖弁閉鎖不全症，心室中隔欠損症などで聴取。頻度としては僧帽弁閉鎖不全症が最も多く心尖部に最強点を有することで鑑別は可能である。

◆ 拡張期雑音

逆流性拡張期雑音，心室充満性雑音，心房収縮性雑音に分類できる。心室充満性雑音の代表は僧帽弁狭窄症のランブル，心房収縮性雑音は前収縮期雑音ともよばれ，洞調律の僧帽弁狭窄症が代表的である。

● 逆流性拡張期雑音

大動脈弁閉鎖不全症と肺動脈弁閉鎖不全症で聴取でき，雑音はⅡ音に引き続き始まり，短く漸増した後，漸減する。高調で前屈位で聴取しやすい特徴がある。

II

症状別
疾患に対する
対応，考え方
―疾患名を導くための工夫―

II ● 症状別　疾患に対する対応，考え方　−疾患名を導くための工夫−

1 胸痛，背部痛，心窩部痛

◆ 鑑別すべき疾患

　胸痛，背部痛，心窩部痛という症状から鑑別すべき疾患は狭心症，心筋梗塞，大動脈解離，胸部大動脈瘤，大動脈弁狭窄症，肥大型心筋症，肺塞栓症，心筋炎，心膜炎，不整脈など心血管由来のものから肺がん，肺炎，胸膜炎，自然気胸，縦隔炎，逆流性食道炎，消化性潰瘍，アカラシア，胆道疾患，膵炎，肋間神経痛，帯状疱疹，心臓神経症など呼吸器，消化器，神経，精神疾患と多岐にわたる。

◆ 症例別　疾患に対する対応，考え方

　まず，実臨床において最も重要なことは命に関わる疾患を迅速に鑑別することである。病名としては①急性心筋梗塞，②急性大動脈解離，③肺血栓塞栓，④緊張性気胸，⑤食道破裂，⑥大動脈瘤破裂である。①〜④で4 killers，①〜⑤で5 killersと表現することもあるが，実際は大動脈瘤破裂も重篤な鑑別疾患である。

　症状が持続している場合には，いたずらに時間をとって病歴などを聴取しているよりも，診察，心電図，画像診断（胸部X線，心エコー，CT）をチェックしながら合間で病歴を聴取すればよい。その場で会話できていた患者でも突然ショック状態になり，ひどいときには心肺停止に陥ることもある。その患者の重篤度の評価に関しては臨床医としての勘も大事であるが，それ自体は文書にできないので，日々実臨床で養うしかない。

　心筋梗塞であれば約½数に前駆症状として狭心症がある。

症例check ①

61歳男性。3日前から通勤時に胸が圧迫されるような症状があり，休むと楽になっていた。昨日は自宅内の軽労作でも症状出現しており，今日は朝7時頃から胸部圧迫感があり軽快しない。

　このような経過であれば，心筋梗塞である確率が非常に高い。
　大動脈解離では，なにか肉体的な動作，布団を上げる動作，振り返るような動作などの後に発症することもあるので注意深く

12

発症時の様子を聞くことによって推測がつく可能性がある。また，解離の場合，痛みが移動することがあるので，移動性の痛みか聞くことも重要である。

症例check ②

高血圧症で加療中の59歳の男性。激しい胸痛で来院。胸痛は背部痛，腰痛へと移動した。一時，意識消失発作もあった。

このような病歴では上記のように急性大動脈解離を疑う必要がある。ポイントは疼痛の移動であり，解離が頭部への血流を低下させるため，脳虚血症状を呈することもある。解離が冠動脈に及べば心筋梗塞をきたすこともある。

症例check ③

53歳女性。婦人科疾患のため骨盤内手術後。安静解除され，初めて起き上がってトイレに行く途中，胸痛と呼吸苦を訴え，その場に倒れ込んでしまった。

典型的な肺塞栓症の病歴であるので，記憶に留めてもらいたい。

肺塞栓症に関しては疑うことが診断の第一歩である。長期の安静，海外渡航のエピソード，ピルの服用などを確認しておくことが必要である。

緊張性気胸は胸痛の後の呼吸苦も尋常ではなくショックや意識障害も呈する。大動脈瘤破裂もショックを呈することが多く，一般的には，ゆっくり病歴を聴取する機会はなく救命センターなどに搬送される事例がほとんどであろう。ただし，大動脈瘤破裂でもoozing typeの場合であれば，一般の外来受診や二次救急へ受診することもある。

さて，このような緊急の状態以外では，病歴を詳しく聴取することは病気を鑑別するために重要なことと考えられる。また，話を聞く際にその患者の年齢や性別なども考慮して，病歴を聞くことが重要である。60歳の冠危険因子を多数持つ人の胸痛と，冠危険因子のない20歳代女性の胸痛では虚血性心疾患の確率は段違いである。

もう一つ重要なこととして，失敗例から学ぶことも挙げられる。新規発症の狭心痛やカテーテル治療後の胸痛などは不安定

Ⅱ● 症状別　疾患に対する対応，考え方　－疾患名を導くための工夫－

狭心症に分類される。来院時に症状がなく，心電図変化もないため検査予約のみして帰宅したが，翌日心筋梗塞で搬送されるという事例は20年も臨床を行っていればときに出会うことがある。このときに，よく聞かれるのが「あのレジデントが急性冠症候群（ACS）を見逃した」という決まり文句である。そうならないためにも，受診時症状のない患者の病歴聴取は重要である。

症例check④

57歳男性。脂質異常症，糖尿病，高血圧症で近医かかりつけの患者。喫煙もしており，本日会社の会議中に突然の胸痛，10分程度で改善した。初めての症状であった。

症例check⑤

55歳男性。1カ月前に他の病院で冠動脈にステントを留置した。ステントを留置するまで狭心痛がひどかったが，治療後は労作時にも胸痛は生じなかった。今日は通勤時に治療前と同じような症状が出現した。

　この現病歴は，いずれも急性冠症候群を疑う必要があり，受診時に心電図の変化がなくともなんらかのアクションを起こすべきであろう。後者はステント血栓症を念頭に入れて対処すべきである。
　一般的に胸部周囲の疼痛に関して聴取する際に必要なことは，発症時の状態（安静時，労作時，体位変換時），発症時の時間帯（夜間，朝方，日中），疼痛の持続時間，強さ，頻度，ニトログリセリンの効果の有無，疼痛の移動性，呼吸苦の有無，食事との関係性などである。

● 狭心症に対する病歴聴取のポイント

下記の症状を聞き取りしておくことで虚血性心疾患の分類，リスク層別化が可能となるので，最初の段階でよく確認しておく（p178表1，p183表3，p185表4参照）。
● 新規の症状か，増悪（頻度増加，持続時間の延長）しているのか
● 発作時の状況
　100m程度の歩行で症状が出るか
　階段昇降時に症状が出るか

安静時に症状が出るか
●発作頻度
1日の発作回数もしくは1カ月の発作回数
●発作持続時間
20分以上か否か

IMPORTANT POINT

表1 胸痛，背部痛，心窩部痛を伴う疾患

心血管系	呼吸器	消化器	神経,筋,その他
安定狭心症	**気胸**	**食道破裂**	帯状疱疹
不安定狭心症	**肺塞栓症**	食道炎	頚椎症
急性心筋梗塞	肺炎	食道がん	神経痛
急性動脈解離	胸膜炎	食道痙攣	筋肉痛
動脈瘤破裂	肺がん	胃炎	肋骨骨折
肥大型心筋症		胃十二指腸潰瘍	乳腺炎
大動脈弁狭窄症		胃がん	心臓神経症
心外膜炎		胆石	過換気症候群
心筋炎		胆のう炎	
		膵炎	

　緊急で鑑別すべき疾患は急性心筋梗塞，急性大動脈解離，肺血栓塞栓，緊張性気胸，食道破裂，大動脈瘤破裂である。前者4つで4 killers，5つで5killersといわれる。

　上記のうち最初に鑑別すべき疾患は5killersに加え，不安定狭心症を加えたものである。

II ● 症状別　疾患に対する対応，考え方　－疾患名を導くための工夫－

2　動悸

◆ 鑑別すべき疾患

　動悸という症状から鑑別すべき原因は大まかに心臓性動悸，全身疾患性動悸，外因性動悸，精神・心因性動悸，その他に分けることができる。心臓性動悸としては不整脈によるもの（洞性頻脈，上室性・心室性期外収縮，心房細動，心房頻拍，心房粗動，上室頻拍，心室頻拍，房室ブロック，洞不全症候群，ペースメーカー不全）と器質的心疾患によるもの（虚血性心疾患，弁膜症，心筋炎，先天性），全身疾患性動悸としては内分泌疾患（甲状腺疾患，褐色細胞腫，糖尿病），ダンピング症候群，貧血，発熱，脱水，呼吸器疾患（慢性閉塞性呼吸不全，肺塞栓）などが挙げられ，鑑別は多岐にわたる。

◆ 症例別　疾患に対する対応，考え方

　動悸とは速い脈であると考えられがちであるが，実際には心臓の拍動を不快に感じる状態を指す。患者がいう「動悸がします」という訴えのなかには医療用語に変換すると動悸，胸痛，息切れ，呼吸困難などさまざまな原因が隠されており注意が必要である。動悸を訴える患者が受診した場合に，実臨床において重要なことは，重症度を把握すること（見た目，バイタルサイン，心電図），実際の症状はなにか（ドキドキするのか，息が切れるのか，胸が痛いのか）である。一般的に緊急性のある症候ではないが，心室頻拍など一部に致死性不整脈も存在し，注意が必要である。

症例check ①

44歳男性。3年前よりときどき動悸を自覚していた。動悸は規則正しく速い脈であり突然始まり突然治まる。心電図ではΔ波（デルタ）が記録された。

　心電図上典型的なΔ波を認め，WPW症候群と診断される。このような症例では，Holter心電図や運動負荷試験などを行うことで発作時の心電図を捉えることができれば，発作性上室頻拍の診断は容易である。
　超高齢社会となったわが国において今なお増え続けている心

房細動患者は，脳梗塞の予防の観点から非常に重要である。

症例check ②

76歳男性。3カ月前よりときどき脈が乱れる動悸を自覚していた。来院日も朝より同様の症状が出現したために来院。心電図ではRR間隔が不規則な頻脈が記録された。

　心房細動の臨床的問題点は，血栓塞栓症と心不全を発症することである。本症例のように発作時に来院するのではなく，発作停止後に来院することもあり問診で脈が不規則であることを見落とさないようにしたい。心拍数調節，塞栓症予防のための薬剤治療は必須である。

　全身疾患性動悸のなかでも内分泌疾患の代表例として，甲状腺疾患も忘れないようにしたい。

症例check ③

42歳女性。4日前から発熱，咽頭痛，倦怠感を自覚しておりその後に動悸も出現，改善しないために受診。咳，痰，鼻汁などの訴えはなし。来院時のバイタルサインは体温38.4℃，血圧126/74，脈拍116回/分（整），心電図上は洞性頻拍，咽頭所見は正常であった。

　発熱の際には自然と洞性頻脈となるために見過ごしやすいが，甲状腺疾患が隠れていることもあるために注意が必要である。本症例では咽頭痛がある割に上気道症状がなく，短絡的に考えるのではなく甲状腺を含めた診察（圧痛，腫脹の有無など）が必要である。血液検査では，貧血はなくTSH$<0.005\,\mu$IU/mL，fT3>30.0ng/dL，fT4>6.0ng/dLであったため，亜急性甲状腺炎と診断された。

Ⅱ● 症状別　疾患に対する対応，考え方　－疾患名を導くための工夫－

　今なお見逃しが多いとされる代表例に肺塞栓症が挙げられる。非典型的な症状で来院されることもあり，疑うことが診断の第一歩である。典型的なS1Q3T3パターンを示す症例は実臨床では少ない。

症例check ④

28歳女性。1週間前から労作時の息切れを自覚。2日前より労作時の息切れのほか，労作に伴い動悸を自覚するために来院。心電図上は洞性頻拍であった。

　来院時の主訴は動悸であるが，その前に出現している息切れの症状を問診で見逃さないようにしたい。本症例では若年女性であったが，ピルの服用をしていた。動悸以外の症状に失神や胸痛を伴うこともあり，そのような場合には緊急性が高いとアラームを鳴らさなければいけない。
　一方で緊急性はないものの頻度として多いのが精神・心因性動悸であるが器質的な異常がないか確認する検索が必要である。

症例check ⑤

42歳女性。2年前より突然「ドキドキドキッ」と感じる動悸が出現。心配事があると症状が出現し，過呼吸を伴うことがあり不安になり来院。心電図は洞調律で異常所見なし。

　病歴上は心因性を考えるが，超音波検査で心機能が正常かどうかの確認は必要であろう。またHolter心電図や場合によっては携帯心電計を購入し，自覚症状がある際の心電図に異常がないかの確認も行う必要がある。

● 動悸に対する病歴聴取のポイント

　動悸患者の多くは診察時に動悸を自覚していないこともあり，実際に自分が感じた動悸を患者自身に手で叩いて（tapping）再現してもらい，実際の脈の速さや規則性を教えてもらうことが非常に重要である。下記のようにどのような動悸なのかを問診する。

①時間

　今も動悸がするか，いつ起こったか，どれくらい続いたか（瞬間，

数秒, 分, 時間)

②誘因・起こり方

どのように起こったか(運動やストレスとの関連)

なにが動悸を増強させるか(運動, 食事, 喫煙, 飲酒, 深呼吸)

どのように動悸が始まるか(突然, 徐々に)

③部位

どこに動悸を感じたか

④合併症

動悸以外の症状を伴うか

胸痛:虚血性心疾患, 炎症性呼吸器疾患

呼吸促迫:呼吸器疾患, 肺うっ血, 甲状腺機能亢進症

めまい・失神:高度の頻拍, 徐脈性不整脈(脳虚血), 貧血, 脱水, 起立性低血圧, 低血糖など

発汗・興奮・不安:甲状腺機能亢進症, 褐色細胞腫, 神経症

IMPORTANT POINT

循環器領域では不整脈に伴う動悸の特徴として下記のような症状を聞き取ることが重要であり, このような不整脈に伴う動悸は 表1 のように問診で診断可能である。

● リズムが乱れる。

● 脈が微弱になる。

● 意識が遠のく。意識を失う。

● 目の前が真っ暗になったり, 視野が狭くなる。

● 血の気が引く感じがする。

● 突然出現し, 突然停止する。

表1 問診による不整脈の鑑別

症状, 問診上の情報	考えられる不整脈
規則正しく速い動悸(140拍/分以上)	心房粗動, 発作性上室頻拍, 心室頻拍
突然始まり突然停止する	発作性上室頻拍
不規則(脈が乱れる)	心房細動, 房室ブロック
脈が抜ける, 結滞, 「どきんと感じる」	期外収縮
深呼吸, 安静で徐々に脈が遅くなる	洞性頻脈
動悸ととも眼前暗黒感, 意識消失	発作性上室頻拍, 心室頻拍, 房室ブロックなど

II ● 症状別　疾患に対する対応，考え方　－疾患名を導くための工夫－

3 呼吸困難

◆ 鑑別すべき疾患 表1

　酸素の取り込みが悪くなり，低酸素血症に至ると呼吸困難が生じる。主な機序としてうっ血が挙げられる。うっ血性心不全，重症貧血や末期腎不全がそれにあたる。肺胞，気管支あるいは肺循環などの呼吸器系の異常でも低酸素に至る。神経疾患は，主として呼吸筋力低下から低換気になり呼吸困難をきたす。精神的な疾患は心肺機能には異常がないため，低酸素にはならない。

◆ 症例別　疾患に対する対応，考え方

　呼吸困難の原因検索にあたり，特定の症状や徴候，病歴上の特徴などが確定診断の一助となる。例えば起座呼吸や泡沫状痰，湿性ラ音の聴取，頚静脈怒張などがあれば心不全を，長期の喫煙歴のある患者では慢性閉塞性肺疾患（COPD）の可能性を疑う。wheezeはCOPDや喘息発作を示唆するのに対し，stridorは上気道閉塞を示唆する。

　バイタルサインや血液検査，胸部X線などの所見より緊急度，重症度の判別を行い，鑑別診断を挙げ致死的疾患を見逃さないようにしていくことが重要である。呼吸困難を訴える患者で，血中酸素濃度が保たれており，血液ガスの所見でpCO_2が低下していたら過換気症候群の可能性が高く，重症度は低い。

表1　主な原因疾患

循環器	冠動脈疾患，不整脈（房室ブロックなど），心臓弁膜症，心筋症に伴ううっ血性心不全
呼吸器	肺血栓塞栓症，気管支喘息，肺炎，間質性肺炎，喉頭浮腫，異物誤嚥，成人性呼吸促迫症候群（ARDS），慢性閉塞性肺疾患（COPD），肺高血圧症，気胸
神経疾患	筋萎縮性側索硬化症，筋ジストロフィー，多発性硬化症
血液疾患	重症貧血
腎疾患	末期腎不全
精神疾患	過換気症候群，パニック障害，うつ病，不安障害，身体表現性障害

また病歴から重症度を評価するために，呼吸器疾患ではHugh-Jones（HJ）分類 表2，循環器疾患であればNYHA分類 表3 を用いる。

表2 Hugh-Jones（HJ）分類

Ⅰ度	同年齢の健常者と同様の労作ができ，歩行，階段の昇降も健常者並にできる
Ⅱ度	同年齢の健常者と同様に歩行できるが，坂道や階段の昇降は健常者並にはできない
Ⅲ度	平地でさえ健常者並に歩行できないが，自分のペースであれば1.6km以上歩行することができる
Ⅳ度	休みながらでなければ50m以上歩行することができない
Ⅴ度	会話，着物の着脱ですら息切れが出現する。息切れのため外出することができない

表3 NYHA（New York Heart Association）分類

クラスⅠ	心疾患はあるが身体活動に制限はなく，通常の身体活動では疲労・動悸・呼吸困難・狭心痛は生じない
クラスⅡ	軽度の身体活動の制限はあるが，安静時には苦痛は生じない。通常の身体活動で疲労・動悸・呼吸困難・狭心痛が生じる
クラスⅢ	身体活動に強い制限がある心疾患の患者であるが，安静時には苦痛が生じない。通常以下の身体活動で疲労・動悸・呼吸困難・狭心痛が生じる
クラスⅣ	苦痛なしではいかなる身体活動もできない心疾患の患者。安静時にも心不全症状や狭心症状が認められることがある。いかなる身体活動によっても苦痛が増悪する

症例check ①

　20年前に高血圧症を指摘されたが内服加療などはしていなかった62歳男性。夜間睡眠時に突然の呼吸困難感を自覚。臥位になることはできず，座っていても症状が改善しないため救急要請。来院時，冷汗著明であり，胸部聴診上湿性ラ音聴取，血中酸素濃度は酸素10L投与下で80%，血圧200/145mmHgと異常高値を示していた。

Ⅱ ● 症状別　疾患に対する対応, 考え方　－疾患名を導くための工夫－

　冷汗を伴う突然の呼吸困難, 起座呼吸や湿性ラ音を認めたので, 急性心不全を考える。高血圧緊急症を呈していることから, 緊急入院を必要とし循環動態と呼吸状態の改善を最優先とする。胸部X線では著明な肺うっ血を呈していることが多く, 血中酸素濃度を上げるためにも早急に非侵襲的換気療法（NIV）や気管内挿管で陽圧換気をかける必要がある。

症例check ②

　心筋梗塞の既往のある74歳女性。1週間前に感冒症状を認め, その後, 徐々に両側下腿浮腫, 体重増加を認めるようになった。本日, 呼吸困難感を自覚するようになり来院。来院時の血中酸素濃度は酸素投与なしで94％, 血圧126/78mmHg, 頚静脈の怒張, 聴診上湿性ラ音を認めていた。

　本症例では虚血性心疾患に伴う低左心機能があると考えられ, 感染症を契機に慢性心不全が増悪してきたと推測される。血液検査や胸部X線の所見より重症度を判断し, 必要とあれば入院加療を行っていく。
　心不全増悪の因子として, コントロール不良の高血圧, 不規則な生活態度, 内服コンプライアンスの低さ, 感染症などが挙げられるので, 増悪因子がないか問診しておく必要がある。

症例check ③

　32歳女性, 海外旅行から帰ってきた翌日, 自宅で椅子から立ち上がった際に突然の胸痛, 呼吸困難感を自覚し救急要請。来院時収縮期血圧70mmHg, 血中酸素濃度は酸素8L投与下で96％であった。

　この症例では突然の胸痛, 呼吸困難, 海外旅行歴, ショックバイタルを呈している経過より肺血栓塞栓症が疑われる。肺血栓塞栓症は60歳以上が患者全体の約50％を占めるが, 若年者でも飛行機旅行などで長時間同じ姿勢をとっていた方や経口避妊薬を内服している方などでもみられるので問診が重要となる。
　肺血栓塞栓症を疑った場合にはWells Score 表4 を評価することにより診断に近づくことができる 表5 。

表4 Wells Score

因子	スコア
肺血栓塞栓症の既往	1.5
深部静脈血栓症の臨床所見（下肢の腫脹や深部静脈触診時の疼痛）	3.0
4週間以内の手術歴ないし長期臥床	1.5
心拍数 >100bpm	1.5
血痰	1.0
悪性疾患の存在	1.0
肺血栓塞栓症以外に考え難い	3.0

表5 肺血栓塞栓症の診断確率

	スコア	診断確率（%）
Low	< 2	2.0
Moderate	2-6	18.8
High	> 6	50.0

症例check ④

　持続性心房細動があり，ワルファリン®内服中の76歳女性。3日ほど前より労作時呼吸困難感，ふらつきを自覚するようになり来院。来院時の血中酸素濃度は酸素投与なしで98%。眼瞼結膜は蒼白であり，胸部聴診上Ｉ音の亢進を認めた。

　この症例では血中酸素濃度の低下は認めていないが，眼瞼結膜の蒼白やＩ音の亢進より，重度の貧血が疑われる。ワルファリン®内服患者であり，消化管内出血を合併している可能性が高く，出血性ショックを起こすリスクは念頭に入れておく。黒色便の有無や，抗生物質，非ステロイド系抗炎症薬（NSAID）の投与歴を聞いたり，早期に出血源の精査を行ったりすることが重要である。また，プロトロンビン時間の延長がないかを確認する。

Ⅱ ● 症状別　疾患に対する対応，考え方　―疾患名を導くための工夫―

浮腫

◆ 鑑別すべき疾患

　浮腫とは，血管外液量が増加し，組織の間質に過剰な体液が貯留した状態のことである．浮腫は，全身性浮腫と限局性浮腫に分けられる．また，浮腫の性状は，pitting edemaとnon pitting edemaに分類する．

　全身性浮腫は，両下腿や体幹などに左右対称性に起こり，心不全などの心血管由来のもの，肝硬変や門脈圧亢進症といった消化器疾患，慢性腎不全やネフローゼ症候群などの腎疾患，甲状腺機能低下症やCushing症候群といった内分泌疾患，そのほかに血液疾患，薬剤性，栄養障害など多岐にわたる．

　限局性浮腫は局所に限局しており，深部静脈血栓症などの静脈性浮腫や，手術後などに起こるリンパ性浮腫などが挙げられる．

　Non pitting edemaの代表例として，組織中に吸水性の高いムコ多糖類が溜まる甲状腺機能低下症が挙げられる．これ以外の疾患は基本的にpitting edemaを呈する．以下にそれぞれの疾患に対する鑑別疾患を列挙する 表1 ．

表1　浮腫の分類

全身性浮腫	心疾患	うっ血性心不全，肺高血圧症など
	消化器疾患	肝硬変，門脈圧亢進症など
	腎疾患	慢性腎不全，ネフローゼ症候群，急性糸球体腎炎など
	内分泌疾患	甲状腺機能低下症，Cushing症候群，アルドステロン症など
	血液疾患	貧血
	薬剤性	降圧薬（Ca拮抗薬，β遮断），ホルモン薬（エストロゲン，副腎皮質ステロイド），非ステロイド性抗炎症薬（NSAID），COX-2阻害薬，糖尿病薬，甘草など
	栄養障害	吸収不良症候群，蛋白漏出性胃腸症など
	その他	特発性浮腫，妊娠中毒症など
限局性浮腫	静脈性	深部静脈血栓症，骨盤内腫瘍など
	炎症性	蜂窩織炎など
	リンパ性	放射線治療後，手術後など
	その他	熱傷，外傷など

◆症例別　疾患に対する対応，考え方

　浮腫を訴える患者をみたらまず，全身性浮腫なのか限局性浮腫なのかを判別する。一般的に全身性の浮腫は心疾患，腎疾患，肝疾患などの全身疾患によることが多く，また限局性浮腫は局所の病変によることが多い。

　浮腫の原因検索として，全身性浮腫であれば血液検査や尿検査，胸部X線などで心不全や腎不全，肝不全，甲状腺機能低下症などを鑑別していく。限局性浮腫では，浮腫を起こしている部位の超音波検査や造影CTなどの画像検査を行い，確定診断をつけていく。

　また，すべての疾患に対していえることであるが，薬剤内服歴や既往歴，生活歴などの問診が原因疾患の解明につながる重要な鍵となる。

症例check ①

　拡張型心筋症で低左心機能を指摘されている52歳男性。このところ仕事が忙しく，食事も外食ばかりで済ませていた。1カ月前より，下腿浮腫の出現を自覚していた。1週間前より下腿浮腫が増悪，体重も急激に増加してきたため外来受診となった。来院時，両下腿に圧痕の残る浮腫を認めた。

　浮腫が両下腿にわたるので全身性浮腫であり，拡張型心筋症の既往があるため，心不全の急性増悪を疑う。心不全の場合，心拍出量の減少に伴い腎血流量が減少し，レニン−アンジオテンシン−アルドステロン系が賦活化される。そのため，徐々に体液量が増加し，下腿を中心とした全身性浮腫をきたす。また，下腿浮腫のみならず，労作性の息切れや動悸，全身倦怠感，食思不振などの他の心不全症状を伴うことがあるので，そういった症状があるか同時に問診することが重要である。

II ● 症状別　疾患に対する対応，考え方　−疾患名を導くための工夫−

症例check ②

完全房室ブロックに対して4年前に恒久的ペースメーカー植え込み術が施行されている82歳男性。左心機能は正常であった。1カ月前より下腿浮腫が出現，特に症状がないためしばらく経過をみていたが，改善せず外来受診となった。来院時両下腿に圧痕の残る浮腫を認めた。また，胸部聴診で吸気時に増強する著明な収縮期雑音を聴取した。

この症例も両下腿に浮腫を認めるので全身性浮腫の範疇に入る。ペースメーカー植え込みの既往があり，聴診上，重度の三尖弁閉鎖不全症が疑われるので，浮腫は三尖弁閉鎖不全による右心不全が疑われる。右心不全のみという病態，いわゆるClinical Scenario 5の病態はあまり臨床ではみかけないが，右室梗塞やこのように重度の三尖弁閉鎖不全症で起こることがあるので忘れてはいけない。なお，単独の重度三尖弁閉鎖不全症の原因としては感染性心内膜炎や交通外傷に伴う腱索断裂，本例同様のペースメーカー植え込みに伴うペースメーカーリードの位置の問題などがある。

症例check ③

高血圧症，糖尿病で加療中の50歳女性。1カ月前に血圧のコントロールが不良で降圧薬（アムロジピン）の投与量が増加されている。1週間前より両下腿浮腫を自覚，改善しないため外来受診。来院時血圧168/82 mmHg，両下腿に圧痕の残る浮腫を認めた。

心臓や腎臓，肝臓に機能障害がない症例では，このような病歴からは薬剤性の浮腫を考える必要がある。アムロジピンなどのカルシウム拮抗薬は容量が増えることにより浮腫を引き起こしやすくなる。また，本症例においては糖尿病加療中ということであり，ピオグリタゾンといったチアゾリジン系薬剤が使用されていれば，浮腫の原因になりうる。また，50歳女性ということを考慮し，更年期症候群に対して甘草などが含有された漢方薬や健康食品などの補完代替療法薬を隠れて服用している可能性もある。詳しい薬剤歴の聴取が重要となる。

症例check ④

　生来健康な24歳女性，3日前より左下腿浮腫を自覚し外来受診。来院時バイタルサインは正常，左下腿全体に，発赤，圧痛を伴う浮腫を認めた。

　浮腫が限局性なので局所の疾患を考慮すべきである。念頭に置かなければならない疾患は深部静脈血栓症である。

　ピルなどの経口避妊薬を内服していないか，抗リン脂質抗体症候群を合併する全身性エリテマトーデス（SLE）のような膠原病の既往がないか，直近に飛行機移動があったか，長時間同じ姿勢でいなければならないような仕事をしていないかなどの問診が重要となってくる。特徴的な身体所見は，患者を臥位にして，下肢を伸展，足部を背屈させると，腓腹筋部に疼痛を生じる。Homans徴候とよばれ，深部静脈血栓症の診断の一助となる。

　血液検査ではDダイマーを測定する。少しでも疑った場合，下肢静脈エコー検査を施行し確定診断に結び付けていく。

Ⅱ ● 症状別　疾患に対する対応，考え方　−疾患名を導くための工夫−

⑤　めまい，失神

◆ 鑑別すべき疾患

めまいは回転性めまい，前失神，平衡感覚障害，心因性などのカテゴリーに分類することができるが，循環器領域で問題となるのは前失神（目の前が真っ暗になり気が遠くなる，頭から血の気が引く感じ）であり，回転性めまいや平衡感覚障害に関しては耳鼻科，眼科，脳神経科的な検索が必要となることは論を待たない。

前失神，失神という症状から鑑別すべき疾患は心原性，神経調節性，起立性低血圧，中枢神経原性に分けることができる。心原性には不整脈，急性冠症候群，肺血栓塞栓症，大動脈弁狭窄症，閉塞型肥大型心筋症など，神経調節性には種々の刺激（疼痛，情動，排泄，咳，嚥下）に対する迷走神経反射などに基づく血圧低下，徐脈が挙げられる。起立性低血圧には急性出血（消化管，子宮外妊娠），脱水など，中枢神経原性には一過性脳虚血発作（TIA），くも膜下出血が考えられる。

◆ 症例別　疾患に対する対応，考え方

めまい，失神の原因は多岐にわたり多くは予後良好であるが，なかには予後不良な疾患が潜んでいる可能性もある。リスク評価をどのように行うかが非常に重要であり，心原性の失神は最も予後が悪いものとして知られている。リスクの層別化を行うためにも詳細な問診，身体所見，心電図，可能であれば採血，Holter心電図，心エコーが必須である。

循環器疾患を鑑別するうえで重要なのは前駆症状の有無であり，心原性以外の失神においては前駆期がありその間に筋力低下，起立不能，眼前暗黒感などの症状が現れる。特に心疾患が疑われる高リスク患者の基準として 表1 のようなものが挙げられ，緊急入院のうえで早期の評価が必要である。

入院後に疑う疾患により心臓電気生理学的検査，冠動脈造影，胸部CTなど諸検査を施行する。諸検査後も診断できない場合，植込み型ループ心電計などを用いて発作時の心電図を記録する努力を怠らないようにする。

不整脈による失神は，前兆なく突然発症して回復も速やかである。

表1 失神患者の高リスク基準

1. 重度の器質的心疾患あるいは冠動脈疾患
心不全, 左室駆出分画低下, 心筋梗塞歴

2. 臨床上あるいは心電図の特徴から不整脈性失神が示唆されるもの
① 労作中あるいは仰臥時の失神
② 失神時の動悸
③ 心臓突然死の家族歴
④ 非持続性心室頻拍
⑤ 二束ブロック, QRS≧120ミリ秒のその他の心室内伝導障害
⑥ 陰性変時作性作用薬や不適切な洞徐脈(＜50/分), 洞房ブロック
⑦ 早期興奮症候群
⑧ QT延長もしくは短縮
⑨ Brugadaパターン
⑩ 不整脈原性右室心筋症を示唆する右全胸部誘導の陰性T波, イプシロン波, 心室遅延電位

3. その他
重度の貧血, 電解質異常等

(日本循環器学会, ほか：失神の診断・治療ガイドライン(2012年改訂版)より引用)

症例check ①

68歳女性。数年前からときどきめまいを訴えていた。座席に着席して数分後に前触れなくその場で崩れ落ち, 顔をテーブルで打撲した。意識は直後に自然に回復し後遺症状はなかった。

洞機能不全症候群が入院後に指摘されることもあり, 心原性を疑う病歴の場合には入院のうえでの早期の評価が必須である。本症例では, モニター心電図にて発作性心房細動が確認され, 約1時間後の停止時にめまいを伴う洞停止が記録され, 洞機能不全症候群と診断された。

徐脈だけではなく頻脈が数秒で停止した場合にはめまい, 持続すれば失神の症状で来院することもある。特に基礎心疾患のある患者では, 心室細動や心室頻拍などの頻脈を考えることも重要である。

Ⅱ● 症状別　疾患に対する対応，考え方　－疾患名を導くための工夫－

症例check ②

58歳男性。1カ月前に心筋梗塞の既往がありステント治療後。来院日，朝からのめまい，胸部不快感があり救急搬送された。

　心筋梗塞，最近の狭心症，うっ血性心不全の病歴があれば心室頻脈（VT）の可能性が高いことが知られている。本症例では，心電図にてwide QRS regular tachycardiaが確認され，VTと診断された。陳旧性心筋梗塞という器質的心疾患を有する患者でのVTはしばしば致死的となるため緊急で処置（DC）を施行する必要がある。wide QRS tachycardiaは専門医でも診断が難しく，基本的には診断が誤っていてもよいという心もちで過剰診断（over diagnosis）も許容される。

　失神の鑑別においては病歴が特に重要であり危険因子，発症時の状況，前駆随伴症状，既往歴などで多くの症例は診断可能である。

症例check ③

85歳女性。高血圧症，糖尿病，慢性腎臓病などで近医通院中。最近，歩行時の息切れなどを感じていたが，本日，要因なく意識消失発作があったため，来院した。

　高齢者の心不全症状や意識消失発作の場合，大動脈狭窄症や完全房室ブロックなどを念頭に置いて検査する。心雑音や脈拍数のチェックなどである程度の予測ができるので，理学的所見をとった後，心電図や心エコーなどの精査で確定診断を行う。

症例check ④

元来健康な43歳男性。2日前から上腹部痛を自覚し，本日排便を終えて立ち上がった際に意識消失したために救急搬送された。来院時血圧120/80，脈拍104/分，採血ではHb12.4g/dLと貧血を認めなかった。

　起立直後の意識消失があるため，起立性低血圧を疑いさらなる病歴聴取や身体診察を行う必要がある。消化管出血などの大量出血ではすぐにヘモグロビン（Hb）は低下せず，血圧も変化な

30

く脈拍のみが増加することもある。

本症例では直腸診にてタール便が確認され，上部消化管出血と診断された。

症例check ⑤

75歳男性。高血圧症と慢性腎臓病で通院中。来院日午前10時頃に家族が床で倒れているところを発見。すぐに意識は改善したものの頭痛を訴えていた。診察上頭部に血腫や創傷は見当たらなかった。

高齢者の意識消失は重篤な場合があり，若年者よりも注意が必要である。心原性であれば前駆期がなくいきなり床に倒れ頭部に受傷することが多い。他の原因では前駆期があるために受傷を避けることができる。本症例のように受傷によるものではないと考えられる頭痛を呈している場合，失神に先行して発症した頭痛を考える必要があり，頭部の精査が必要となる。実際に本症例は，頭部CTにおいてくも膜下出血が確認された。

● めまい，失神に対する病歴聴取のポイント

リスクの高いめまい，失神を鑑別するためにも問診が非常に重要となるため下記のことは必ず確認しておく。
①回転性のめまい(耳鼻科)。
②言語障害，神経学的巣症状，頭痛，回復時の四肢の麻痺（中枢神経原性，脳神経系)。
③けいれん，失禁，回復後の意識の混乱(てんかん)。
④動悸や胸痛，過去の不整脈や心臓病の指摘，家族歴で突然死の指摘，最近の抗不整脈薬などの開始(心原性)。
⑤急に立ち上がったかどうか(起立性低血圧)。
⑥症状出現前の気分不快，冷や汗，長時間の立位の際，排尿・排便・咳の際，痛みや恐怖などの感情など(迷走神経反射)。
⑦頚部を圧迫したかどうか(頚動脈洞)。
⑧上肢の運動で誘発(鎖骨下動脈盗血症候群)。

II ● 症状別　疾患に対する対応，考え方　－疾患名を導くための工夫－

不明熱

◆ 鑑別すべき疾患

　不明熱とは，古典的には，①発熱の持続期間が3週間以上で，②38.8℃以上の発熱が経過中に数回以上みられ，③1週間の入院精査で原因が不明なもの，と1961年にPertersdorfらによって定義された。その後，医学の進歩とともに不明熱となる疾患群に変化がみられ，1991年にDurackらによってⅠ．院内不明熱，Ⅱ．好中球減少性不明熱，Ⅲ．ヒト免疫不全ウイルス関連不明熱が追加された。発熱をきたす疾患は，a．感染症(感染性心内膜炎，腹腔・骨盤内膿瘍，腎・腎周囲膿瘍，粟粒結核など)，b．悪性腫瘍(悪性リンパ腫，腎がん，肝腫瘍，脳腫瘍，白血病など)，c．膠原病(成人Still病，高安動脈炎，側頭動脈炎，リウマチ多発筋痛症，偽痛風・痛風，全身性エリテマトーデスなど)，その他(薬剤熱，アルコール性肝硬変，亜急性甲状腺炎，肺血栓塞栓症・深部静脈血栓症，視床下部機能障害など)のように多岐にわたるため 表1，緊急疾患，重症疾患，高頻度の疾患について必ず鑑別を行い見落とさないように注意すべきである。

表1　不明熱の原因

1. 主要な原因

- 感染症
  膿瘍，骨髄炎，**感染性心内膜炎**，胆道系感染症，尿路感染，結核(特に粟粒結核)，バルトネラ(ネコひっかき病，など)，スピロヘータ(レプトスピラ症，ライム病，など)，リケッチア(ツツガムシ病，日本紅斑熱，など)，クラミジア，EBウイルス，CMVウイルス，真菌(クリプトコッカス，ヒストプラズマ)，寄生虫(マラリア，トキソプラズマ，など)
- 悪性腫瘍
  悪性リンパ腫，白血病[骨髄異形成症候群(MDS)，など]，腎細胞癌，肝細胞癌，心房粘液腫
- 膠原病
  全身性エリテマトーデス(SLE)，成人Still病，過敏性血管炎，リウマチ性多発筋痛症(側頭動脈炎)，結節性多発動脈炎，混合性結合組織病(MCTD)，亜急性甲状腺炎，高安動脈炎，菊池病(組織球性壊死性リンパ節炎)

2. その他の重要な原因

- 肉芽腫性疾患(サルコイドーシスなど)
- 炎症性腸疾患
- 薬剤熱
- **肺塞栓**
- 詐病
- 地中海熱

◆ 症例別　疾患に対する対応，考え方 図1

いずれの症候においてもまず大切なのが，緊急対応が必要な病態・病状であるか否かを速やかに鑑別することである．当然のことだが生命徴候に異常がみられる場合や，重症化が疑われる症例

図1　不明熱のアプローチ

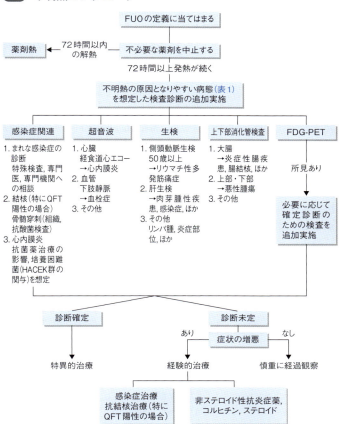

Ⅱ●症状別　疾患に対する対応，考え方　－疾患名を導くための工夫－

（red flag sign 表2），全身性炎症反応症候群（SIRS 表2）を呈している症例は，診断をつけつつ必要な処置を行っていく必要がある。また，治療が遅れると予後が悪い疾患も早めに鑑別する必要がある。もちろん病状が落ち着いている場合は確定診断につなげるべく努力が必要である。上記のとおり発熱をきたす疾患は多岐にわたるため，頻度の高いものや，局所症状をもつもの，特徴のある疾患から考えると診断に至るまでの時間が短縮できる可能性がある。病歴は非常に有益な情報源であり，型，経過，薬歴，既往歴（慢性疾患や医療行為の既往），患者周囲の感染症例の有無，海外渡航歴，昆虫や動物の接触など多くの情報を得る必要がある。

　診察では，手がかりとなるような局所所見を四肢末端までくまなく診ることが大切である。

　血液検査では，重症度，緊急度の評価として一般的に血算（白血球分画），生化学（肝機能，腎機能，電解質），免疫学的検査（CRP），血糖，尿検査などの血液尿検査が行われることが多く，血液培養検査は必ず2セット以上を行う。熱型が特徴的であったり，局所所見がみられたりする場合には鑑別される疾患に合わせて再度病歴を確認し，局所培養検査の追加や血液検査としてウイルスの抗原・抗体検査や自己抗体検査，腫瘍マーカーなど診断を絞るような検査を追加していく。

　画像検査は胸部X線をスクリーニングとして行うほか，局所所見がみられればその部位を撮影することは有益である。腹部であればX線やエコー，CT（単純・造影）など，骨軟部組織であれば，CT

表2　臨床検査のガイドライン

red flag sign	全身性炎症反応症候群（SIRS）
精神状態の変化	体温>38℃または<36℃
頭痛，肩こり，または両方	心拍数>90/分
点状出血発疹	呼吸数>20/分またはPaCO$_2$<32mmHg
低血圧	白血球数>12,000/μL，または<4,000/μ
呼吸困難	L，または未熟顆粒球>10%
高度な頻脈または徐脈	上記項目2つ以上で，SIRSと診断
体温>38℃または<36℃	
免疫抑制剤の最近の使用	

やMRIなど各々の部位にあわせて選択すべきである。

　診断のきっかけがつかめない症例も多々あるが，重症度が低いと判断できるようであれば経過をみながら熱型を追い，繰り返し身体診察を行い変化の有無を確認する。事前に抗菌薬が開始されているような症例では，可能であれば抗菌薬をいったん中止し，再度血液培養検査を行うことで起炎菌を同定することができるケースもある。薬剤が疑われる場合，中止可能な薬剤は中止する。薬剤性の場合は2～3日で解熱するといわれている。熱源検索として造影CTが診断に寄与する可能性が高いとされる。また，ガリウムシンチグラフィー，PETなどは炎症の局在がわかり診断に至る可能性がある。不明熱を診断するためには熱型，経過，発熱以外の所見を軸に，待てるようなら病歴聴取，身体診察，培養検査を粘り強く繰り返し行い診断する努力を続けることが必要である。

症例check ①

20歳代男性。2週間前から発熱を認め，近医受診し感冒の診断で抗菌薬，消炎鎮痛薬を含む内服を処方され帰宅した。内服後軽快したが，内服中断後に再度発熱を認め，服薬を再開するも改善しないため受診した。診察で多数の齲歯を指摘される。

　歯科治療や，齲歯の病歴でピンとくるかもしれないが，さらに新規発症の心雑音を認めたとあれば感染性心内膜炎（IE）の診断にたどり着けるのではないだろうか。IEは細菌が血流に侵入しやすい状況（歯科処置後やカテーテル留置）や，弁膜症の存在，先天性心疾患，開心術後などの患者側の要因が発症のリスクとなる（p290表7参照）。実際に若年者で齲歯から感染性心内膜炎を発症し，弁破壊から急性僧帽弁閉鎖不全症をきたし，手術を必要とした症例を経験したことがある。もちろん発熱から診断されることもあるが，心不全から診断される場合もある。Dukeの診断基準が多く用いられ，血症の存在，心内膜下の病変の存在が診断の基本となる。

II● 症状別　疾患に対する対応，考え方　―疾患名を導くための工夫―

症例check ②

80歳代女性。自宅のトイレで動けなくなっているところを発見され救急要請となる。来院時意識レベルJCS 1-2，血圧92／64，HR 102bpm，呼吸数28／分，SpO₂ 92%，体温38.2℃，尿失禁しており，強い尿臭が認められた。

　本症例はpreshockであり，緊急を要する病態である。発熱以外にkey pointとなるのは高齢女性，意識障害，血圧低下，呼吸数増加，SpO₂の低下，強い尿臭である。急速な進行を考えると，感染症であれば中枢神経感染症，呼吸器感染症，尿路感染症などが考えられ，全身性炎症反応症候群（SIRS）の診断でもある。感染症以外では甲状腺機能亢進症，薬剤性，肺塞栓症が考えられる。慢性経過の場合はもちろん，これらに膠原病などの考慮が必要である。

　高齢者の感染症で注意が必要なのは，局所症状に乏しく，予後不良例が多いためである。本症例は尿路感染症で，身体所見も乏しいながらも尿路感染症を疑い，培養検査後速やかに抗菌薬を投与することによって独歩退院した症例である。所見に乏しくとも背景，患者の特徴を考慮し，緊急性が高いもの，頻度が高いものから鑑別していく必要がある。

7 間欠性跛行，安静時下肢疼痛

◆ 鑑別すべき疾患

間欠性跛行をきたす疾患は神経性，血管性が主である。神経性では根性神経症状を呈する椎間板ヘルニア，脊柱管狭窄症，椎骨圧迫骨折，すべり症などがあり，血管性では末梢動脈疾患，急性動脈閉塞，深部静脈血栓症，血栓性静脈炎，血管炎（膠原病など）がある。安静時下肢疼痛をきたす疾患は上記の神経性，血管性のほかに，炎症が原因であるものとして蜂巣炎，皮膚潰瘍，化膿性関節炎，関節リウマチ，痛風，偽痛風，ガス壊疽，外傷などがある。

◆ 症例別　疾患に対する対応，考え方

間欠性跛行の症状で医療機関を受診する患者の60％は腰部脊柱管狭窄症，20％は末梢動脈疾患，10％はその両者の合併といわれ，神経性跛行・血管性跛行はそれぞれ 表1 のような特徴がみられる。末梢動脈疾患の診断アルゴリズム p108図1 でわかるように足関節上腕血圧比（ABI）の測定が非常に大切である。末梢動脈疾患は近年の研究で高い心血管死亡率が示されており，早期診断・早期介入の必要性が示された。

表1 神経性跛行と血管性跛行

	神経性跛行	血管性跛行
原因	腰部脊柱管狭窄症	末梢動脈疾患
疼痛	神経根背部／臀部痛，大腿前側可動域制限，下肢に放散	痙攣する足の痛み，腓腹筋が最多，上部下肢に放散
増悪因子	歩行と立位，過伸展／腹臥位臥床	歩行，バイク乗車
緩和因子	前方への屈曲，座位	休息（立位や座位）
他の症状	しびれ，感覚脱失	蒼白，冷感
診察	局所筋力低下，反射低下，腰部伸展低下，脈拍保持	脈拍の縮小／消失（足背動脈／後脛骨動脈），蒼白
診断検査	腰部脊髄MRI，CT脊髄造影，EMG/NCS	動脈ドプラ検査，ABI＜0.9，動脈造影
治療	理学療法，NSAID，ステロイド，手術	血管リスク因子の修正，運動リハビリテーション，抗凝固療法，血管再開通療法

EMG：筋電図，NCS：神経伝導速度検査，NSAID：非ステロイド系抗炎症薬，ABI：足関節上腕血圧比

Ⅱ● 症状別　疾患に対する対応，考え方　－疾患名を導くための工夫－

安静時疼痛のなかには間欠性跛行をきたす疾患の重症例と炎症が原因となる疾患が含まれるが，下肢に認められる疾患の最大の目標は救肢である。間欠性跛行のおよそ5%が進行により重症化し虚血として手術が行われ，2%が切断になる。重症化下肢虚血の1年死亡率は20%以上であり，下腿切断例の2年死亡率は25%にも上る（日本循環器学会，ほか：末梢閉塞性動脈疾患の治療ガイドライン，2009より引用）。予後を改善するために緊急例を素早く鑑別し，重症例を適切に診断し治療する必要がある。緊急症例は急性動脈閉塞（他項に譲る），深部静脈血栓症からの肺塞栓症などの急性疾患であり，重症例は化膿性関節炎，化膿性骨髄炎，ガス壊疽などでMRIが診断の一助になる。また，糖尿病性壊疽の基礎疾患に末梢動脈疾患を合併している場合がありMRA，CT angiography，血管造影などで評価を行うことも必要となってくる。

症例check ①

　60歳代後半男性。1年前頃より下肢の冷感を自覚していた。半年前頃から歩行時に右下肢の疼痛を自覚し休むと改善がみられていた。徐々に悪化し約100m離れたスーパーも休まずに行けなくなり来院した。狭心症の治療歴がある。

末梢動脈疾患の典型例である。本症例はFontaine分類でⅡb，Rutherford分類ではⅠ-2～3に分類される（p319表1参照）。末梢動脈疾患患者は動脈硬化危険因子をもつ症例が多く，患肢の冷感，蒼白がみられ，下肢動脈の拍動減弱・消失を認める。スクリーニングとしてABIが簡便かつ有用であり，診断のチャートを参考にしてもらいたい。症状があるにもかかわらずABIの低下がみられない場合は足趾上腕血圧比（TBI）や皮膚組織灌流圧（SPP），運動負荷ABIの測定が有用である。また，神経学的検査，整形外科的検査も必要となる。詳細は他項に譲るが，症状がみられなくてもABIの低下は虚血性心疾患，脳血管疾患を有することが多く予後が悪いため，併せて精査する必要がある。また治療方針決定のため動脈硬化病変の局在診断が必要だが，MRA，CT angiography，血管造影などがあり，重症度，病変部・病変形態に合わせて薬物療法，運動療法，血管内治療，外科治療を選択する。

なお，実臨床では，間欠性跛行があっても訴えない患者も存在する。冠動脈疾患を有する患者では，ときに末梢動脈疾患（PAD）の症状がないか確認する必要があると考えられる。

症例check ②

70歳代前半男性。以前に狭心症にてステント留置術を，間欠性跛行にて血管内治療を受けた既往がある。1カ月前に趾先から趾間部の皮膚掻痒感を自覚し皮膚科を受診。表在性真菌症の診断で外用薬塗布を行っていた。半月前ごろより趾先が暗赤色に変化し，掻痒感に加え疼痛も出現した。

本症例は受診時の診察で足趾に潰瘍を認め，足背動脈，後脛骨動脈は触知せずFontaine分類Ⅳ，Rutherford分類5の重症下肢虚血の診断で，同日インターベンションとなった。糖尿病を合併している例で多いが，潰瘍を生じても疼痛を自覚しない場合もあるため要注意である。

症例check ③

70歳代後半男性。長い糖尿病歴がありインスリン自己注射を行っている。1カ月前に第5趾にわずかな傷を認めたが，痛くなかったため自宅で消毒とガーゼ保護を行い，経過をみていたが改善なく徐々に拡大するため来院した。

糖尿病性足潰瘍の症例であり，末梢動脈疾患を合併した場合，重症下肢虚血の診断となる。糖尿病患者の創傷治癒はきわめて悪く，神経障害と末梢動脈疾患による血流障害が原因である。糖尿病は微小血管が障害を受け，外科治療を検討しても末梢のrun offが悪く適応にならないケースもある。救肢のために血管内治療を行う場合があるが，成績向上のためさまざまな検討がなされている。潰瘍に感染が合併した場合は救肢できる可能性は低くなり，組織深部に感染した場合，体表からはわかりにくく診断が遅れることがある。感染は腱に沿って広がっていくため，潰瘍から中枢側に向けて慎重な診察が求められる。感染合併例はデブリードメント，感染コントロール，血行再建術と多角的な治療が必要となる。

Ⅱ● 症状別　疾患に対する対応，考え方　―疾患名を導くための工夫―

8 突然の下肢もしくは上肢の痛み

◆ 鑑別すべき疾患

　四肢に生じる疼痛の原因となる疾患は，筋肉，筋膜，腱，骨などの四肢を構成する組織に生じる局所疼痛，脊髄，脊髄神経根，末梢神経の障害による神経因性疼痛，血液，あるいはリンパ液の循環障害による循環障害性疼痛，さらに関連痛や全身疾患の一症状としての四肢痛など多岐にわたる。そのなかで急性のものは外傷・コンパートメント症候群，蜂巣炎，化膿性関節炎，痛風，偽痛風，ガス壊疽などがある。神経因性疼痛では椎間板ヘルニア，すべり症，椎骨圧迫骨折などからの根性神経痛や帯状疱疹が鑑別に挙げられ，循環器領域では急性動脈閉塞，閉塞性動脈硬化症，深部静脈血栓症，血栓性静脈炎があり，腫瘍性で急性のものは骨腫瘍による病的骨折が考えられる。

◆ 症例別　疾患に対する対応，考え方

　多岐にわたる疾患のなかから，緊急対応が必要な疾患を見過ごさないことが大切である。なかでも急性動脈閉塞症はgolden timeが6時間であり，時間との勝負である。急性に発症し，進行する患肢の疼痛（pain），脈拍消失（pulselessness），蒼白（pallor/paleness），知覚鈍麻（paresthesia），運動麻痺（paralysis/paresis）の5Pの症状がみられる。発症時間，閉塞部位，塞栓の原因を病歴から診断し，速やかに治療を開始する必要がある。急性動脈閉塞症以外でも，深部静脈血栓症は肺塞栓のリスクであり，循環器疾患以外では，ガス壊疽やコンパートメント症候群は早めに除外しておきたい。血栓性静脈炎は凝固能亢進から出現し，凝固能異常，膠原病，悪性腫瘍など検索が必要となる。Osler結節による疼痛から感染性心内膜炎が見つかるケースもある。

症例check ①

　70歳代後半女性。3カ月前の検診で心房細動を指摘され循環器科を受診予定であった。1時間前から突然の左下肢疼痛と冷感を自覚し受診された。来院時，左膝関節以遠にチアノーゼを認め，強い疼痛を自覚している。左鼠径部でわずかに拍動を触知するも，膝窩動脈は触知せず。下腿の体温に左右差を認める。

急性下肢動脈閉塞症の症例であり，塞栓子によって発症前後の病歴に違いが出るが，急性閉塞後は上記の経過が典型例である。本症例は大腿動脈レベルの閉塞が疑われ，発症からgolden timeである6時間以内の血流再開が求められ，外科的（または血管内）血行再建術の適応となる。塞栓子になりうるものは多岐にわたり，循環器ガイドラインより **表1** に変更しまとめたので参考にしていただきたい。検査としては，心電図で心房細動などの不整脈の有無，X線，心エコーで心疾患の評価，心内血栓の評価を行い，血液検査では凝固異常のチェックも行うべきである。また，必ずドプラで血流評価を行い，完全閉塞なのか，側副血行路はありそうなのかチェックする。慣れていれば体表エコーで血管の広範囲を観察できるが，それとは別に動脈造影，CT，MRAは病因，部位の評価に有用であり，患者の状況に応じて選択すべきである。

表1 急性動脈閉塞症の原因

	塞栓症	血栓症
頻度の高い原因	・心原性	・血管性
	心房細動，不整脈	閉塞性動脈硬化症
	僧帽弁膜症	Buerger病
	心筋梗塞後壁在血栓	大動脈解離
	左室瘤	膝窩動脈瘤
	心筋症	グラフト閉塞
	人工弁置換術後	
	・血管性	
	大動脈瘤，末梢動脈瘤	
	shaggy aorta syndrome	
まれな原因	・心原性	・血管性
	心臓腫瘍（左房粘液腫）	膝窩動脈外膜嚢腫
	卵円孔開存	膝窩動脈捕捉症候群
	・血管性	外傷
	動静脈瘻	医原性
	・その他	・その他
	空気，腫瘍	多血症
	カテーテル検査	血小板増多症
		悪性腫瘍

（日本循環器学会，ほか：末梢閉塞性動脈疾患のガイドライン（2005-2008年度合同研究班報告）より引用）

Ⅱ ● 症状別　疾患に対する対応，考え方　ー疾患名を導くための工夫ー

症例check ②

90歳代前半女性。入浴後突然の左手の疼痛・冷感を自覚。その後，しびれも出現した。受診時両側腋窩動脈の触知は良好であったが，左上腕動脈の触知低下，左橈骨動脈の触知なし。

入院中に発作性心房細動を認め，抗凝固療法が開始された症例である。高齢の心房細動患者は自覚症状が弱く，まったく自覚症状のない症例もよく経験するため，急性動脈塞栓に対する治療と平行して原因検索を行う必要がある。本症例のように下肢ではなく上肢へ塞栓子が流れるケースも少なくない。特に，心原性塞栓の場合は全身へ流れていく可能性があるため，ほかに塞栓を起こした部位がないか検索する必要がある。非常にまれなケースではあるが　意識レベル低下で来院され，MRIで脳梗塞を認め入院となったが，入院時に施行した心電図でSTの上昇を認め，右足背動脈が触知しないという心脳卒中の症例もある。

症例check ③

50歳代男性。30歳代のころから高血圧を指摘されるも受診することなく過ごしていた。入眠中の午前4時に突然の背部痛にて目が覚め救急要請された。救急隊到着までに同程度の痛みが左上肢にも出現し，冷感と力の入りにくさを自覚した。

大動脈解離の偽腔が真腔を圧排することによって生じた左鎖骨下動脈の急性閉塞の症例である。エピソードから大動脈解離はすぐに推察し，診断に向けて病歴聴取，所見，検査と進むと思われるが，下肢動脈の急性閉塞所見を認めた場合，解離が広範囲に及んでいる可能性が予想され，大動脈弓では内頚動脈，椎骨動脈などへ解離が及ぶことで中枢神経に影響を及ぼす場合がある。末梢動脈の解離の程度によっては大動脈解離の手術に加えて動脈再建などの追加処置が必要な場合があるため，頭側では総頚から内頚動脈，尾側では閉塞が考えられる部位以遠まで造影CTなどの検査で評価し，見落とさないようにしなければいけない。

III

緊急患者への
対応

Ⅲ● 緊急患者への対応

1 心肺蘇生法

AHAガイドライン2010年に準ずる。

ⓘ IMPORTANT POINT

①胸骨圧迫は100回/分以上かつ5cm以上の深さ，胸郭を完全に戻す（リコイル），過換気を避ける。
②心停止の判断後，C（胸骨圧迫）より開始。
③過剰な酸素投与は避ける（SpO_2＞94％を目標）。
④アトロピンは無脈性電気活動（PEA），心静止にルーチンで用いない。

◆ 一次救命救急（BLS） 図1

一次救命処置はC-A-Bの順で行う。
 Compression：胸骨圧迫
 Airway：気道確保
 Breathing：人工呼吸

◆ 二次救命救急（ACLS） 図2

BLS開始後人員と資器材が揃い次第ACLSへ移行（病院内）。
 A（airway）：より確実な気道確保（気管内挿管，気道デバイスなど）
 B（breathing）：効果的で確実な換気
 C（circulation）：薬剤を併用した心臓マッサージ
 D（differential diagnosis）：原因検索と鑑別診断

図1 BLSアルゴリズム

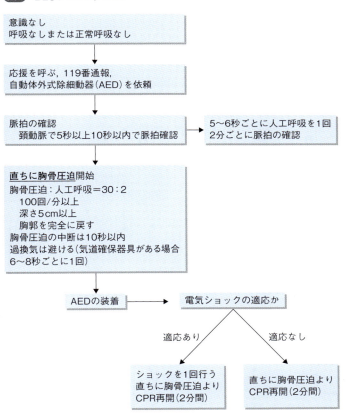

AED：自動体外式除細動器
ACLS：二次救命救急
CPR：心肺蘇生法

（AHAガイドライン2010より改変引用）

Ⅲ 緊急患者への対応

図2 ACLSアルゴリズム

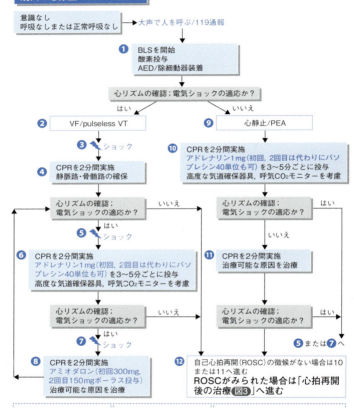

(AHAガイドライン2010より改変引用)

図3 成人の心拍再開(ROSC)後治療

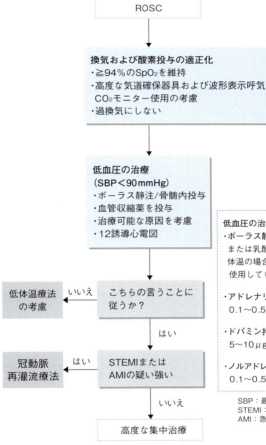

SBP：最大収縮期血圧
STEMI：ST上昇型心筋梗塞
AMI：急性心筋梗塞

Ⅲ ● 緊急患者への対応

◆ 心停止の場合

次の4つを考慮すること 図4。
①心室細動(VF)
②無脈性心室頻拍(pulseless VT)
③無脈性電気活動(PEA)
④心静止(asystole)

図4 心停止のアルゴリズム

心室細動(VF)

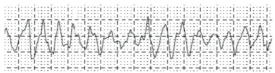

無脈性心室頻拍(pulseless VT)

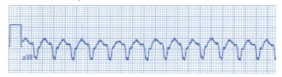

無脈性電気活動(PEA)

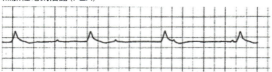

心静止(asystole)

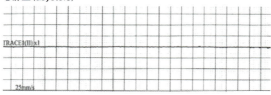

◆ 心停止ではないが危険な心電図波形
● 症候性徐脈性不整脈
心拍数60拍/分以下，通常症候性の場合50拍/分以下 図5。
- 洞不全症候群
- 高度/完全房室ブロック

図5 症候性徐脈のアルゴリズム

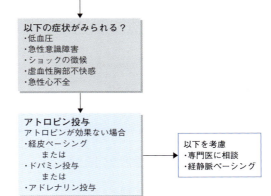

成人の徐脈

臨床状態の妥当性を評価
症候性の場合多くは<50拍/分

基礎疾患を特定し，治療
- 気道確保，必要に応じ呼吸補助
- 酸素投与（低酸素血症の場合）
- 心電図モニターで心リズムを確認し，血圧および酸素飽和度をモニタリング
- 静脈路の確保
- 可能なら12誘導心電図記録（ただし，そのために治療を遅らせない）

以下の症状がみられる？
- 低血圧
- 急性意識障害
- ショックの徴候
- 虚血性胸部不快感
- 急性心不全

アトロピン投与
アトロピンが効果ない場合
- 経皮ペーシング
  または
- ドパミン投与
  または
- アドレナリン投与

以下を考慮
- 専門医に相談
- 経静脈ペーシング

アトロピン静注：0.5mgボーラス投与3〜5分おきに反復投与
ドパミン持続静注：2〜10μg/kg/分
アドレナリン持続静注：2〜10μg/kg/分

Ⅲ● 緊急患者への対応

● 不安定な頻拍

頻拍定義は100拍/分を超えるもの。通常,不安定な頻拍は150拍/分以上 図6。

- 発作性上室頻拍(PSVT)
- 心房細動(AF)
- 心房粗動(AFL)
- 心室頻拍(VT)
- QRS幅の広い頻拍(wide QRS tachycardia)

図6 不安定な頻拍のアルゴリズム

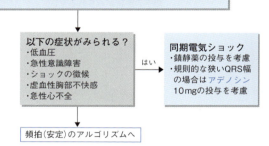

● 安定した頻拍 図7

図7 安定した頻拍のアルゴリズム

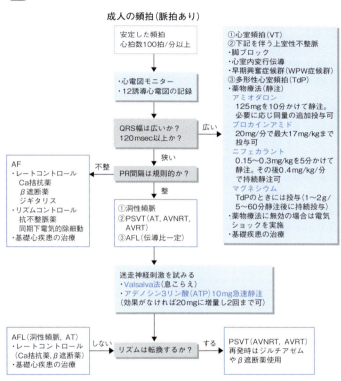

TdP：トルサードドポアント
PSVT：発作性上室頻拍
AT：心房頻拍
AVNRT：房室結節リエントリー性頻拍
AVRT：房室回帰頻拍
AFL：心房粗動

(AHA ガイドライン 2010 より改変引用)

Ⅲ ● 緊急患者への対応

2 初療時処置

◆ 気管挿管
● 適応
①意識障害のため患者自身で気道確保ができない場合
②気管挿管以外の方法で気道確保が困難な場合
③酸素マスク（NPPV含めて）では呼吸状態が安定化しない場合

● 準備するもの
①気管チューブ（男性7.5〜8.0mm，女性7.0〜7.5mm）
②スタイレット
③カフ用10mLシリンジ
④喉頭鏡ブレード（Machintosh：男性4，女性3）
⑤バイトブロック
⑥固定用テープ
⑦リドカイン（キシロカイン®）ゼリー
⑧リドカイン（キシロカイン®）スプレー
⑨吸引器一式（吸引チューブなど）
⑩Magill鉗子
⑪モニター（心電図，血圧，パルスオキシメーターなど）
⑫人工呼吸器

● 挿管時に使用する薬剤
● 気管攣縮予防・頭蓋内圧亢進予防：2%リドカイン（キシロカイン®）（2mg/mL）1.5mg/kg
● 麻酔導入薬：チオペンタールナトリウム（ラボナール®）（蒸留水12mLに溶解して25mg/mLとして使用）50〜100mg
● 鎮痛薬：ブプレノルフィン（レペタン®）（0.2mg/mL）0.2mg／フェンタニル（フェンタニル®）（0.05mg/mL）0.05〜0.1mg
● 鎮静薬：ミダゾラム（ドルミカム®）（生理食塩水8mLを加えて1mg/mLとして使用）5〜10mg／プロポフォール（プロポフォール®，ディプリバン®）（10mg/mL）50〜100mg／ケタミン（ケタラール®）（10mg/mL）1〜2mg/kg
● 筋弛緩薬：ロクロニウム（エスラックス®）（10mg/mL）1mg/kg

／ベクロニウム（マスキュラックス®）（蒸留水5mLに溶解して2mg/mLとして使用）0.08〜0.1mg/kg／スキサメトニウム（スキサメトニウム®，レラキシン®）（20mg/mL）1〜1.5mg/kg
必要に応じてこれらの薬品を組み合わせて使用する。
- 筋弛緩回復薬：筋弛緩薬の拮抗薬としてスガマデクスナトリウム（ブリディオン®）2〜4mg/kg

● 挿管前の準備

①気管チューブの内腔にリドカイン（キシロカイン®）スプレーを2〜3回噴霧し，適度にJカーブをつけたスタイレットを通しておく。抵抗なく抜けるかどうかもチェック。気管チューブ先端からスタイレットが飛び出ないように注意する。
②カフのエアーリーク点検。点検後はカフにエアーが残らないようにしっかり抜いておく。
③スタイレットを通した気管チューブの遠位部にリドカイン（キシロカイン®）ゼリーを塗布する。
④喉頭鏡の点灯確認。
⑤吸引器の作動確認。

● 挿管の手順

①ミダゾラム（ドルミカム®）であれば5mg，プロポフォール（プロポフォール®，ディプリバン®）であれば1〜2mg/kg静注で用い鎮静を得る。
②術者は患者の頭側に位置し，患者の後頭部にタオルなどを敷いてスニフィングポジションをとらせる**図1**。

図1 スニフィングポジション

下顎と鼻を前に突き出すような姿勢。口腔軸と咽頭・喉頭軸をなるべく一致させる。
a：自然位　　　　　　　　　b：スニフィングポジション

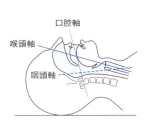
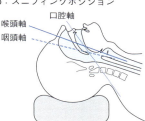

③挿管前にバッグバルブマスクなどを用いて十分な換気を行う 図2 。
※筋弛緩薬は気道を確保し十分換気できている状態でなければ決して使用してはいけない！
④喉頭鏡ハンドルのなるべくブレード近くを左手に持ち，ブレードを患者の右口角から舌の右側を沿わせるように挿入して舌全体を左側に避ける。舌をいかにうまく避けられるかがポイントとなる。
⑤ブレードを奥まで挿入したら，正中に移動しながら少しずつ引き上げて喉頭蓋をしっかりと露出する。口腔内に異物があれば適宜吸引し除去する。喉頭蓋を視認できたらブレードの先端を喉頭蓋谷に少しだけ進める。この状態で喉頭鏡のハンドルを下顎に平行な方向に持ち上げると喉頭蓋が開いて声門が見える 図3 。

図2 バッグバルブマスク

E-Cクランプ法：左手の第1〜2指でマスクを固定し，第3〜5指を患者の左下顎角にあてがい下顎を上顎の歯列よりも前に出るように持ち上げて気道を確保する。

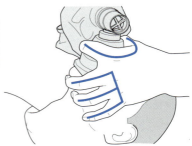

図3 ブレードの挿入

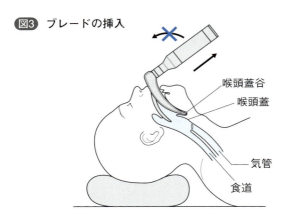

喉頭蓋谷
喉頭蓋
気管
食道

IMPORTANT POINT

喉頭鏡の使い方は"correct grip, forearm, and blade aligned"。喉頭鏡をテコのように動かすと門歯の損傷を招くので決してしてはいけない！

⑥声門を視認したら目を離さずに介助者から気管チューブを受け取り患者の右口角から挿入する。目を離さないことがポイント！
⑦気管チューブの先端が声門を1〜2cm越えたら介助者にスタイレットを抜いてもらう。

IMPORTANT POINT

スタイレットを挿入したまま気管チューブを進めると，声帯や気管を損傷するので決してしてはいけない！
また，適切な位置まで気管チューブを進める前にカフに空気を注入してはいけない。

⑧気管チューブを適正な位置（経口 男性：22〜24cm，女性：20〜22cm／経鼻の場合は+2〜3cm）まで挿入し，喉頭鏡を抜去してカフに空気を注入する（6〜10mL）図4。

図4 気管チューブの正しい位置

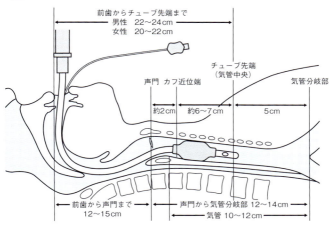

Ⅲ ● 緊急患者への対応

⑨バッグバルブマスクを気管チューブに接続し換気を行う。
⑩挿管後の確認（※）のうえ気管チューブを固定する。

● 挿管後の確認（※）
①胸郭の動き
②5点聴取（左右前胸部，左右側胸部，心窩部）
③チューブ内のくもり（水蒸気）
④カプノメーターを用い Endtidial CO_2（$ETCO_2$）
⑤酸素ボンベとチューブおよびジャクソンリースの接続
⑥EDD（esophageal intubation detector device）図5
⑦胸部X線（気管チューブの先端が声門と気管分岐部の間に位置していることを確認）

● 挿管困難な症例の分類法
　開口時のMallampati分類や喉頭展開時のCormack and Lahane分類が用いられる図6。また，BURP法（※1）やセリック法（※2）などの介助テクニックも身につけておくとよい。胃内容物のある場合などに意識下で挿管を行う方法もある（※3）。

※1　BURP法：挿管困難例に対して甲状軟骨を背方（Backward），頭方（Upward），右方（Rightward）に圧迫（Pressure）することで挿管しやすくする。

※2　セリック法：輪状軟骨を圧迫して食道を輪状軟骨後方と椎体とで挟み込むことで，胃内容物の逆流，誤嚥，食道への送気を防ぐ。心停止時の挿管やバッグバルブマスクでの換気の際に推奨される。意識下では咳嗽反射を招くので行ってはいけない。

※3　迅速挿管（RSI）：緊急気管挿管が必要で胃内容物が存在する場合，バッグ換気を行うと誤嚥する可能性が高い。その際，麻酔導入薬や筋弛緩薬を使用して覚醒下で換気することなく挿管する。

Ｉ MPORTANT POINT

　気管へアプローチする方法としては喉頭鏡ブレードを用いた経口挿管が最も一般的であるが，それ以外にもラリンジアルマスク，ビデオ付き喉頭鏡，盲目的経鼻挿管，硬性気管支鏡，コンビチューブ換気，外科的気道確保（輪状甲状靱帯切開，輪状甲状膜穿刺からの経気管ジェット換気）などさまざまな方法がある。挿管困難例に対する緊急処置などを考慮し日頃から自らのオプションを増やしておくことが大切である。

図5 EDD

食道挿管を判別するための道具。エアリークがないことを確認しバルブを押して気管チューブに装着する。バルブが膨らまなければ食道挿管の可能性が高い。

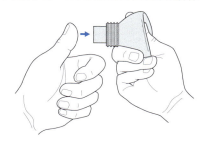

図6 Mallampati分類とCormack and Lahane分類

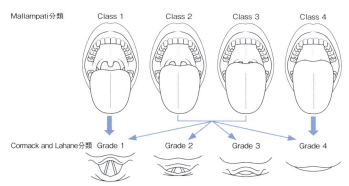

Mallampati分類
Class 1： 　軟口蓋，口蓋垂，口峡，口蓋弓が見える Class 2： 　軟口蓋，口蓋垂，口峡が見える Class 3： 　軟口蓋および口蓋垂の基部のみ見える Class 4： 　硬口蓋しか見えない

Cormack and Lahane分類
Grade 1：声門が見える Grade 2：声門が部分的に見える Grade 3：喉頭蓋だけ見える Grade 4：喉頭蓋が見えない

Gradeが上がるほど挿管困難。

(Intubation difficile Les Essentiels 2005, p. 389-401より引用)

◆ DC/AED

◎DC(Direct Current defibrillator)

　適応疾患は心房細動(AF),心房粗動(AFL),心房頻拍(AT),心室細動(VF),無脈性心室頻拍(pulseless VT)。VF,VTは絶対的な緊急適応となる。その他も血行動態が破綻している場合やWPW症候群を伴うAF(wide QRS, rate 200 bpm以上)などは緊急性がある。心静止(asystole)や無脈性電気活動(PEA)は適応外。

　R on Tを避けるため必ず同期させてから除細動を行うこと！

> **IMPORTANT POINT**
>
> 　AFに対する除細動考慮のポイント
> ①発症後3年以内
> ②左房径45mm未満
> ③甲状腺機能亢進症を伴わない
> ④薬物治療が奏効しない
> ⑤SSS(洞不全症候群)といった徐脈性不整脈を伴わない
> 待機的に行う余裕がある場合は抗凝固療法を十分効かせ,経食道心エコーを行い左心耳血栓の有無,左房内もやもやエコーの有無とその程度の評価,左心耳内血流速度(30cm/sec未満を有意とする)を確認したのちに行うことが推奨されている。

◎AED(Automated External Defibrillator)

　駅や商業施設などに多数設置してあり,医療関係者以外の一般人でも使用可能。

図7　AED

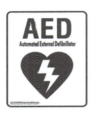

● 適応
正常な呼吸をしていない傷病者。

● 手順
まずキャリングケースを開き，AED本体の開放ボタンを押すと電源が入るので，以降音声ガイダンスの指示に従って進めていく。
ここでは手順の詳述は避けるが以下に使用の際のポイントをまとめておく。
- すぐに周囲に助けを求め，119番通報は忘れずに行うこと。
- 衣服がはだけにくい場合はレスキューセットのハサミで衣服を切り取る。
- 胸部が濡れている場合はレスキューセットの布で水分を拭き取ってから電極パッドを貼る。
- 傷病者の胸毛が濃い場合はレスキューセットのカミソリで毛を剃るか，もしくは予備用の電極パッドを一度貼ったのちに剥がして毛を除去する。
- 電極パッドは直接肌に触れるように右前胸部と左側胸部に心臓を挟み込むようにして貼る。植え込み型ペースメーカー移植術後では電極パッドを皮膚の出っ張りから最低8cm以上離して貼り付ける図8。医療用貼付薬剤の上には電極パッドを貼らない。

図8 電極パッドの貼付位置

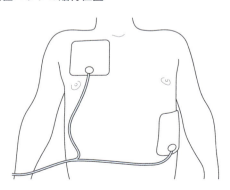

Ⅲ● 緊急患者への対応

●電気パッドを貼ると心電図を自動解析するので，解析が終了するまでは傷病者に触れないようにする。VFもしくはpulseless VTを検知した場合は通電ボタンが赤色に点滅する。15秒以内に通電ボタンを押すと電気ショックがかかる仕組みとなっている。AsystoleやPEAに対しては反応しない。
●電気ショックをかける場合は自分も含めて傷病者に触れている者がいないことを確認する。
●救急車が到着するまでBLSを継続する。救急車が到着したら電極パッドを剥がさずAEDの電源は入れたままで救急隊員に引き継ぐ。

◆ 中心静脈確保

　緊急時の多量輸液，Swan-Ganzカテーテルや緊急ペースメーカーなどのデバイスの経路確保のために重要な手技であり循環器内科医として必ず習得する必要がある。
　手技は完全に清潔な状態（maximum barrier precaution）で行う。
ここでは主に内頚静脈穿刺（輸液ルート確保）に関して説明する。

● 準備するもの
①清潔装備（滅菌ガウン，滅菌手袋，マスク，キャップ）
②ヘパリン加生理食塩水 2〜3本
③消毒器具〔綿球，10%ポビドンヨード（イソジンパーム®）／0.5%クロルヘキシジン（ウエルアップ®，ヒビソフト®），鑷子〕
④清潔穴あきドレープ
⑤ガーゼ数枚
⑥試験穿刺用23G針，局所麻酔用10mLシリンジ，1%リドカイン（キシロカイン®）10mL
⑦本穿刺針，2.5mLシリンジ
⑧カテーテルキット（ガイドワイヤー，ダイレーター，カテーテル，固定用ハネ，固定用キャップ）
⑨メス刃
⑩三方活栓
⑪針糸セット
⑫固定用フィルム

● 手順

内頸静脈アプローチ

①患者を仰臥位にして約10°のTrendelenburg体位(骨盤を頭部より高くする姿勢)をとらせ,頭部を穿刺部の対側約45°に回旋する。
②穿刺部を中心になるべく広範囲を消毒する。
③滅菌ガウン,滅菌手袋,マスク,キャップを着用する。
④穿刺部に合わせて穴あきドレープを敷き必要な物品をすべてドレープの上に出す。カテーテルの各ルーメン,本穿刺針(内筒,外筒ともに),ダイレーターなどの管腔をヘパリン加生食で満たす。カテーテルの各ルーメンには三方活栓を装着しメインルーメン以外閉じておく。
⑤術者は患者の頭側に位置し,対側の指で総頸動脈を軽く触知し皮膚を伸展させるように少々内側に寄せる。内頸静脈は動脈のすぐ外側を平行に伴走している図9。

図9 内頸静脈の位置

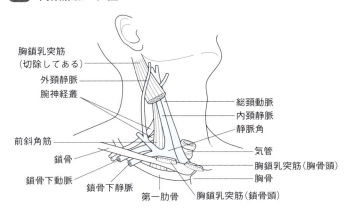

Ⅲ ● 緊急患者への対応

❶ IMPORTANT POINT

穿刺部の確認のために事前にエコーを使って血管の走行を確認する場合（図10）は，実際に穿刺するときと同じ立ち位置から観察することで，正確な穿刺が可能となる。

図10 エコーを使って血管の走行を確認

静脈はプローブで圧迫するとつぶれるが動脈は円形を保つので，判別することができる。

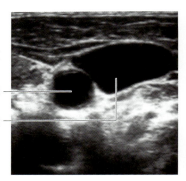

総頚動脈
内頚静脈

⑥局所麻酔を兼ねて試験穿刺を行う。逆血が確認できなければいったん針を皮膚ぎりぎりまで抜き（抜き切らないで），さらに外側に向けて穿刺する（図11）。
⑦逆血を確認したら本穿刺に切り替える。本穿刺は小さめのシリンジ（2.5 mLシリンジ）に陰圧をかけながらゆっくりと針を進め，逆血を認めたところからさらに2～3 mL針を進める。

図11 穿刺部

胸鎖乳突筋の胸骨頭と鎖骨頭および鎖骨で形成される三角形（小鎖骨上窩）の頂点を目安とし，針先は同側の乳頭方向に向ける。

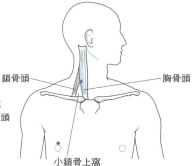

鎖骨頭
胸骨頭
✕ 刺入部
● 同側乳頭
小鎖骨上窩

IMPORTANT POINT

本穿刺後に逆血を確認する作業は重要であり省略はあり得ない。もし逆血が確認できなければ，再度内筒を挿入して同じ手技を繰り返すか，もしくは試験穿刺からやり直すべきである。穿刺を繰り返すほど血腫形成や血管攣縮を招き難易度が増すため，ときに穿刺部位を変更したり時間を置いてから穿刺したりする必要がある。

⑧内筒を抜去し2.5mLシリンジを外筒に装着し，シリンジに適度な陰圧をかけながら逆血がみられるまでゆっくりと引いてくる。
⑨逆血がみられたところでシリンジをはずし外筒からガイドワイヤーを挿入する。ガイドワイヤーがスムーズに進んでいかない場合は血管壁にあたっていたり他の血管に迷入していたりするので無理に押し込まない。
⑩ガイドワイヤーを4目盛り程度挿入したら，ガイドワイヤーを抜かないように注意しながら外筒のみ抜去する。
⑪メス刃で刺入部皮膚を少しだけ切開しダイレーターを挿入する。刺入部を広げたらダイレーターのみ抜去する。
⑫ガイドワイヤーに沿ってカテーテルを13～15cm(左内頚静脈アプローチの場合は+3～5cm)挿入し上大静脈に留置する。
⑬ガイドワイヤーを抜去し，カテーテルの各ルーメンの逆血を確認したのちヘパリン加生食で満たす。各ルーメンを三方活栓などで閉じる。
⑭カテーテルに固定用のハネを装着し針糸で皮膚に固定する。
⑮胸部X線でカテーテル先端の位置を確認する(右房や無名静脈に迷入していないか)**図12**。血気胸，縦隔気腫，皮下気腫などの合併症の有無もチェック。

図12 胸部X線

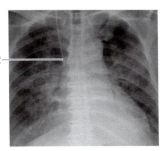

上大静脈留置

Ⅲ● 緊急患者への対応

以下はそれぞれのアプローチ部位に応じてポイントをまとめる。

大腿静脈アプローチ
●患者を仰臥位にして穿刺側の下肢をやや外旋，外転させる。
●大腿動脈穿刺を避けるため可能であればエコーで走行をチェックしておく。
●鼠径靱帯から2〜3cm末梢（鼠径溝付近），大腿動脈から1〜2cm内側を穿刺する。腹腔内穿刺を避けるため，必ず上前腸骨棘と恥骨結合上縁を結んだライン（鼠径靱帯）より末梢で穿刺すること。
●カテーテル固定位置は40〜50cm。

鎖骨下静脈アプローチ
●患者を仰臥位にして内頚静脈と同様，約10°Trendelenburg体位をとらせ，頭部を穿刺部の対側約45°に回旋する。
●エコープローブを鎖骨に平行に当てて鎖骨下動静脈および肺尖部を確認する。
●鎖骨中線より外側1/3，鎖骨から1〜2横指尾側から針先を胸骨頚切痕に向けて穿刺する。
●針先が鎖骨に当たったら鎖骨下をくぐらせるようにして針先を進める。
●ガイドワイヤー挿入時に患者の頭部を穿刺側に向けるとガイドワイヤーが頚静脈に迷入するのを防ぐことができる。

肘部皮静脈アプローチ
●末梢挿入中心静脈カテーテル（PICC）を用いてカテーテル室などで透視下に行うのが望ましい。
●患者を仰臥位にして穿刺側の上肢を体幹に対して垂直にする。

● **合併症**
気胸
　鎖骨下静脈穿刺で最も起こりやすい。シリンジ内に空気が引けたときや患者が呼吸困難を訴えた場合に疑う。

64

皮下気腫／縦隔気腫・血胸

ガイドワイヤーやカテーテルの先端で静脈壁や肺を貫通した場合に起こる。

動脈穿刺

血腫の原因となるので動脈を穿刺した場合はすぐに針を抜去し圧迫止血を行う。特に血小板減少症などで易出血傾向にある患者では大出血を招くことがあるので要注意である。場合によっては早めに気道確保も行う。医療事故も報告されており，上級医と相談して，速やかに処置を進める必要がある。

静脈空気塞栓

吸気時に静脈から大量の空気が入り込むと空気塞栓を招く。頭低位，息止め，開口部を指で塞ぐなどして予防する。

腹腔内穿刺

大腿静脈穿刺で起こりやすい。

血栓形成

特に左大腿静脈にカテーテルを留置している場合に起こりやすい。左大腿静脈は右総腸骨動脈と交差するため，動脈に圧排されることで血栓が形成される（May-Thurner syndrome）。

胸管損傷

左内頚静脈や左鎖骨下静脈アプローチのときに近接する胸管を損傷しリンパ漏を起こすことがある。

カテーテル感染

カテーテル留置期間が長期に及ぶと局部の静脈炎を起こし，場合によっては菌血症を招くことがある。手技中はなるべく清潔操作を心がけ，カテーテル感染が疑われた場合はカテーテル抜去を考慮する。

Ⅲ● 緊急患者への対応

◆ 動脈ライン確保

　動脈ラインは連続的に動脈圧を測定することができ，重症患者や術後の管理において厳重な血圧管理が可能となる。また，頻回の動脈採血を必要とする場合も有効である。挿入部位は橈骨動脈が第一選択となる。

● 準備するもの

①圧ライン（圧力トランスデューサー，ゼロ補正用三方活栓，圧力センサー，シリンジ部三方活栓，シリンジ，フラッシュ用つまみ）

②モニター

③生理食塩水500 mL

④ヘパリン2,000単位

⑤清潔装備（滅菌手袋，マスク，キャップ）

⑥消毒器具〔綿球，10%ポビドンヨード（イソジンパーム®）／0.5%クロルヘキシジン（ウエルアップ®，ヒビソフト®），鑷子〕

⑦固定用テープ

⑧滅菌ドレープ

⑨ガーゼ

⑩23G針，局所麻酔用1mLシリンジ，1%リドカイン（キシロカイン®）

⑪22Gもしくは20G留置針

⑫固定用フィルム

● 手順

①圧ラインの準備：ヘパリン2,000単位を混注した生理食塩水500 mLを用意し，生食バッグのエアを抜く。生食バッグを加圧バッグに装着し300mmHgで加圧する。生食バッグに圧ラインを接続し，回路内をヘパリン加生食で満たす。回路内の気泡をチェックする。接続部は気泡が残りやすいのでペアンなどで叩きながらエア抜きを行う。

②ゼロ設定：圧力トランスデューサーの位置を患者の中腋窩線の高さ（右房の高さ）に合わせて，ゼロ補正用三方活栓の向きを患者側オフになるように調節し大気圧のみかかるようにする。

③患者の手関節の下にタオルなどを挿入し，やや背屈させるようにテープで固定する。

④穿刺部位の消毒。

⑤穿刺部に合わせてドレープをかける。

⑥左示指と中指で動脈の走行を確認する。

⑦疼痛緩和，攣縮予防のため意識下では局所麻酔を行う。

⑧留置針を血管の走行に合わせて30～45°の角度をつけて穿刺する。

⑨内筒に逆血を確認したら少し針を寝かせて数mmほど進める。

⑩外筒に逆血を確認したのち外筒を血管内に挿入する。

⑪外筒に圧ラインを接続する。

⑫動脈圧波形をチェックする。

⑬刺入部と圧ラインを固定する。

Ⅲ ● 緊急患者への対応

3 ショック患者への対応

◆ ショックの鑑別

　ショックとは生体に対する侵襲あるいは侵襲に対する生体反応の結果，重要臓器の血流が維持できなくなり，細胞の代謝障害や臓器障害が起こり，生命の危機に至る急性の症候群。収縮期血圧90 mmHg以下の低下を指標とすることが多い。

　ショックの徴候としては古典的ショックの5徴が知られている 表1。典型的には交感神経系の緊張により，頻脈，顔面蒼白，冷汗などの症状，循環・臓器障害により頻呼吸，尿量低下・意識障害を伴う。近年，循環障害の要因による新しいショックの分類が用いられるようになり以下の4つに大別される。

表1 古典的ショックの5徴候

1. 皮膚・顔面蒼白（pallor）
2. 肉体的・精神的虚脱（prostration）
3. 冷汗（perspiration）
4. 脈拍微弱（pulselessness）
5. 不安定な呼吸（pulmonary insufficiency）

● 循環血液量減少性ショック（hypovolemic shock）：出血，脱水，熱傷など
● 血液分布異常性ショック（distributive shock）：アナフィラキシー，脊髄損傷，敗血症など
● 心原性ショック（cardiogenic shock）：心筋梗塞，弁膜症，重症不整脈，心筋炎など
● 閉塞性ショック（obstructive shock）：肺塞栓，心タンポナーデ，緊張性気胸など

　表2 のようにショックは前負荷，心収縮，後負荷，組織灌流の4

表2 ショックの分類

	前負荷	心収縮	後負荷	組織灌流
	肺動脈楔入圧（PCWP）	心拍出量（CO）	全身血管抵抗（SVR）	混合静脈血酸素飽和度（SvO$_2$）
循環血液量減少性ショック	↓	↓	↑	↓
血液分布異常ショック	↓	↑	↓	↑
心原性ショック	↑	↓	↑	↓
閉塞性ショック	↑ or ↓	↓	↑	↓

つのパラメータを用いてそれぞれのショックのタイプを鑑別することができる。ただ，前述した4つのパラメータを知るためには動脈圧ライン，中心静脈カテーテル，Swan-Ganzカテーテルなどを挿入する必要がある。ショック状態にあるすべての患者にこれらの侵襲的処置を行うことは，現実的ではなく，実臨床では問診，診察，簡便な検査によってショックを鑑別していく必要がある（図1）。

図1 ショック鑑別の流れ

まずは前述したショックの徴候などからショック状態であることを認識，その後，ショックの鑑別・治療を同時並行で行っていく。

はじめに四肢末梢を触診する。ショック状態にあるにもかかわらず四肢末梢が温かい場合は血液分布異常性ショックの可能性が高くなる。そして病歴・問診から敗血症，アナフィラキシーなどの鑑別を行っていく。

ショックでは四肢末梢が冷たい場合が多く，その場合は心不全徴候の有無を確認する。身体所見，胸部X線などの検査結果より心不全兆候がある場合は心原性ショックの可能性が高く心電図，心エコーなどの検査を行いさらに原疾患の鑑別を行う。

心不全徴候がない場合は脱水・活動性出血の徴候を確認，さらに病歴，身体所見，エコー検査などにより脱水・活動性出血の徴候がある場合は循環血液量減少性ショックの可能性が高いと考えられる。

身体所見，胸部X線，エコー所見より閉塞性ショックの徴候がある場合は閉塞性ショックを強く疑い治療を行っていく。

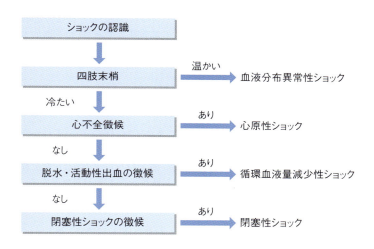

Ⅲ● 緊急患者への対応

◆ ショックの治療

　ショックに対する治療目標は，末梢組織の酸素供給と酸素利用を改善し組織障害を防ぐことである。治療を効果的に行うには，各ショック病態の把握，モニタリング，補液などさまざまな支持療法が必要であり，組織酸素供給量を回復させるためには血圧を維持し，心拍出量を上昇させ，血中の酸素量・ヘモグロビン濃度を至適に保ち，ショックの原因を取り除くことが必要である。

● 公式

末梢酸素供給量＝心拍出量（CO）×動脈血酸素含有量（CaO2）

　上記は末梢酸素供給量を示す式である。ショックとは前述したように末梢酸素供給が低下している状態であり，ショックの治療は組織の酸素不足を解消するため，①COを増加させる，②CaO2を増加させる，のどちらかになる。

● COを増加させる

CO＝脈拍数（HR）×1回心拍出量（SV）

　COを増加させるにはHRを至適な値まで上昇させる，SVを増加させるためにはSVを規定している前負荷（血管容量），心収縮力，後負荷（末梢血管抵抗）を上昇させる必要がある。したがって補液により血管容量を増加させ，カテコラミン，IABPなどにより心収縮力，末梢血管抵抗を至的な値まで上昇させることでCOを増加させることができる。

● CaO2を増加させる

CaO2＝1.34×SaO2（動脈血酸素飽和度）×ヘモグロビン×0.003×PaO2（動脈血酸素分圧）

　CaO2を増加させるにはSaO2，ヘモグロビン，PaO2のいずれかを上昇させればよい。ただPaO2は0.003倍されておりCaO2の上昇にはあまり関与しない。よって気道確保，酸素投与によりSaO2を上昇させ，輸血によってヘモグロビンを上昇させることが重要となる。

◆ 心嚢穿刺

　閉塞性ショックの代表疾患である心タンポナーデは，何らかの原因で心嚢液が大量に，あるいは急速に増加して貯留してしまっ

たために，心嚢内圧が上昇し心臓が十分に拡張することができない状態，言い換えれば心臓が周囲の液体（心嚢液）で押さえ込まれたような状態を指す。その結果，心臓はポンプとして機能できなくなり，急速にショック状態に至る。心タンポナーデの状態を脱するためには心嚢液が貯留しているスペースに向かって胸壁から針を刺して心嚢液を排液し，時に一時的に柔らかなチューブを挿入する治療（心嚢穿刺，心嚢ドレナージ）が必要となる。

● 方法

穿刺部位はさまざまでブラインド，エコーガイド下などがある。

合併症の早期発見，対応のため心電図をモニター，除細動器などを準備し，その後胸部正中の剣状突起周囲を消毒，術者は滅菌操作で穿刺を行う。

頭側を25～30°挙上する仰臥位にすることで心嚢液が穿刺部位近くの心下面に移動し，心嚢貯留液に厚みができるので穿刺を安全かつ容易にすることができる。

緊急でブラインドでの穿刺を行う場合は，剣状突起左縁と左肋骨弓の交差するくぼみ（larrey point）を16～20Gの血管留置針で穿刺する 図2 。入射角は皮膚からみて45°の角度，左肩烏口突起の方向に陰圧をかけつつ慎重に針を進める。通常4～5cmで針先は心嚢に達し，心嚢液が逆流してきた場所で，静脈留置針の外筒をゆっくり進める。

時間的に猶予がある場合は局所麻酔下，エコーガイド下で穿刺を行うことによって安全に手技を行うことができる。穿刺部位は前述したlarrey point，左前胸壁の2カ所がある。

図2 larrey pointからの穿刺

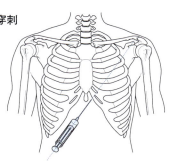

● 合併症

心室穿刺,横隔膜穿刺,肝臓穿刺,腹腔穿刺,冠動脈穿刺,気胸,心囊気腫,不整脈。

◆ 大動脈内バルーンパンピング(IABP)

大動脈内バルーンパンピング(IABP)は下行大動脈に留置されたバルーンが,駆動装置より供給されるヘリウムガスにより心臓の拡張期に膨らみ,収縮期に収縮する圧補助による機械的補助循環法 図3 。拡張期にバルーンを膨らませることで拡張期大動脈圧を上昇させ冠動脈の血流増加を図り,平均動脈圧の上昇を図る(diastolic augmentation)。心臓の収縮期直前にバルーンをしぼませることで後負荷を下げ,心仕事量の軽減を図る(systolic unloading)。

図3 大動脈内バルーンパンピング(IABP)の原理

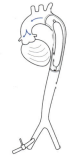
diastolic augmentation
(バルーン膨張)

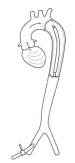
systolic unloading
(バルーン収縮)

● 挿入方法

IABPバルーンのサイズを患者の身長に合わせて選定する。総大腿動脈を穿刺, 局所麻酔下で6～8Frシースを挿入, その後ガイドワイヤーを先行させバルーンカテーテルを至適位置に留置する。大動脈分枝の血行障害を防ぐため上端を大動脈遠位弓部(左鎖骨下動脈より約2cm下), 下端を腹腔動脈上に留置することが重要である図4。

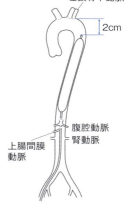

図4 IABP至適位置

● 適応
- 心原性ショックやポンプ失調を伴う急性心筋梗塞
- 内科的治療抵抗性の不安定狭心症
- 心筋症, 心筋炎などによる重症心不全
- 心臓手術周術期の低心拍出量症候群
- 虚血性心疾患患者に対する血行再建時の循環補助, または予防的使用

● 禁忌
- 重症大動脈弁閉鎖不全症
- 重度の閉塞性動脈硬化症
- 重度の凝固障害, 出血性疾患
- 胸腹部大動脈瘤, 大動脈解離
- 胸部, 腹部大動脈の高度蛇行や屈曲

● IABPの合併症

IABP留置の合併症としては穿刺部合併症, カテーテルによる血管損傷, 下肢, 分枝の血行障害などがある。その他, 血栓塞栓症, IABPによる機械的赤血球, 血小板破壊による貧血, 血小板減少, 長期留置に伴う感染など挿入期間延長に伴い種々の合併症が発生する。

Ⅲ ● 緊急患者への対応

◆ 経皮的心肺補助装置(PCPS)

経皮的心肺補助装置(PCPS)は経皮的に挿入可能な送脱血カニューレ，遠心ポンプ，膜型人工肺を組み合わせた閉鎖回路の人工心肺装置（図5）。右房より脱血，遠心ポンプを用いて血流を作り出し膜型人工肺で酸素化，その後大腿動脈より送血を行い全身に逆行性灌流を行う流量補助による機械的補助循環法。

● 挿入方法

成人では穿刺，外科的切開により大腿静脈に15～21Fr(標準21Fr)脱血カニューレを挿入し右房に留置，総大腿動脈に14～21Fr(標準17Fr)の送血カニューレを挿入し外腸骨動脈に留置，術野外の回路と接続する。

● 適応
● 薬剤，IABPに反応がない後述疾患
● 急性心筋梗塞に伴う循環不全
● 劇症型心筋炎
● 重症心不全
● 重症肺塞栓症

図5 経皮的心肺補助装置(PCPS)の仕組み

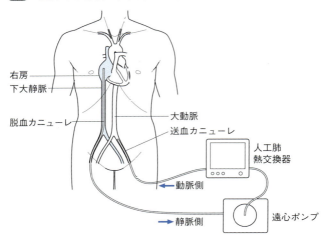

●開心術後の低心拍出症候群
●心肺蘇生：目撃者のいる心停止で一次，二次救命処置に反応しない心肺停止（主に無脈性心室頻拍，心室細動）

禁忌
●重症大動脈弁閉鎖不全症
●重度の閉塞性動脈硬化症
●重度の凝固障害，出血性疾患
●一次性頭蓋内疾患に伴う，または外傷性心停止

経皮的心肺補助装置（PCPS）の合併症
　PCPS留置の合併症としてはIABPと同様，穿刺部合併症，血管損傷，下肢血行障害，血栓塞栓症，機械的赤血球，血小板破壊による貧血，血小板減少，長期留置に伴う感染などがある。

　PCPSではIABPと比べ径の太いカニューレを留置し強力な抗凝固療法を行うため，必然的に出血・血腫などの穿刺部合併症や血管損傷，下肢の血行障害，血栓塞栓症などは頻度が高く，重症化しやすくなる。また遠心ポンプを含む回路のため貧血，血小板減少も起こりやすい。

IMPORTANT POINT

　ショックに対して実臨床でまず行うべきは気道確保，十分な酸素投与，ルート確保。その後，カテコラミン，輸血の必要性について検討する。
　同時にショックの分類，原因を検索し原因に応じた特異的対応，敗血症性ショックであればEarly goal directed therapy（Rivers et al：NEJM 345:1368-1377, 2001）に準じた対応，アナフィラキシーショックであればエピネフリン，抗ヒスタミン薬，ステロイドの速やかな投与，心原性ショックであれば機械的サポート（IABP, PCPS）の検討，閉塞性ショックであれば心嚢穿刺，胸腔穿刺などを検討していくことになる。

IV

診断・治療に
必要な検査

Ⅳ● 診断・治療に必要な検査

1 心電図

◆ 心電図の意義

　心電図は非常に多くの情報を与えてくれるが，心電図ですべての心疾患の診断ができるわけではない。心電図はあくまでも心疾患の診断をする有用な検査の一つである。不整脈（異常調律）の診断，心房拡大や心室肥大の診断，心筋梗塞・虚血性心疾患，心筋障害の診断，心膜炎の診断などで有用であるが，特に心電図はベッドサイドで容易に，迅速に所見が得られるという点で，きわめて優れている。不整脈のように，発作時の所見が必要な場合や，急性冠症候群のように，迅速に治療の必要性を判断する場合に心電図はきわめて重要である。

　心電図の判読前に，紙送り速度（通常は25mm/秒，1mm＝0.04秒）と較正曲線（1mV＝10mm）を確認することも大事である。また左右電極の付け間違いは，しばしば経験するため，注意が必要である。実際の心電図電極の位置を 図1 に示す。心電図の判読方法はいろいろあるが，いずれの方法でも自分なりに一定の順序で解析することが重要である。また，可能な限り過去の心電図を入手し，時間経過を比較する。

図1 心電図電極の位置

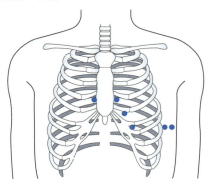

● 心拍数

心電図の目盛りを用いて評価するのが，簡便である。5mmを1マスとして，300/マス数で心拍数を概算する。一般的に心拍数100以上を頻脈，60以下を徐脈とする **図2**。

図2 心拍数

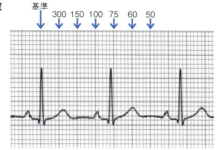

◆ 調律

P波とQRS波の関係を確認する。正常な洞調律ではⅠ，Ⅱ，aV_FでP波は陽性，aV_Rで陰性となる。症例によっては，P波が観察しにくい場合もあり，その場合は最もP波が観察しやすい誘導（V₁など）で調律を確認すればよい。粗動波，細動波が確認されれば，調律は心房粗動/細動となる。P波を認めないが，正常幅のQRSが規則的に出現している場合は房室接合部調律などと診断できる。

● P波の解析

P波の高さ2.5mm未満，幅0.11秒未満が基準値である。

P波は右房由来の前半成分と左房由来の後半成分からなる。異常なP波として，右心性P波，左心性P波，肺性P波が知られている **図3**。

図3 P波解析

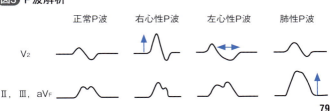

IV ● 診断・治療に必要な検査

　右心性P波はV₁でのP波の陽性成分が大きく，右房肥大を反映していると考えられる。左心性P波はV₁誘導での陰性成分が延長しており，主に左房拡大を意味している。肺性P波は肺疾患があるときに見られるP波で，心臓が立位になることによって生じるとされる。

　Ⅱ，Ⅲ，aV_Fで陰性T波，PQ時間が短縮していれば，異所性調律（冠静脈洞調律）と考えられ，複数のP波の形・PQ間隔を持つ調律が混在する場合を移動性ペースメーカー（wandering pacemaker）とよぶ。

● PQ間隔の解析
基準値：0.12～0.20秒

　PQ時間の延長があればⅠ度房室ブロックなどの房室伝導障害を，PQ時間の短縮とΔ（デルタ）波を認める場合はWolff-Parkinson-White（WPW）症候群を考える。

● QRS波の解析
平均電気軸

　正常範囲：-30°～+90°

　電気軸の判定は2つの誘導（直交するⅠ誘導とaV_F誘導など）を用いて計算をするのが，より正確であるが，実際にはⅠ誘導およびⅡ誘導の極性から判断すればよく，どちらの誘導でもQRS波がともに上向きならば，正常範囲と判断できる 図4 。

図4　QRS波の解析

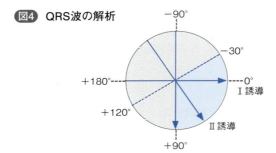

図5 脚ブロック

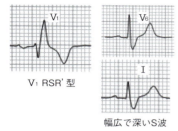
a 右脚ブロック
V₁ RSR'型
幅広で深いS波

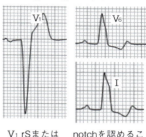
b 左脚ブロック
V₁ rSまたはQS型
notchを認めることもある，V₆にはq波を認めない。

基準値：0.08～0.10秒

0.12sec以上の場合は，まず脚ブロックを考える。脚ブロックの診断にはⅠ，V₁，V₆の誘導を確認するのが有用である図5。

典型的な脚ブロックでは，ST部分およびT波はQRSの最終部分とは反対方向に向かう。QRS幅の延長があるが，典型的な脚ブロックに当てはまらない場合を非特異的心室内伝導障害とよび，陳旧性心筋梗塞や拡張型心筋症などの器質的な基礎心疾患を認める場合が多い。

PQの短縮と⊿波を認める場合はWPW症候群と考えられ，副伝導路の付着部位を心電図から推定することができ，Arrudaのアルゴリズムが有名である。より簡便に副伝導路の付着部位や心室期外収縮（PVC）の起源をQRS波形から推定することもできる。QRSの移行帯がV₁より右ならば左室起源，V₁₋₃なら中隔起源，V₃より左ならば右室起源と推定でき，Ⅱ，Ⅲ，aV_F誘導がすべて陽性ならば前方，すべて陰性ならば後方起源，それ以外ならば側壁起源と推定できる。

● 異常Q波
基準値：R波の1/4以上の深さで幅1mmを越えるもの

Ⅲ，aV_LおよびV₁には単独で異常Q波を認めることはあってもよい。また正常ではⅠ誘導およびⅡ誘導の立ち上がりが同時になる。もしどちらかの誘導での立ち上がりが遅れているようであれば，その誘導での心筋障害を示唆する。

● R波

低電位：四肢誘導で電位差5mm以内，胸部誘導で電位差10mm以内。
左室高電位：V_5 もしくはV_6で26mm以上，SV_1+RV_5 もしくはRV_6で35mm以上（Sokolow-Lyonの基準）。

Lyonの基準は欧米での基準であり，日本人にそのまま当てはめると擬陽性が多い。

V_{1-6}までR/S波は連続的に変化し図6，R＝Sとなる移行帯は通常V_{3-4}で，V_6でR波はやや減高する。V_{1-3}のR波が大きくならない場合をpoor R progressionとよぶ。健常者でもしばしば認めるnormal variantであるが，R波高が減少するのは異常Q波と同様に前壁中隔の梗塞が隠れていることがある。また，V_{1-3}のR波が逆に減少する場合をreverse poor R progressionとよび，こちらのほうは心筋障害を強く疑う所見である。

図6
R波移行帯

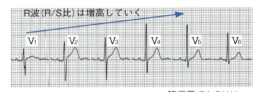

移行帯 R≒SはV_{3-4}

● QT間隔の解析
基準値：QTc＝QT/$\sqrt{RR}$：0.36～0.44秒

簡便にはRR間隔の1/2以上でQT延長と考えるが，脈拍数が80以上のときには当てはまらないことに注意する。先天性QT延長・短縮症候群以外に，後天性のものとして，電解質異常・薬剤性の可能性を念頭に置く必要がある。

● ST部分の解析
ST上昇

最も緊急を要するのに，急性心筋梗塞であり，STが上昇している誘導から，病変部を推察することができる表1。

下壁梗塞では，右室梗塞を合併することが多いので，V_3RおよびV_4Rを確認する。純後壁梗塞では，対称性変化としてV_{1-4}のST下降のみを認めることが多く，この場合は背側部誘導（V_{7-9}）が有用とされる。V_{4-6}と同じ高さでV_7は後腋窩線，V_8は左肩甲骨中線，V_8は脊

表1 急性心筋梗塞のST変化と局在部位との関係性

誘導	V₁	V₂	V₃	V₄	V₅	V₆	I	aVL	II	III	aVF
前壁梗塞		(+)	+	+							
前壁中隔梗塞	+	+	+	+							
広範前壁梗塞	+	+	+	+	+	+	+	+			
側壁梗塞					+	+	+	+			
下壁梗塞									+	+	+
後壁梗塞	※	※									

※：異常Q波の鏡像として，R波の増高がみられる。

椎左縁との交点で記録する。

心筋梗塞以外では，冠攣縮性狭心症，心室瘤，急性心膜炎，たこつぼ型心筋症（急性期），早期再分極などがある。

ST下降

下降型（down sloping type）や平行型（horizontal type）では心筋虚血や心肥大を鑑別に考える。

対称性陰性T波は冠性T波とよばれ，虚血性心疾患が疑われる。LVH＋strain patternでは高血圧性心疾患や大動脈弁狭窄症，心尖部肥大型心筋症などを考える必要がある。

ジギタリス効果では盆状ST低下が典型的である。そのほか，非特異的なST-T変化は健常者でも運動や呼吸によってみられ，胆嚢炎や開心術後でも記録される。たこつぼ型心筋症の亜急性期やくも膜下出血などの頭蓋内病変でも巨大陰性T波を認めることがある。

● T波およびU波

T波の高さ12mm以下，同じ誘導のR波の1/10以上が基準値。U波は2mm以上または陰性U波が異常と考える。

上に凸型のT波は急性心筋梗塞の超急性期を示唆し（hyperacute T waves），テント状T波は高カリウム血症を示唆する。

陰性U波は，著明な左室肥大でも出現するが，運動負荷などで陰性U波が出現した場合は，左冠動脈主管部ないし前下行枝近位部の狭窄による広範な心筋虚血と関連があるとされる。

IV ● 診断・治療に必要な検査

2 胸部X線

　胸部X線読影のポイントは，正常解剖の十分な理解と系統だった読影である。循環器領域において，胸部X線写真は高度で侵襲的なカテーテル検査などに進む前に多くの疾患や病態を推測することが可能であり，情報の少ない緊急時に状態を把握するために必須の診療技術である。解剖学的位置関係と写真上の陰影を対比する訓練を繰り返すことが重要である。

　正常の正面像，側面像での心陰影，血管影の評価ができ，心胸郭比の計測評価を第一目標に，その後右房，右室，左房，左室，大動脈，肺動脈などの拡大の評価，肺うっ血の肺野異常の評価ができるようになることが目標である。

◆ 正常胸部X線像 図1

正面像

　右第1，2弓，左第1〜4弓を見てそれぞれ心腔や動脈の拡大を評価する。左第3弓は左心耳であるが，正常では弓として認めないために左3弓から4弓までは通常1本の線として認められる。CP（costpherenic）angleは通常鋭角であり，胸水の貯留や胸膜の癒着により鋭角になる。正常肺動脈は左が右より高い位置にある。

側面像

　特に心陰影が評価の対象であるときは右室，左房，左室の評価に優れている。右室が胸骨背面に接するのは通常胸骨の1/3の高さまでである。

◆ 心胸郭比（CTR）の計算，評価

　正面像において心陰影の大きさを定量的に評価する方法が心胸郭比である 図2。正常の心胸郭比は0.5以下である。心腔の拡大や心嚢液の貯留で増大し，心胸郭比は横位心など心臓の向きにも左右される。X線写真のみでは心腔の拡大と心嚢液の貯留を区別することはできないことに注意が必要である。特定の患者で以前に撮られた胸部写真より心臓の横幅が1cm以上大きくなっていれば心拡大と診断してよい。この所見は心胸郭比よりも信頼できる指標である。

図1 正常正面像(a), 側面像 (b)

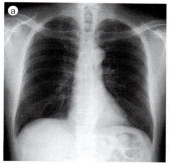
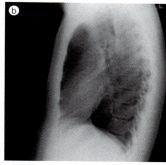

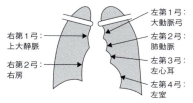

右第1弓:
上大静脈

右第2弓:
右房

左第1弓:
大動脈弓

左第2弓:
肺動脈

左第3弓:
左心耳

左第4弓:
左室

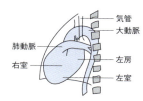

気管
大動脈
肺動脈
右室
左房
左室

図2 心胸郭比(CTR)の計算法

a：正中線から心臓右縁までの最大距離
b：正中線から心臓左縁までの最大距離
c：胸郭最大横径

CTR＝(a+b)/c

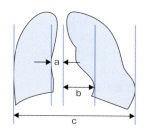

IMPORTANT POINT

慢性的に心負荷がかかっている弁膜症や心筋症の患者では長期にわたって心胸郭比が正常値をオーバーしていることも多い。そうした場合，常に正常値を超えてはいるが前回と比べてどうなっているか時系列で読むことが重要である。ポータブル撮影の場合も厳密な意味では心胸郭比は計測しても意味がないが，同じ条件，ポジションのものであれば過去のものと比較することができる。

IV ● 診断・治療に必要な検査

◆ 右房, 右室, 左房, 左室, 大動脈, 肺動脈などの 拡大の評価 図3

基本的には正常X線を理解していれば対応する部位の拡大として変化が現れる。

1. 右房の拡大
右第2弓が突出。

2. 右室の拡大
左第4弓が挙上した形で突出する。側面像では右室が胸骨背面に接する高さが1/3以上になる。

3. 左房の拡大
左第3弓が突出し, 気管分岐角が増大する。側面像では左房陰影の拡大で食道の圧排がみられる。また, 左房拡大が著しくなると右第2弓に重なって左房陰影(double shadow)を認める。下行大動脈を左側に偏位させることがある。

図3 拡張型心筋症症例の胸部X線像

正面像では右第1弓, 2弓, 左第2〜4弓の拡大を認め, 心胸郭比の増大が明らかである。肺動脈の拡大, 肺血管陰影の増強もみられる。

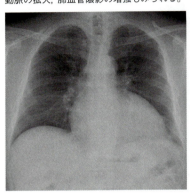

4. 左室の拡大
左第4弓の左下方への拡大を認め, 側面像では左室後壁と下大静脈の交点が横隔膜より下にくる。

5. 大動脈の拡大
左第1弓の拡大を認める。大動脈の拡大と蛇行の判別は側面像で評価することができる。

6. 肺動脈の拡大
左第2弓の拡大, 側面像では肺動脈陰影の拡大を認める。また右肺動脈中葉分岐部は正常では1.2cm程度とされ1.5cmを超えると異常所見である。心不全の経過を観察する際や肺動脈血栓症を疑うときに重要である。

IMPORTANT POINT

　一般的な左心系の機能不心から引き起こされる心拡大は，①左4弓→②左3弓→③左2弓→④右2弓の順で拡大してみられるようになることが多いとされるため，患者の状態がこの4段階のどの段階にあるのかを想像する。
①左室機能不全により，左室拡大をきたし，左4弓が突出する。
②左室圧の上昇は左房圧の上昇をもたらし，左房拡大をきたし，左3弓が突出する。左房圧の上昇は，肺静脈圧の上昇をもたらし，肺野にうっ血の所見が出現する（肺血流の再分布がみられる）。
③肺静脈圧の上昇が，肺動脈圧の上昇をもたらし，左2弓が突出する。
④肺動脈圧の上昇は右室負荷となり，右房拡大をもたらし右第2弓が突出する。

◆ 肺うっ血像などの異常所見の評価

1．肺血管陰影の増強
　シャント性心疾患による肺血流の増加などでみられる。

2．肺うっ血像
　心不全などで肺間質の浮腫が起こると，下肺野を中心として網状影，KerleyのBラインや胸水貯留がみられる。

3．急性肺水腫
　急性心不全に伴う肺水腫では，肺門部を中心としてbutterfly shadowを認める **図4**。

図4

急性期心不全症例の胸部X線像

正面像では肺血管陰影の増強，葉間胸水の出現を認め，左右のCP angleは鈍となっている。肺門部を中心としてbutterfly shadowに近い陰影を認める。

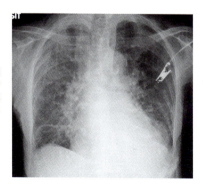

Ⅳ● 診断・治療に必要な検査

3 心エコー

◈ 心エコー

心エコー（Echocardiography）は，超音波（Ultrasound）を体内に入射し，その反射波（Echo）を使って心臓や血流の様子をリアルタイムに映し出す検査法である。心疾患の診断，重症度評価，治療方法の選択，治療効果の判定などに役立つ非侵襲的な検査法である。

● 心エコーでわかること

心房・心室の大きさ，心筋の壁厚，左室壁運動，左室収縮機能，左室拡張機能，右室壁運動，弁逆流，弁狭窄，短絡血流，腫瘍，血栓，疣腫，心膜液貯留，大血管の異常，人工弁の異常など。

● 心エコーでわからないこと

冠動脈の狭窄状態（狭窄率），左心耳内血栓（わかることもある）。

◈ 心エコーの種類と用途

表1

種類	特徴	用途
断層法	弁膜，心筋などの構造物をリアルタイム表示する	形態・動態評価，距離計測，面積計測，容量計測，左室収縮機能評価の血栓，腫瘍，疣贅の描出
Mモード法	対象物の動きを，横軸を時間，縦軸を距離として波形表示する	左室壁厚，左室内径，左房径，大動脈径，左室駆出率計測，弁や壁の動態評価
カラードプラ法	断層画像上に血流をカラー表示する。プローブに近づく血流を赤色，遠ざかる血流を青色で表す	弁逆流の重症度評価異常血流のスクリーニング
パルスドプラ法	任意部位の血流速度を波形表示する 約2m/secを超える速い血流は測定できない	血流速度計測，血流パターンの解析，時相分析，左室拡張機能評価，心拍出量測定，肺体血流比の算出
連続波ドプラ法	心内外の任意方向の血流速度を波形表示する 速い血流が測定できる（測定可能速度に限界がない）	最大血流速度を測定できる 簡易Bernoulli式を使って圧較差を推定することができる（圧較差＝$4 \times$最大血流速度^2）

88

代表的な基本断面（胸骨左縁）

胸骨左縁左室長軸断面 図1

最も基本的な断面。左室，左房，右室の大きさ，大動脈の太さ，左室壁運動，左室壁厚，僧帽弁や大動脈の状態を観察する。左室径や左房径などの計測に適している。

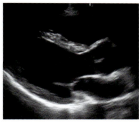
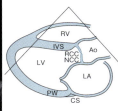

RV：右室
IVS：心室中隔
LV：左室
PW：後壁
RCC：右冠尖
NCC：無冠尖
Ao：大動脈
LA：左房
CS：冠静脈洞

大動脈弁口レベル短軸断面 図2

大動脈弁の観察に適した断面。弁の枚数，石灰化の有無，可動性などを観察する。三尖弁，肺動脈弁，右室流出路も観察できる。

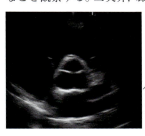
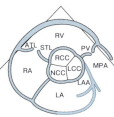

ATL：三尖弁前尖
STL：三尖弁中隔尖
RA：右房
PV：肺動脈弁
MPA：主肺動脈
LCC：左冠尖
LAA：左心耳

僧帽弁口レベル短軸断面 図3

僧帽弁を観察する断面。僧帽弁逸脱症の部位診断や僧帽弁狭窄症の弁口面積計測に適している。

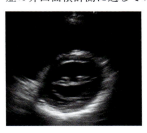
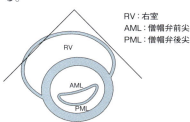

RV：右室
AML：僧帽弁前尖
PML：僧帽弁後尖

● 乳頭筋レベル短軸断面 図4

左室壁運動評価に適した断面。乳頭筋が最も大きく描出されるようにする。

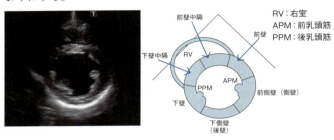

◆ 代表的な基本断面（心尖部）
● 心尖部長軸断面 図5

胸骨左縁左室長軸断面と同様に右室，左室，大動脈，左房が描出される。左室流入血流や左室流出路血流のドプラ記録に適している。

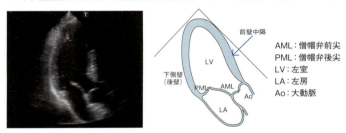

● 心尖部四腔断面 図6

4つの心腔が最も大きく描出される断面。4つの大きさのバランスと僧帽弁，三尖弁の状態を観察する。

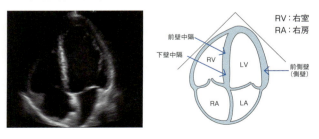

● 心尖部二腔断面 図7

左室と左房が描出される断面。左室前壁と下壁の壁運動評価，僧帽弁後尖逸脱の部位診断に適している。

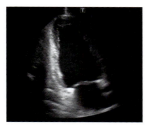
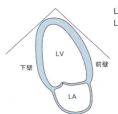

LV：左室
LA：左房

◆ 心尖部断面と左室短軸断面との関係

図8

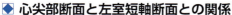

AS：前壁中隔
IS：下壁中隔
I：下壁
IL：下側壁（後壁）
AL：前側壁（側壁）
A：前壁

◆ 断層法から得られる指標
● 左室長軸断面からの計測 図9

心機能評価で重要な左室径や左房径などは胸骨左縁左室長軸断面の拡張末期像と収縮末期像から計測する。

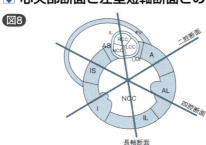

腱索レベルで測る　　　　　　　　　　　　　最大内径を測る

拡張末期左室長軸断面　　　　　　　　　収縮末期左室長軸断面

IV ● 診断・治療に必要な検査

表2 左室長軸断面から得られる指標の基準値

	男性	女性
RVD：右室径(mm)	15～33	16～36
IVST：心室中隔壁厚(mm)	7～12	6～11
Dd ：左室拡張末期径(mm)	37～56	36～53
Ds ：左室拡張末期径(mm)	22～38	19～35
PWT：左室後壁壁厚(mm)	7～11	6～11
AoD：大動脈径(mm)	27～42	23～37
LAD：左房径(mm)	23～42	21～42
LVEDV：左室拡張末期容積(mL)	55～148	45～129
LVESV：左室収縮末期容積(mL)	9～58	8～48
SV ：一回拍出量(mL)	37～101	33～90
EF ：左室駆出率(%)	53～83	56～85
FS ：左室内径短縮率(%)	26～50	26～52

当院の基準値より(546人を対象として平均値±2標準偏差で求めた)

　左室形態が正常で局所壁運動異常がない場合に限り，左室径から左室駆出率(EF)を簡易的に求めることができる．左室が回転楕円体と仮定して考案されたTeichholz式，またはPombo式にDd, Dsを代入して，左室拡張末期容積(LVEDV)，左室収縮末期容積(LVESV)，一回拍出量(SV)を算出する．

　左室内径短縮率(FS)は内径の変化率で，局所壁運動異常がある症例でも収縮機能指標として用いられている．

表3
左室収縮機能指標

SV=EDV−ESV
EF=SV/EDV ×100
FS=Dd−Ds/Dd ×100

表4
Teichholz式

$V=7.0D^3/(2.4+D)D$：
Dd or Ds

表5
Pombo式

$V=D^3$
D：Dd or Ds

● 心尖四腔断面からの心房径計測 図10

LA：左房
RA：右房

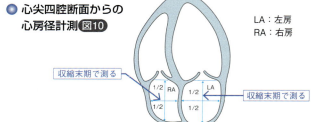

収縮末期で測る
収縮末期で測る

大動脈径の計測

図11

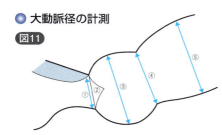

①左室流出路径
②大動脈弁輪径
③Valsalva洞径
④ST-junction径
⑤上行大動脈径

左室容積とEF計測（Biplane disks法）

図12　左室容積とEF計測

心尖部四腔断面とそれに直交する心尖部二腔断面の心内膜面をトレースし、左室長軸に沿った20枚のディスクとして分割し、各ディスクの容積の総和から左室容積を求める方法。拡張末期と収縮末期のそれぞれをトレースして容積を求め、その差から一回拍出量とEFを算出する。

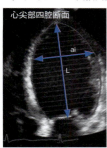
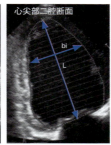
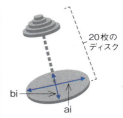

$S = 1/2 ai \times 1/2 bi \times \pi = \pi/4 ai \cdot bi$

描出不良で左室駆出率が計測できない場合は視覚的EF（eyeball EF）を5%刻みで記入している。

$$V = \frac{\pi}{4} \sum_{i=1}^{20} ai \cdot bi \cdot \frac{L}{20}$$

V：容積
Ai, bi：各ディスクの長径
L：左室長軸径

左房容積計測（Biplane disks法）

図13

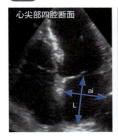
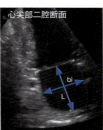

28 mL/m² までが基準範囲で34 mL/m² 以上が左室拡張機能評価の基準値となる。

Ⅳ● 診断・治療に必要な検査

表6 図10〜13で計測した測定値の基準値

	男性	女性
左房横径(mm)	36±5	35±5
左房縦径(mm)	49±7	46±7
右房横径(mm)	34±5	31±5
右房縦径(mm)	45±6	42±6
左室流出路径*(mm)	22±2	20±2
大動脈弁輪径(mm)	23±2	20±2
Valsalva洞径(mm)	31±4	28±3
ST-Junction径(mm)	26±3	24±3
上行大動脈径*(mm)	29±4	26±3
左室拡張末期容積(Biplane disks法)(mL)	93±20	74±17
左室収縮末期容積(Biplane disks法)(mL)	33±20	25±7
左室駆出率(Biplane disks法)(%)	64±5	66±4
左房容積(Biplane disks法)(mL)	42±14	38±12
左室心筋重量(Area-length法)(g)	133±28	105±22

各年代を通じての平均値

(Daimon M, Watanabe H, Abe Y, et al: Normal values of echocardiographic parameters in relation to age in a healthy Japanese population: the JAMP study. Circ J 72：1859-1866, 2008より改変引用)

*当院の基準値より

◆ ドプラ法から得られる指標
● 左室流入血流波形 図14

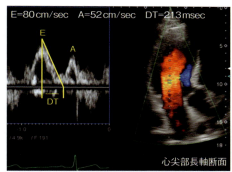

心尖部長軸断面で僧帽弁尖部にサンプルボリュームを置き、左室流入波形を記録する。
E波速度とA波速度の比であるE/AやDTは左室拡張機能評価の最も重要な指標となる。

E：拡張早期波速度
A：心房収縮期波速度
DT：E波減速時間

	<55歳（n=161）	≧55歳（n=104）
E(cm/sec)	72±14	65±15
A(cm/s)	50±14	67±19
E/A	1.67±0.58	1.07±0.31
DT(msec)	199±35	212±43

E/Aは年齢の影響を受け若年者は1.0以上であるが、55～60歳以上で1.0以下になる。

当院の基準値より
（数値は平均値±標準偏差）

● 僧帽弁輪部移動速度波形（心室中隔側）

図15 僧帽弁輪部移動速度

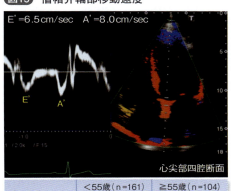

心尖部四腔断面で心室中隔側の僧帽弁輪部にサンプルボリュームを置き、僧帽弁輪部波形を記録する。E'とE/E'が左室拡張機能評価の指標となる。

E'：拡張早期波速度
A'：心房収縮期波速度

	<55歳（n=161）	≧55歳（n=104）
E'(cm/sec)	10.5±2.6	7.2±1.7
A'(cm/sec)	8.6±1.9	9.9±1.6
E/E'	7.2±1.8	9.1±2.4

当院の基準値より
（数値は平均値±標準偏差）

IV ● 診断・治療に必要な検査

● E/E'値と左房圧の関係（一般的な基準値）

表7

	正常	境界域	左房圧上昇
E/E'	<8	8〜15	>15

● 肺静脈血流波形 図16

心尖部四腔断面で右肺静脈内にサンプルボリュームを置き波形を記録する。

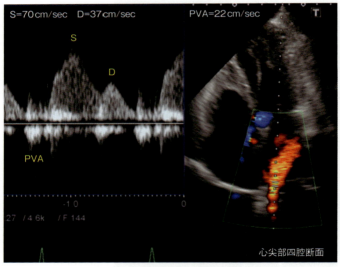

心尖部四腔断面
S：収縮期順行性波速度
D：拡張期順行性波速度
PVA：心房収縮期逆行性波速度

◎流速よりもS/D比のパターンで評価する
◎左房圧上昇 ⇒ 左房への流入障害⇒S波減高
◎左室拡張障害 ⇒ 左房圧上昇⇒D波増高
◎左室拡張期圧上昇 ⇒ 肺静脈に逆流⇒PVA波増高

◆ 左室拡張機能評価

　左室拡張機能評価は，前述した各指標の組み合わせで行われている。左房圧が上昇しているのであれば，左室拡張末期圧が上昇しているということであり，左室拡張機能が低下していると解釈する。**図17**では右にいくほど左室拡張機能が低下している。

図17　左室拡張機能評価

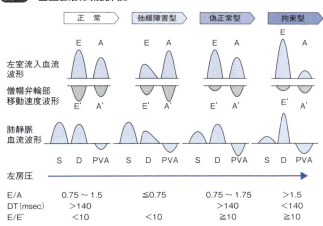

◆ 正常と偽正常型の鑑別法

　Valsalva負荷後のE/Aの変化をみる方法。
- 約15秒間の息こらえをしてもらう（急激に左室流入血流が減る）。
- 変化すれば偽正常化と判断する（ΔE/A≧0.5を有意ととる）。
- 利尿薬や血管拡張薬に反応しやすいと予測できる。

図18　Valsalva負荷による左室流入血流波形の変化（陽性例）

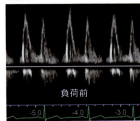
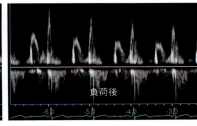

◆ ドプラ法から得られる指標
● 一回拍出量

一回拍出量（SV）は，断面積と時間流速積分値（TVI）の積で求められる。

本例では
SV=3.14×1.0²
×20＝63mL
心拍数を掛ければ心拍出量が求められる。

図19 左室流出路からの一回拍出量計測

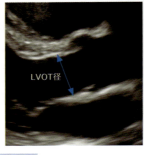

SV= LVOT area × LVOT TVI $SV(mL) = \pi (LVOT径/2)^2 \times LVOT\ TVI$
LVOT：左室流出路　TVI：時間流速積分値

● 圧較差

圧較差（ΔPG）は連続波ドプラ法で狭窄部の最高流速（V）を計測して簡易Bernoulli式から計算する。

簡易Bernoulli式：$\Delta PG(mmHg) = 4V^2 (m/秒)$

● 大動脈弁狭窄症の圧較差

大動脈弁狭窄症では連続波ドプラ法で計測した大動脈弁口部の最高流速（V）から，左室-大動脈間の最大圧較差（PPG）が算出できる。また，波形をトレースすることで平均圧較差（MPG）を求めることができる。

本例では
PPG=4×5.0²=100mmHg
MPG=60mmHg（トレースより）

図20 大動脈弁狭窄症の圧較差

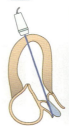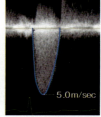

● **僧帽弁狭窄症の圧較差**

僧帽弁狭窄症では連続波ドプラ法で計測した僧帽弁口部の最高流速（V）から，左房-左室間の最大圧較差（PPG）が算出できる。また，波形をトレースすることで平均圧較差（MPG）を求めることができる。

図21 僧帽弁狭窄症の圧較差

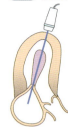
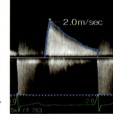

本例では
PPG=4×2.0²=16mmHg
MPG=5mmHg（トレースより）

右室収縮期圧 図22

三尖弁逆流（TR）の最高流速から右室-右房間圧較差を算出し，右房圧を加えることで右室収縮期圧（RVSP）を推定することができる。

右房圧は一律に5mmHgや10mmHgとしている施設もあるが，下大静脈径とその呼吸性変動から推定した右房圧を用いることが推奨されている。

RVSP＝TR最高流速²＋右房圧
本例では
　RVSP=4×2.2²+3（正常右房圧）=19mmHg

図22 右室収縮期圧の推定

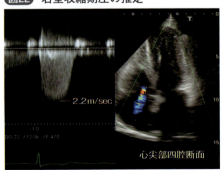

● 右房圧の推定法 図23

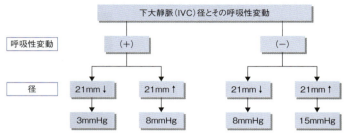

(Lawrence G, et al：J Am Soc Echocardiogr 23：685-713, 2010より改変引用)

● 左室拡張末期圧 図24

肺血管抵抗が低ければ，左室拡張末期圧 ≒ 平均左房圧 ≒ 肺動脈楔入圧 ≒ 肺動脈拡張末期圧が成り立つ。

肺動脈弁逆流(PR)の拡張末期流速から肺動脈-右室間圧較差を算出し，右房圧を足すことで左室拡張末期圧(LVEDP)が求められる。

LVEDP＝PR拡張末期流速^2＋右房圧

本例では

LVEDP=4×1.5^2+15(右房圧高値)=24mmHg

ただし，原発性肺高血圧症のように肺血管自体に障害があって，肺血管抵抗が上昇している場合は左室拡張末期圧 ≠ 肺動脈拡張末期圧となるため適応できない。

図24 左室拡張末期圧の推定法

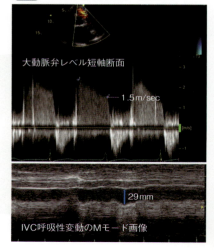

肺体血流比

左室一回拍出量と右室一回拍出量を測定して肺体血流比（QP/QS）を算出できる。

短絡疾患がなければQp/Qsは1.0になるはずであるが，測定上の誤差などから1.0にはならない。当院で短絡がない318例から作成したQP/QSの基準値（平均値±2標準偏差）は0.63〜1.50である。

◆ 弁逆流の評価

● 弁逆流における当院の考え方

中等度以上で技術的に計測可能であれば定量評価を行う。定性評価は逆流シグナルの到達距離，面積，持続時間のほか心腔の大きさを考慮して視覚的に評価する。

－：なし
±：ごくわずか：健常者にも認められる程度
＋：軽度：有意であるが少量
2＋：中等度：内科的治療ですみそうな程度，症状があれば
　　　手術を考慮する
3＋：重度：手術が必要な程度

● 僧帽弁逆流の重症度評価

表8

	軽度	中等度	重度
定性評価			
ジェット面積	<20%	20〜40%	>40%
vena contracta幅	<3mm	3〜6.9mm	≧7mm
肺静脈血流シグナル	収縮期波優位	収縮期波減高	収縮期逆行性波
定量評価			
逆流量	<30mL	30〜59mL	≧60mL
逆流率	<30%	30〜49%	≧50%
逆流弁口面積	<0.20cm²	0.20〜0.39cm²	≧0.40cm²
その他の指標			
左房サイズ			拡大
左室サイズ			拡大
吸い込み血流			大きな吸い込み血流
左室流入血流			拘束型パターン

（当院の基準）

Ⅳ ● 診断・治療に必要な検査

● 大動脈弁逆流の重症度評価

表9

	軽度	中等度	重度
定性評価			
vena contracta幅	<3mm	3〜6mm	>6mm
ジェット幅/LVOT幅	25%<	25〜64%	≧65%
PHT(pressure half time)	>500msec	500〜200msec	<200msec
定量評価			
逆流量	<30mL	30〜59mL	≧60mL
逆流率	<30%	30〜49%	≧50%
逆流弁口面積	<0.10cm²	0.10〜0.29cm²	≧0.30cm²
腹部大動脈逆行血流	ない, 拡張早期のみ	拡張早期	全拡張期にわたってある (ED≧18cm/秒以上は確実)
その他の指標			
吸い込み血流			大きな吸い込み血流

(当院の基準)

◆ 弁狭窄の評価

● 弁狭窄における当院の考え方

　大動脈弁狭窄症は連続の式の弁口面積（AVA）を優先し，技術的に可能な症例はプラニメトリ法でも計測する。僧帽弁狭窄症の弁口面積（MVA）はプラニメトリ法を優先し，圧半減時間（PHT）法は補足的に用いる。

- プラニメトリ法で求める方法

図25

大動脈弁口面積   僧帽弁口面積

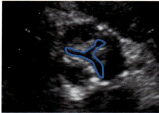 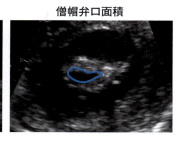

- 連続の式から求める方法

図26

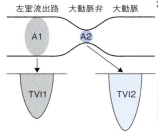

流量＝断面積×流速の時間積分値

$$A1 \times TVI1 = A2 \times TVI2$$
$$\downarrow$$
$$A2 = \frac{A1 \times TVI1}{TVI2}$$

$$AVA = \frac{LVOT\ area \times LVOT\ TVI}{AVTVI}$$

A：area　TVI：time velocity integral

- PHT法で求める方法

連続波ドプラ法による左室流入血流（MS flow）
PHT：最大流速が$1/\sqrt{2}$になるまでの時間（pressure half time）
MVA（cm^2）＝220/PHT（msec）

図27

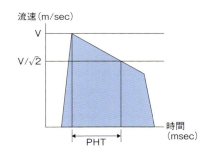

③心エコー

● 大動脈弁狭窄症の重症度評価

表10

	軽度	中等度	重度
弁口面積	>1.5cm²	1.5〜1.0cm²	≦1.0cm²
弁口面積係数	>0.85cm²/m²	0.6〜0.85cm²/m²	<0.6cm²/m²
大動脈弁通過速度	<3.0m/秒	3.0〜4.0m/秒	≧4.0m/秒
平均圧較差	<25mmHg	25〜40mmHg	≧40mmHg
過去の弁口面積基準（日本人）	1.1〜1.9cm²	0.76〜1.0cm²	≦0.75cm²

（当院の基準）

● 僧帽弁狭窄症の重症度評価

表11

	軽度	中等度	重度
弁口面積	1.6〜2.0cm²	1.0〜1.5cm²	<1.0cm²
平均圧較差	<5mmHg	5〜10mmHg	>10mmHg
収縮期肺動脈圧	<30mmHg	30〜50mmHg	>50mmHg

（当院の基準）

◆ 左室壁運動の評価 図28

局所壁運動異常（asynergy）を検出することが重要である。その際、収縮期壁厚増加、心内膜面の動き、壁のエコー輝度を重視する。

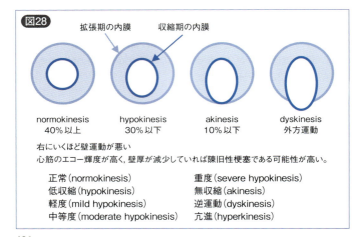

図28

拡張期の内膜　収縮期の内膜

normokinesis 40%以上
hypokinesis 30%以下
akinesis 10%以下
dyskinesis 外方運動

右にいくほど壁運動が悪い
心筋のエコー輝度が高く、壁厚が減少していれば陳旧性梗塞である可能性が高い。

正常（normokinesis）
低収縮（hypokinesis）
軽度（mild hypokinesis）
中等度（moderate hypokinesis）
重度（severe hypokinesis）
無収縮（akinesis）
逆運動（dyskinesis）
亢進（hyperkinesis）

● 虚血性心疾患と他疾患の鑑別

左室壁運動異常の出現部位が冠動脈の走行と一致していれば虚血性心疾患を疑う。冠動脈の走行に一致しないのであれば，それ以外の疾患（たこつぼ型心筋症，急性心筋炎，心サルコイドーシスなど）を疑う。

◆ 左室17分画（AHA分類） 図29

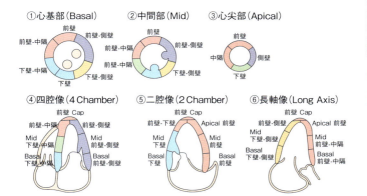

◆ 冠動脈の支配領域（AHA分類） 図30

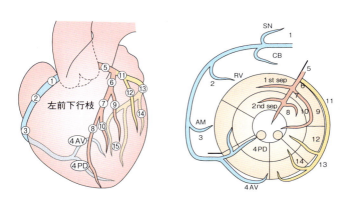

IV ● 診断・治療に必要な検査

4 足関節上腕血圧比（ABI）

　足関節上腕血圧比（ABI）は四肢血圧測定により得られる指標の1つであり，近年自動的に測定を行える血圧脈波測定装置が普及しており，末梢動脈疾患（PAD）のスクリーニング検査として広く利用されている。

◆ 検査の適応

　ABI測定は非侵襲的かつ簡便であり，循環器診療における末梢動脈疾患の診断のみならず，一般外来における心血管イベントのリスク評価としても測定が勧められている。ABI低値は心血管イベントの独立した危険因子として知られており，ABI測定によりPADと診断されれば，その他の全身的な心血管危険因子管理にも介入を要する。

　2011年に改訂されたACC/AHAガイドラインでは，以下のような患者においてABI測定が推奨されている。
①労作性の下肢症状を有する患者
②下肢に治癒しない創傷を有する患者
③65歳以上のすべての患者
④50歳以上で喫煙歴または糖尿病歴を有する患者

◆ 検査内容

　安静時ABIの測定はまず被検者の衣服を薄手のもの1枚にして検査台に横になってもらい，2～3回の深呼吸をさせるか，しばらく安静にしてリラックスさせる。

　両側の上腕と足関節上にカフを巻き，四肢誘導心電図を得るために両手首（R波が検出できなければ左手首のかわりに左足）に電極を装着し，第4肋間胸骨左縁に心音を検出するマイクロフォンを置いて測定を行う。

　2回の測定を行い，所要時間は5～10分程度である。血圧脈波検査装置を用いた場合，ABI値は自動的に結果に印字される。

運動負荷との併用

腸骨動脈のみの狭窄では安静時には末梢の血圧低下がなく，ABIが正常である可能性があり，そのような場合には運動負荷によってABI低下が誘発されるかを確認することが有用である。したがって，間欠性跛行があるにもかかわらずABIの低下がない患者や，ABIが境界値である患者では運動負荷直後のABIを測定する。

安静時のABI測定に引き続き，一般的にはトレッドミルで3.2km/hr，傾斜10〜12%で，痛みが生じるまでか最長5分間程度の歩行をさせて直後にABIの測定を行う。トレッドミルが施行できない場合は，代替として爪先立ち運動をさせる。運動直後から1分ごとにABIが運動前の値に回復するまで測定する。

検査結果の見方

左右のABI値は，それぞれの足関節上での収縮期血圧/高いほうの上腕収縮期血圧である。

正常値は1.00〜1.40で，0.90以下がPADと判断される異常低値である。0.91〜0.99は境界値とされる。

1.4を超える場合は，通常脛骨動脈の石灰化により圧迫困難となっているための偽上昇と判断し，他の評価法を検討する。足趾上腕血圧比（TBI）の測定，容積脈波記録，非侵襲的画像診断（デュプレックス超音波検査）などが代替検査となる。当院では必要時にはABI測定に引き続き，TBIの測定を行っている。TBI測定は足趾用のカフを両側の第1趾に巻き，足関節の代わりとする。TBIの正常値は0.7〜1.0となる。

運動負荷ABIでは20%以上のABI値の低下を認め，前値回復までの時間が3分以上と延長していればPADと診断できる。

図1にABIを用いた末梢動脈疾患診断アルゴリズムを示す。

同時に測定されるその他の指標とチェックポイント **図2**

● 四肢血圧 **図2 ❶**

左右の上肢で血圧を比較し，次に足首と比較する。ABI値のみをみると上肢血圧に左右差があることを見落とすので，まず血圧の実測値を必ず確認する。上肢血圧の左右差がある際には，鎖骨下動脈狭窄などが疑われるため精査を要する。

IV ● 診断・治療に必要な検査

● 脈波形 図2 ❷

ABIと脈波形の相関を確認する。ABI低下に伴って波形も鈍化するが，波形の変化のほうがABI低下よりも先に現れることがあるので波形も必ず確認する。逆に波形が尖鋭化しているときは動脈壁の硬化を意味する。

● %MAP(% mean arterial pressure) 図2 ❸

脈波形の面積平均値を脈波の振幅で割って%表示したもの。狭窄や閉塞があると数値が大きくなる。

図1 末梢動脈疾患診断のアルゴリズム

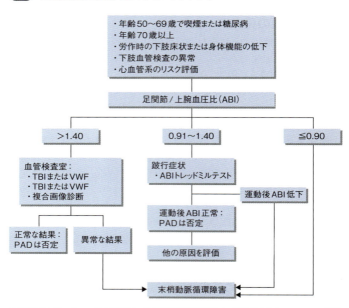

(TASC II Working Group, 日本脈管学会, 訳：下肢閉塞性動脈硬化症の診断・治療指針II, 2007より引用)

● UT(up stroke time) 図2 ❹

脈波の立ち上がりからピークまでの時間。狭窄や閉塞があると数値は大きくなる。つまり狭窄や閉塞があるとABIが低下し、同時に脈波形が鈍化して%MAPとUTが大きくなっていることを確認する。

図2 検査結果例

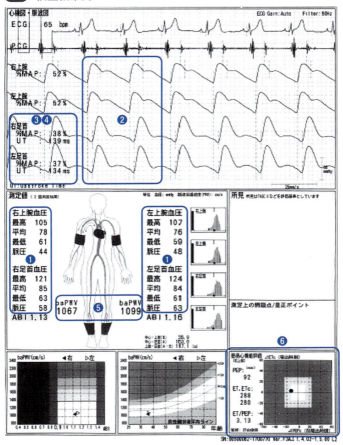

Ⅳ● 診断・治療に必要な検査

● 脈波伝播速度
（baPWV）図2 ❺

baPWVは動脈のコンプライアンスを評価する指標であり，脈波の伝わる速度は動脈が硬くなるほど速くなる。大動脈のPWV（cfPWV）測定には頚動脈と大腿動脈での脈波測定を要するが，実際は簡便なbaPWVを測定して代用しており，それぞれには良好な正相関が示されている。

またbaPWV高値は高血圧患者，糖尿病患者（耐糖能異常患者），腎不全患者などにおいて，心血管イベントの発生と相関があることが多くの研究により示されている。これまでの報告ではbaPWVのカットオフ値は臓器障害指標として1,700〜1,800cm/秒以上とするものが多い。

● 簡易心機能評価 図2 ❻

systolic time intervals（STI）は簡易な左室機能評価の指標であり，ABIとbaPWVの測定以外に心電図と脈波からSTI値が自動計測されて表示される。表示されているSTIを規定する指標を以下に記す。グラフでは心不全，心筋梗塞例などで左室機能が低下するほど右下方にプロットされる。

- ●ET（ejection time）は大動脈が解放されてから血液が大動脈に駆出されている時間で，脈波の立ち上がりから切痕までの間隔で示される。左室機能低下例では短縮する。
- ●PEP（pre-ejection period）は心電図のQ波から大動脈弁の解放までの時間。左室機能低下例では延長する。
- ●ET/PEPの比をとることで簡潔に心臓のポンプ機能を評価する指標とされる。

5 造影CT（血管疾患）

薄いスライスでの高速かつ広範囲の撮像を可能としたMDCTの登場と詳細な3次元画像を得られるようになったことから，循環器領域においてCTは重要な診断ツールとなっている。

他のモダリティーと比較して特に空間分解能に優れているため，形態診断に威力を発揮する。また，血管造影と比較して非侵襲的に短時間で撮像できることより，現在では多くの血管疾患で診断におけるgold standardとなっている。

◆ 造影剤投与前の注意

必ず投与前にアレルギー歴のチェックを行う。造影剤アレルギーの既往があれば基本的に造影禁忌であり，他検査を考慮。

造影剤腎症（CIN）に対する対策として事前に血清クレアチニン値，eGFRの測定，内服薬の確認や腎疾患歴，末梢動脈疾患歴を把握しておく。脱水は避けるように検査前後の水分摂取を励行する。造影剤投与量や既知の腎機能障害はCINのリスクファクターであり，造影剤投与量を必要最小限にすることに留意し，検査前に腎機能障害が存在する症例では検査前に0.9%食塩水（生理食塩水）などの等張性輸液による補液を行う。

CINはヨード造影剤投与後，72時間以内に血清クレアチニン（SCr）値が前値より0.5mg/dL以上または25%以上増加した場合と定義される。

◆ 造影剤投与の基礎

CT撮影時の造影剤は経静脈的に投与し，投与にあたっては注入速度，投与量などを決定する必要がある。原則として注入速度が速いほど動脈の造影剤濃度は上昇し，同じ速度であれば注入時間が長いほど（投与量が多いほど）濃度は上昇する。また，循環血液量により造影剤濃度は影響を受けるため，循環血液量と相関のある体重を勘案して造影剤の投与量と注入速度を変更したほうがよい。大動脈・末梢動脈撮影時は3mL/秒前後の投与速度で注入量は70〜100mL程度となり，注入量は撮像時間を考慮して決定する。

Ⅳ 診断・治療に必要な検査

◆ 画像再構成法

　画像表示方法には通常の断層像のほか，ボリュームレンダリング法(VR)，最大値投影法(MIP)，曲面多断面再構成(CPR)などがあり，組み合わせて診断，評価する。

● ボリュームレンダリング法(VR) 図1a

　3次元のすべてのボクセルに不透明度と色調を設定し，投影させ

図1 同一症例の各種再構成画像
a：VR　b：MIP　c：CPR　d：Stretched CPR

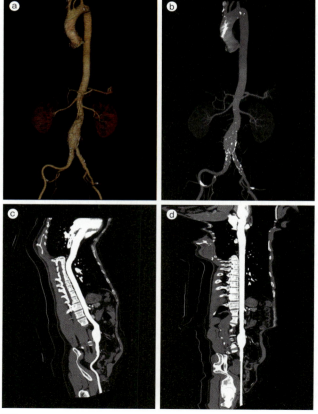

る方法。血管の解剖を立体的に把握するのに有用。

● 最大値投影法(MIP) 図1b

3次元のデータに対し、任意の視点方向に経路中の最大値を投影する方法。動脈壁の不整や狭窄の評価に用いられる。石灰やステントはCT値が高く、その値が投影されるため内腔の評価は困難。

● 任意多断面再構成法(MPR)

ボリュームデータから任意の平面を切り出して画像を作成する方法であり、頻用される基本的なMPR像は体軸断面、矢状断面、冠状断面の3つである。

● 曲面多断面再構成(CPR) 図1c

ボリュームデータから任意の断面の画像を作成する方法で、管を長軸方向に沿って切断し、1枚の画像で表現できる。内腔評価に有用。curved MPRと同一の評価法である。

● Stretched CPR 図1d

非直線化表示のCPRから断面を直線化した表示で定量的評価に優れる。

◆ 各種疾患における検査内容

● 大動脈瘤

CTでは大動脈瘤の診断確定のほか、大きさや範囲、瘤壁の状況（炎症や石灰化）、壁在血栓の状態、主要分枝との位置関係などを評価する。

瘤径は手術適応を決定するうえで重要であるが、大動脈の蛇行などによりCTスライスが大動脈に対して斜めになるため、正確な瘤径の計測が困難な場合もある。基本的には最大短径を用いて評価するが、画像再構成により得られるCPR像などから正確な径の測定を行うこともできる。

破裂や切迫破裂では胸部瘤で縦隔内や胸腔内に、腹部瘤では後腹膜に血腫が観察され、その広がりや周囲臓器との関係を把握できる。緊急手術の適応となるためわずかな出血を見逃さないように読影する必要がある 図2。

図2 遠位弓部嚢状大動脈瘤の切迫破裂

a：VR像。大動脈瘤の立体的な構造や分枝との位置関係などが把握しやすい。
b：MPR像(体軸断面)。瘤周囲の胸腔に血腫形成を認めるが撮影時の造影剤漏出はない。

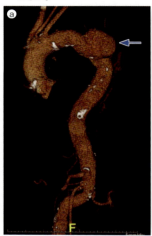
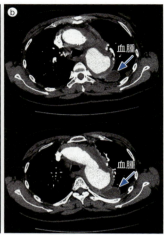

● 胸部大動脈瘤

上行大動脈では心拍に伴うアーチファクトが問題となり，これに対しては高速スキャンと心電図同期下での撮像が有効である。弓部においては3分枝(腕頭動脈，左総頸動脈，左鎖骨下動脈)との位置関係が重要であり，3次元画像による把握が有用である 図3。弓部は屈曲部のために瘤径を過大評価する可能性が高く，任意方向のMPR画像(任意の方向の断面像)などでより正確な計測が行える。

下行大動脈は比較的直線であるが，高度な蛇行を有する症例では，瘤径の評価に注意を要する。

● 腹部大動脈瘤

腹部大動脈瘤では腎動脈および腸骨動脈との関係把握が重要であり，これに関してはVRなどの3次元画像などが有用である 図4。胸部から連続する大動脈瘤では，腹腔動脈や上腸間膜動脈などの主要分枝との位置関係も重要である。腹部大動脈は蛇行していることも多く，瘤径などの計測や壁の状態把握などにはCPR像も有

図3 弓部瘤と3分枝

a：VR像(左：正面, 右：左前斜位)。大動脈瘤を3分枝直後から認める。
b：MPR(冠状断面)。左鎖骨下動脈分岐直後からの拡張が確認できる。

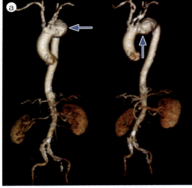
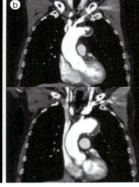

図4
腹部大動脈瘤と両側総腸骨動脈瘤

a：VR像(左：正面, 右：左前斜位)。腎動脈に限局する腹部大動脈瘤と離れて両側腸骨動脈瘤が存在することがわかる。
b：MPR(体軸断面)。2で腹部瘤を認め, 3の分岐部は正常だが4では両側総腸骨動脈瘤を認める。

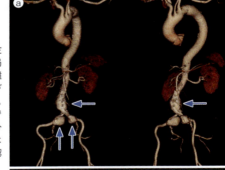
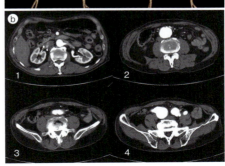

⑤ 造影CT(血管疾患)

用である図5。腹部大動脈瘤の3〜10%に生じる炎症性腹部大動脈瘤では単純CTで瘤の前方から前側方にかけて厚い軟部陰影を認め，造影後期相で同部位が濃染する。

図5 腎動脈下腹部大動脈瘤のCPR像

瘤径や拡張範囲の長さなどの計測に有用。

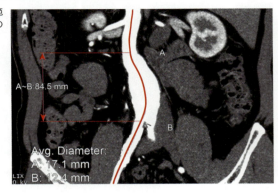

● 大動脈解離

短時間で全大動脈を評価でき，またカテーテルを挿入する必要がないことからアプローチ部位などの問題もないため，血管造影に代わり現在ではCTが大動脈解離診断のgold standardである。

解離の存在診断のほか，治療方針にかかわる進展範囲や臓器虚血や心タンポナーデの有無などの判定，エントリーの同定など必要な情報が得られる。

撮影は単純X線と基本的には必ず造影を行い，早期相と後期相のそれぞれで撮影する。単純では石灰化などの情報を得ることができるほか，造影不能な場合は石灰化の位置や血栓化した偽腔の濃度が真腔と異なることから解離を診断する。

● 偽腔開存型解離

　偽腔に血流が残っているもので，偽腔と真腔の判別が必要である。起始部からの連続性で判別できるが，基本的に壁に石灰化を認めるほうが真腔であり，壁在血栓があるほうが偽腔であることが多い。偽腔はらせん状など複雑な形態をしていることもあり，3次元再構成画像のほうが把握しやすいことも多い図6。

　治療においては主要分枝の血流が真腔から供給されているかも重要であり，CTから把握できる図7。

図6 偽腔開存型解離（Stanford B）

a：MPR（体軸断面）像では偽腔（矢印）が2つに分かれており，下行では偽腔に血栓を認める。
b：VR像（左：正面，右：右後斜位）では偽腔が3分枝直後から始まっていることおよびその形状を把握できる。
c：MIP像で石灰化の分布がわかるが，偽腔側には石灰化は存在していない。

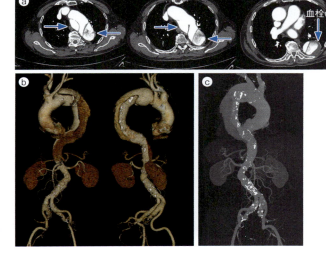

図7 偽腔開存型大動脈解離(Stanford B)症例における解離腔と分枝の関係

a：3分枝直後から解離，b：腹腔動脈分岐部(真腔)，c：上腸間膜動脈分岐部(真腔)，d：右腎動脈分岐部(真腔)，e：左腎動脈分岐部(偽腔)，f：総腸骨動脈まで解離。

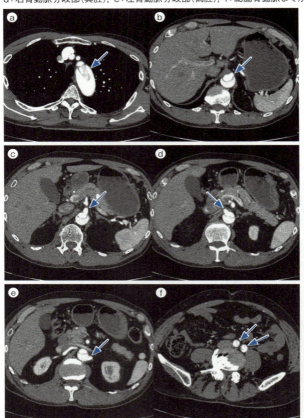

● **偽腔閉塞型解離**　血栓により閉塞している ← re.entryがなく閉塞

血腫により満たされた偽腔が三日月状あるいは輪状に認められる。発症早期ではこの陰影が単純CTで内腔よりも高い濃度として観察される 図8 。

図8 偽腔閉塞型大動脈解離（Stanford A）

青矢印：閉塞した偽腔。
a：水平断。冠動脈起始部（青矢頭）に解離がないことも確認できる。
b：矢状断。3分枝や冠動脈起始部の状態も観察できる。

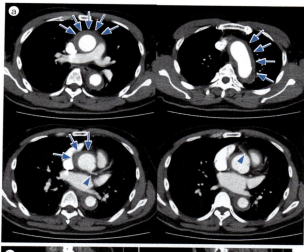

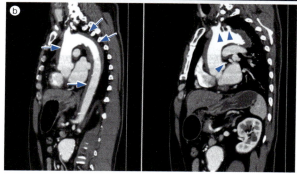

● ULP型解離

閉塞した偽腔内へ造影剤が突出したような像が観察されることがあり，ulcer-like-projection（ULP）とよばれる。ガイドラインではULP型と分類される。同部位から偽腔に血流があり，偽腔が再開通する場合もあるので注意を要する。

IV 診断・治療に必要な検査

● 末梢動脈疾患

末梢動脈では治療法の決定においては現在でも血管造影が必須であるが、外来での評価としては足関節上腕血圧比（ABI）などの機能評価と造影CTなどの画像評価を組み合わせることで診断は可能である。現在は3次元画像で比較的良好な画像を得ることができる。またCPRで内腔評価も可能である 図9 。

図9 右総大腿動脈の限局的な狭窄（矢印）

狭窄は高度であり，偏心性の高度石灰化を伴っている。
a：VR像。膝下の3分枝の起始部付近までは良好な画像が得られている。
b：CPR。

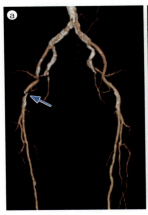
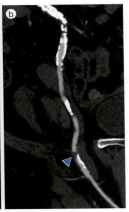

● 肺動脈および下肢静脈

以前は肺塞栓症診断のgold standardは肺動脈造影であったが，現在は侵襲のより少なく，早く施行できる造影CTで診断をすることが一般的になっている。心電図やエコー，採血（Dダイマーなど）などのスクリーニングで肺塞栓が疑われた場合，引き続き造影CTを行う。通常1回の撮影で肺動脈の評価とともに静脈相を撮影して下肢静脈の深部静脈血栓症（DVT）評価も行う 図10 。

CTでは肺出血や肺梗塞巣の評価も可能であり，肺野条件ですりガラス陰影と低濃度領域が混在するようなモザイクパターンが特徴である。DVTの評価は静脈相（平衡相）の撮像を行うが，80〜100mL程度の十分量の造影剤を使用しなければ評価は困難である。

診断精度に関しては多数症例を分析した報告はなく，また完全閉塞かの評価なども困難であり，DVTはエコーとの組み合わせによる評価が望ましい。また下大静脈フィルター留置も考慮して，下大静脈の評価(血栓の有無や血管径，分枝の確認)も行う。

図10　肺塞栓症および深部静脈血栓症のCT画像

a, b：左右肺動脈に血栓を示す造影欠損を認める。
c：亜区域枝レベル以下まで血栓が確認できることもある。
d〜f：左腸骨静脈領域から膝窩静脈まで連続して血栓像を認める。

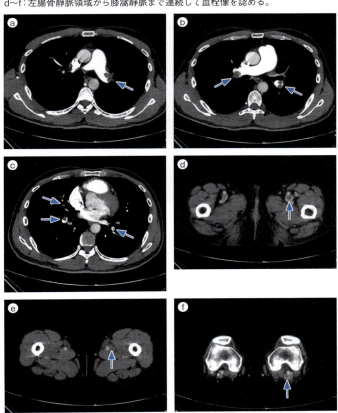

6 冠動脈CT

　冠動脈の診断には心臓カテーテルを用いた選択的冠動脈造影が用いられてきた。しかし，冠動脈CTではカテーテルを使用せず冠動脈の評価が可能である。

　冠動脈CTは外来レベルで行うことができる。さらに，検査時間は短く，検査費用も安価である。よって，カテーテル検査に比べ受検者の身体的負担が大幅に軽減される。また，冠動脈CTでは陰性的中率が高いのが特徴である 図1 。

図1

50歳代男性　主訴胸痛
左前下行枝に石灰化を認めるが，心筋虚血の原因となる狭窄病変はみられない。

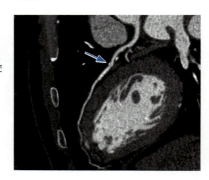

◆ 冠動脈CTの概要

　冠動脈CTは心拍動下でイメージングをするため，その時間分解能や空間分解能の技術的な制約から，種々のアーチファクトが現れやすい。よって，以下の場合には画像が不鮮明になる可能性がある。
- 頻脈
- 心房細動
- 期外収縮の頻発 図2
- 石灰化が著明 図3
- 高度な肥満

　冠動脈CT検査では約10秒程度の息止めが必要である。よって，高齢，認知症，重症の心疾患・呼吸器疾患などにより息止めができない場合には画像が不鮮明となる。

図2 不整脈による画像不良例

心室期外収縮の頻発により右冠動脈の近位部の画像が不鮮明でありかつ血管連続性がない。

図3 石灰化例

右冠動脈は高度な石灰化のため内腔評価が困難。

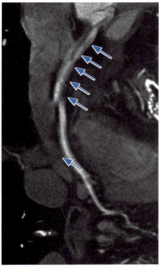

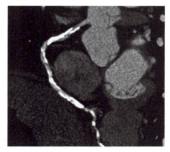

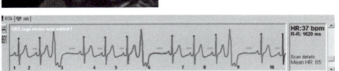

なお，冠動脈CTの診断精度を上げるために，検査直前に原則ニトログリセリン(ミオコール®スプレー)を使用する。また，心拍数が70回/分以上になると画質の悪化が出始めるため，可能なかぎりβ遮断薬[ランジオロール(コアベータ®注)]を用いる。なお，メトホルミン(メトグルコ®，グリコラン®)は検査の前後48時間は中止する。

◆ 冠動脈CTの適応
● 虚血性心疾患の診断
　冠動脈CTにより冠動脈形成術(PCI)適応である病変を認めた場合（図4）は治療待機（PCIスタンバイ）の冠動脈造影を行うことが可能であり，心筋虚血の診断から治療への流れを短縮することができる（図5）。

● 冠動脈形成術後の追跡
　治療部位における冠動脈内腔およびステント内開存の評価が目的となる。

図4　狭心症
左前下行枝に狭窄が認められる

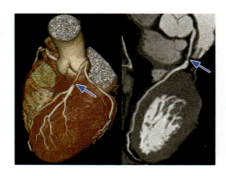

図5　心筋虚血の診断から治療への流れ

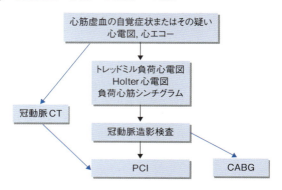

一般にステント径が3mm以上であれば内腔の評価が可能であるが，ステント種類やその材質などによるアーチファクトのため内腔評価が困難な場合もある図6。また，追跡造影では非標的病変の進行や新たな冠動脈病変の出現に注意が必要である。

● 冠動脈バイパス術（CABG）後の追跡

　バイパスグラフトおよびその吻合部の評価が目的図7。

図6　ステント内腔良好とステント内狭窄の評価

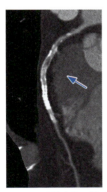
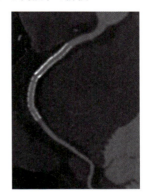

ステント内狭窄あり（矢印）　ステント内狭窄なし
遠位部はステント内評価困難

図7　冠動脈バイパス術（CABG）

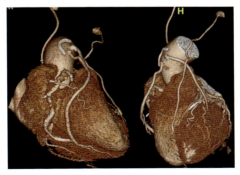

図8 CABG症例（金属アーチファクト）

金属によるアーチファクトにより画像が不鮮明（→部分）

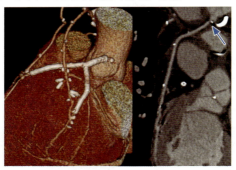

評価に際してサージカルクリップや胸骨ワイヤーからのアーチファクトが生じることがあり，画像が不鮮明になるので注意が必要である 図8。

● PCIサポート

慢性完全閉塞症例に対するPCIにおいて，閉塞長，閉塞部の走行や組織構成を観察でき，ガイドワイヤーを進める際のサポート画像として有用である。

◆ 冠動脈CTで注意すべきこと

冠動脈CTはカテーテルによる冠動脈造影に比べると非侵襲的検査ではある。しかし，造影剤を使用することからそのアレルギーや造影剤腎症の発症に注意が必要である。また，ニトログリセリン禁忌（高度な大動脈弁狭窄症など），β遮断薬禁忌（気管支喘息など）は原則適応外である。さらに，放射線被ばくもあることを忘れてはならない。そして冠動脈攣縮は診断できない。

7 核医学検査
（核種の説明，虚血評価，心筋viability）

心臓核医学検査は，心筋の血流・血行動態・代謝・交感神経などの機能を評価するのに適した検査法である。そのなかでも，血流評価は心臓核医学の中心を担う検査で，虚血の診断には不可欠である。現在は心電図同期検査（Gated SPECT）を同時に行うのが主流であり，駆出分画率や壁運動などの定量データは診断精度を上げる一因となる。

また，代謝，交感神経機能画像は心筋血流画像との比較が重要であり，放射性核種のエネルギーの違いから2核種同時検査が可能なので利用していただきたい。

◆ 心筋血流評価

心筋血流イメージングにはTl-201，Tc-99 m MIBI，Tc-99 m tetrofosminが用いられる 表1 。

表1 心筋血流製剤の比較

	Tl-201	Tc-99m
集積機序	能動輸送	受動拡散
物理的半減期	73時間	6時間
主な排泄経路	腎	肝・胆道
再分布現象	あり	なし
撮像開始までの時間	早期像（負荷像）：5〜10分後 後期像（安静像）：3〜4時間後	30分〜1時間後

● Tl-201（タリウム）

Tl-201は虚血の検出や心筋バイアビリティの評価に優れている。Tl-201の生体内挙動はカリウムと類似しており，Na-Kポンプによる能動輸送により約90％が心筋細胞内に取り込まれ，その分布は局所心筋血流を示す。乳房や横隔膜による減弱がTc-99 mと比較して大きいため，下後壁の取り込み低下がみられることがあるが，

CTによる吸収補正により影響を減らすことができる。心筋外集積は肝，腎にもみられるが，検査前の一食を絶食することで肝への集積を抑えることができる。理想的には後期像撮像前まで絶食が望ましい。

Tl-201では心筋からの洗い出しにより再分布現象がみられ，1回の静注で負荷像と安静像を得ることができる。また，心筋バイアビリティの診断能を上げる目的で，負荷時だけでなく安静時にも放射性核種を静注する再静注法や，24時間の緩やかな再分布をみるための24時間法がある。

● Tc-99m MIBI・Tc-99m tetrofosmin（テクネチウム）

Tc-99m MIBI・Tc-99m tetrofosminはTl-201に比べて半減期が短いため投与量を増やすことができ，画質は良好である。

Tc-99mは受動拡散により約60％が心筋細胞内に取り込まれ，細胞内のミトコンドリアと結合する。洗い出しはほとんどなく大部分が心筋内に貯留するため，Tl-201のような再分布現象はみられない。そのため負荷による虚血および心筋バイアビリティの診断には，負荷時，安静時それぞれに放射性核種の静注が必要となる。静注からしばらくは肝への取り込みがあるため，撮像は静注後30分〜1時間以上あけて行うのが一般的である。

負荷と安静を別の日に行う2日法と，同日に行う1日法があり，1日法では初回投与した放射性核種の影響が2回目に出ないようにするため，初回と2回目の投与量は1：3程度とし，静注の間隔は3〜4時間空けたほうがよい。

◆ 脂肪酸代謝評価

I-123 BMIPPは正常心筋のエネルギー源である脂肪酸と同様の挙動を示すため，虚血時における心筋局所の脂肪酸代謝障害を画像化することができる。運動負荷が困難な場合でも，安静時検査で安全に心筋虚血の評価が可能である。

虚血メモリーを画像化することができ（1週間程度），冠攣縮性狭心症，再灌流後の虚血域で血流所見に比して集積低下を示す（ミスマッチ所見）。肥大型心筋症では病期によってミスマッチ所見がみられる。血流所見との比較が重要なので，心筋血流製剤との安静時2核種同時検査が望ましい。

◈ 心臓交感神経評価

I-123 MIBGはノルエピネフリンと類似の構造をもち，心臓交感神経終末に取り込まれるため，得られる画像は心臓交感神経機能を反映する。虚血以外に心筋症，Parkinson病などの神経疾患，アミロイドーシスなどでも集積低下をきたす。また心筋からの洗い出しをみることで心不全の予後評価を行うこともできる。

◈ 負荷検査

負荷心筋血流検査は，早期像（負荷像）と後期像（安静像）の集積の程度を比較することで，虚血や梗塞の有無，範囲を評価することができる。

負荷の方法は，トレッドミルやエルゴメーターによる運動負荷と，アデノシン（アデノスキャン®）やジピリダモール（ペルサンチン®）を用いた薬剤負荷がある。

抗狭心症薬の服用は検出感度に影響を及ぼすため通常では検査前に休薬するほうが望ましいが，薬剤投与時の虚血の程度を評価する目的の場合には薬剤投与下で負荷検査がなされる場合がある。β遮断薬は48時間以上，硝酸薬・Ca拮抗薬では12～24時間以上の休薬が必要で，休薬が困難な場合は薬剤負荷の適応となる。

● 運動負荷の終了基準
● 心拍数が予測最大心拍数（220 − 年齢）の85％以上
● 虚血性心電図変化（異常Q波を伴わない1mm以上のST上昇，2mm以上の水平型または下降型のST低下）
● 重症な心室不整脈
● 10mmHg以上の収縮期血圧の低下（他の虚血の徴候を伴う）
● 過度の血圧上昇（収縮期250mmHg以上，拡張期120mmHg以上）
● ST変化に関係なく中等度以上の狭心症状の出現
● 息切れや下肢疲労により運動継続が困難な場合
● 循環不全の兆候（チアノーゼ，顔面蒼白）
● 被検者の中止要請
● 心電図モニター，血圧モニターが正常に作動しないとき
● 医師の判断

IV● 診断・治療に必要な検査

● 薬剤負荷

運動負荷終了基準に達したところで放射性核種を投与し，そのまま1分間は同程度の運動負荷を継続させる。

運動負荷が困難な症例や左脚ブロック（心拍数が増加しやすい運動負荷では中隔部欠損が生じやすい），ペースメーカー症例では薬剤負荷が望ましい。

薬剤負荷にはアデノシン（アデノスキャン®），ジピリダモール（ペルサンチン®）が用いられる。血中半減期はアデノシンでは静注後約10秒程度と比較的短時間であるのに対し，ジピリダモールは静注2〜4分でピークに達し，約30分間持続する。当院では半減期が短いこと，保険適応薬であることからアデノシンを使用している。ただし，コントロール不良の気管支喘息にはアデノシンは禁忌である。

薬剤負荷検査時には，アデノシン120 μg/kg/分をシリンジポンプにより6分間持続静注し（総投与量0.72 mg/kg），投与3分後に放射性核種を静注する。ただし，アデノシンを急速に静注するとIIまたはIII度房室ブロック，徐脈および血圧低下などの発現が増強する可能性があるため，放射性核種の投与ルートは別に確保すること。

ジピリダモールとの併用は，アデノシンの作用を増強させることから禁忌とされており，ジピリダモール投与後は少なくとも12時間は間隔をあけて使用する。また，カフェインを含む飲食物はアデノシンの作用を減弱させるので，検査前24時間は摂取を控える。

● 副作用出現時

アデノシンの血中半減期が短いことから，多くは投与を中止することで症状回復する。

◆ 虚血評価

負荷像と安静像の比較から虚血の部位，程度，範囲を評価する。欠損像がみられた場合は，誘発虚血なのか梗塞なのかを判断する必要がある（図1）。

ただし，多枝病変の場合，複数の領域に欠損像がみられるのはまれであり，生理学的に最も虚血の強い領域に欠損が現れることに注意が必要である。また，多枝病変の場合，心筋全体の洗い出し遅延が起こるため，洗い出し率の低下は多枝病変の指標となる（洗い出し率の平均は3～4時間で40～50％程度）。

図1 欠損像の見方

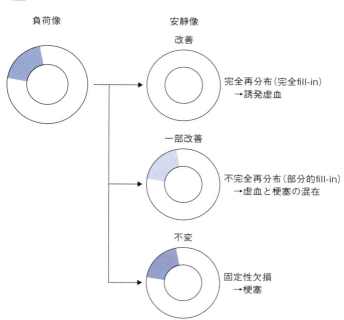

IV ● 診断・治療に必要な検査

定量評価には左室心筋を17分割した17セグメントモデルが用いられる。図2のように，左室短軸断層像の心基部および中間部を6セグメントずつ，心尖部を4セグメントと垂直長軸断層像の心尖部を1セグメントとし，計17セグメントに分割される。心尖部を中心として心筋表面を展開し一画像にした極座標表示もあり，集積低下部位と冠動脈の支配領域を一度に見ることができる。

スコアリングはそれぞれのセグメントに対し視覚的に5段階評価 表2 を行う。放射性核種の心筋への局所集積率（%uptake：最大カウントを100としたときの集積率）を視覚評価の参考にするとわかりやすい。当院では局所集積率50〜60%をスコア2としている。負荷時，安静時のスコアを合計したSSS（summed stress score：負荷時の虚血や血流低下を反映），SRS（summed rest score：心筋梗塞や線維化の量に相当），負荷時スコアから安静時スコアを差し引いたSDS（summed difference score：負荷により誘発された虚血心筋量に相当）による評価もある。

◆ 心筋バイアビリティ評価法

Tl-201負荷心筋シンチグラフィにより再分布現象がみられる場合，つまり安静時の心筋集積が比較的保たれている状態であればバイアビリティは保たれていると判断される。放射性核種の集積率が50%以上（安静時スコアが2以下）であれば心筋バイアビリティがあり，血行再建術後の機能改善が期待できる。

図2 17セグメントモデルと極座標表示

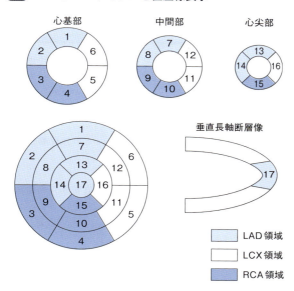

表2 局所集積率に対するスコアリング（左）とSSS分類（右）

局所集積率 （%uptake）	スコア	評価
70%	～0	正常
60～70%	1	軽度集積低下
50～60%	2	中等度集積低下
40～50%	3	高度集積低下
～40%	4	集積なし

SSS	クラス	評価
0～3	I	正常
4～7	II	軽度異常
8～11	III	中等度異常
12～	IV	高度異常

8 MRI (大血管評価, 末梢血管評価)

動脈硬化性疾患のうち日常診療で見られMRIを用いて評価する疾患としては、脳動脈硬化・頸動脈硬化・閉塞性動脈硬化症・大動脈瘤・大動脈解離などが挙げられる。

◆ MRIの禁忌

検査の適応を論じる前に、検査の禁忌について十分理解が必要である。MRIの禁忌としては

① **ペースメーカー・除細動器留置例**
② **4週間以内に置かれた冠動脈ステント**（留置直後からの撮像においても問題はないとする論文もある）
③ **体内の磁性デバイス**（初期の動脈瘤クリップ、人工内耳、大動脈ステントグラフト）
④ **妊娠初期**
⑤ **閉所恐怖症**
⑥ **喘息**（ガドリニウム造影剤に対する禁忌）

などがある。なお、心臓弁置換術後は、Starr Edwards型心臓弁を除く大部分の症例において問題ないとされている。

◆ 頸動脈硬化におけるMRIの適応・検査内容

頸動脈の評価においては、スクリーニング検査としてtime of flight (TOF)-MRA 図1 や頸動脈エコー法などが用いられるが、プラークなどの評価や簡便性などからエコー検査が一般的であり、有用でもある。狭窄度の評価法としてはCT血管造影法（CTA）、

図1 頸動脈のtime-of-flight(TOF)-MRA

右内頸動脈の起始部の閉塞が認められる（→）。

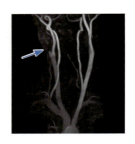

造影MRA, カテーテルによる血管造影などがある。現在のところそれぞれに一長一短があり, 1つのみの検査で外科的処置やカテーテル治療が決定できるわけではなく, 処置をする専門医と行う検査を決定し評価していく。実際の外来ではエコー検査が主体である。

大動脈瘤・大動脈解離におけるMRIの適応・検査内容

大動脈疾患に対してはCT, MRIの有用性は確立されている。なかでも大動脈解離に対してはガイドライン上, CT・MRIの施行はclass Iとされている。大動脈瘤が疑われた場合, 手術適応や治療戦略を考えるうえで重要な情報となるため速やかに検査をする。

緊急性のある大動脈解離や大動脈破裂もしくは切迫破裂の場合は, 可能な限り早急に撮像する必要がある。ただし, 緊急対応が確立されているものはCTであり, 造影剤の禁忌がなければプレーンCTと造影CTを用いて評価する。ヨード造影剤禁忌であれば, 造影剤なしで解離の状態が把握できるspin-echo(SE)法MRIがよいが, この場合, 血流の情報が得られるcine MRIも併用すると情報量が多くなり正確な診断が可能となる **図2, 3**。

図2 大動脈解離のMRI像

a: turbo spin-echo(black blood法)による撮像であり, 上行大動脈の大きな解離腔が明らかである。
b: aのcine MRIである。本来は動画であり, 解離部位に流入する血流の状態などが描出される。

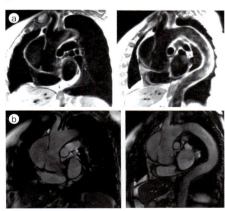

IV ● 診断・治療に必要な検査

図3 造影3D-MRA

造影剤を用いた，3D-MRA像である。大動脈弓部の3分枝以降で偽腔が形成され，腹部大動脈まで解離が認められるB型 大動脈解離である。

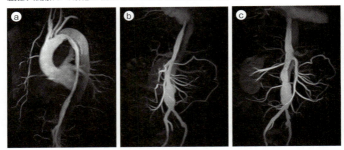

◆ 閉塞性動脈硬化症・末梢動脈瘤におけるMRIの適応・検査内容

末梢動脈における動脈硬化症で臨床的に頻度の高いものとしては，閉塞性動脈硬化症と腸骨動脈領域の動脈瘤が挙げられる。このうち，拡張性疾患である腸骨動脈瘤は腹部瘤に合併することが多く，通常はCTや血管エコーで評価されることが多い。

閉塞性動脈硬化症（ASO）であれば，血管エコーや動脈造影検査が主体と考えられるが，最近では造影剤なしのTOF-MRAによって広範囲の撮像が可能であり，症状や足関節上腕血圧比（ABI）などからASOが疑われた場合の病変部位同定に威力を発揮する 図4 。このほか，MRI用造影剤を用いたMRAも有効である。

最近では，末梢動脈の狭窄病変に対しても積極的なカテーテル治療が行われるようになってきており，このカテーテル治療の適応を決めるためには動脈造影が必要であるが，術前に病変部位が同定されれば，動脈造影における必要な造影剤の量は軽減され，被ばく量や術者の負担も軽減すると考えられる。観血的な検査の前にエコー検査もしくはMRAは施行しておくべきであろう。

図4 末梢動脈のTOF-MRA

a：TOF-MRA。末梢動脈のTOF-MRA像であり，右浅大腿動脈の高度狭窄を認める。
b：動脈造影像。同部位の血管造影であり，同様の所見があり，この後血管形成術を行った。

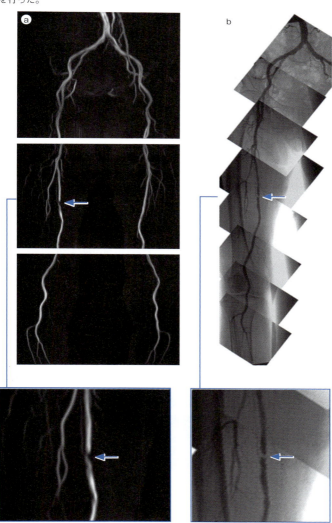

IV ● 診断・治療に必要な検査

9 心臓MRI

　MRIは空間分解能においてはCTに劣るものの時間分解能に優れ，さらに多彩な撮像方法により多くの情報が得られるイメージングモダリティーである。この多彩な撮像法により心臓領域では壁運動評価，虚血評価，心筋バイアビリティー評価，冠動脈解剖学的な評価が可能である。

◆ 主な撮像方法
● Perfusion MRI
● 安静時Perfusion MRI
　gadolinium-DTPAなどのMR造影剤（0.05 mmoL/kg）および生理食塩水20 mLを急速静注（4 mL/秒）し，その投与開始から約1分間true-FISPもしくはTurbo FLASHという撮像シーケンスで心筋への造影剤のファーストパスを撮像する。

● 負荷Perfusion MRI
　その後ジピリダモール（ペルサンチン®）0.56 mg/kgを約4分間で注入し，注入後約2分で再度，同様のシーケンスで撮像する 図1 。両者を比較して心筋虚血の有無を判断する。

図1 負荷perfusion MRI
下段前壁中隔の心筋perfusionが低下している。

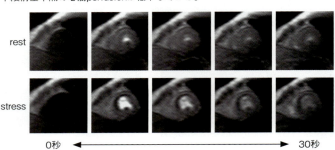

0秒　　　　　　　　　　　　　　　　　　30秒

● Cine MRI

true-FISPにより撮像。壁運動や壁厚を評価することができる。もちろんソフトウエアを用いれば各種の計測が可能である **図2, 3**。

図2 Cine MRI（短軸断面）

短軸断面：左室壁厚も問題なく，壁運動も正常である。

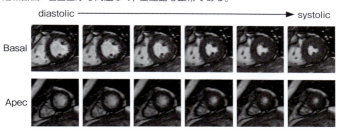

図3 Cine MRI（長軸断面）

二腔断面および四腔断面：左室壁厚も問題なく，壁運動も正常である。右心系にも異常はない。

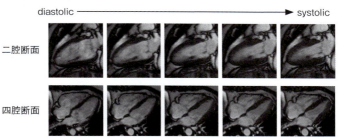

● Delayed enhancement（遅延造影MRI）

造影剤静注より約15分後にインバージョンリカバリー法で撮像。心筋壊死部分や心筋以外の間質に造影剤がトラップされ強調される **図4**。心筋梗塞ではその壁内深達度で心筋のバイアビリティを評価する。

図4 Delayed enhancement
a：前壁の貫壁性梗塞と側壁の心内膜下梗塞
b：前壁中隔の梗塞
c：下壁の貫壁性梗塞と後壁の心内膜下梗塞

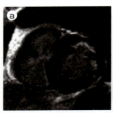
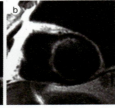
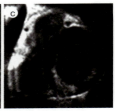

● Coronary MRA

心電図同期を併用したNavigator Echo法を用いることにより，安静呼吸下で冠動脈を撮像する図5。

このほか，通常のＴ１強調，Ｔ２強調画像や脂肪抑制のシーケンスを疾患に応じて活用する。

図5 Coronary MRA
上段は左前下行枝，下段は右冠動脈。
上段では，左前下行枝の狭窄がMRI上明らかであり，冠動脈造影においても同様な所見であった。

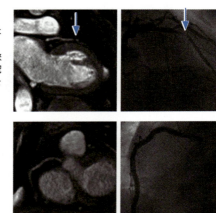

主な疾患のMRI像

虚血性心疾患

代表例に示したように壁運動障害,心筋梗塞部の同定,冠動脈の解剖などを知ることができる。

心筋症

● 拡張型心筋症

Cine MRIで全周性の壁厚の減少,壁運動低下が見られる。Delayed enhancementでは心筋中央部に線状のenhancementが認められることがある。

● 肥大型心筋症

非対称性の心筋肥厚や巣状のenhancementが観察される**図6**。

図6 肥大型心筋症症例

a:Delayed enhancement
中隔に巣状の遅延造影が点在する。

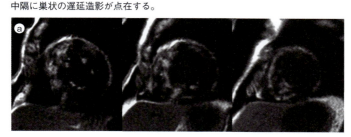

b:Cine MRI
中隔の著明な肥大と収縮期の左室流出路の乱流を認める。

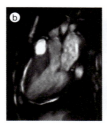
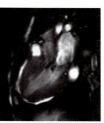

diastolic　　　　　　systolic

IV ● 診断・治療に必要な検査

このほか,心臓腫瘍 図7,心膜疾患 図8,左室内血栓 図9,サルコイドーシス,アミロイドーシスなど多岐にわたる疾患の診断補助となる。

図7 左房粘液腫

撮像法はtrue-FISP cineであり,左房内に大きな腫瘤が認められる。図左側は拡張期,右側は収縮期である。腫瘤は心房中隔に付着しており,拡張期には腫瘤の一部が左室に入り込んでいる。

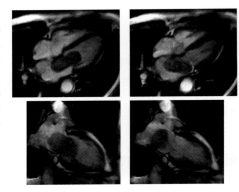

図8 心室中隔欠損症術後の心膜肥厚を伴う収縮性心膜炎

上段は遅延造影像である。左室心尖部から基部後側壁の心外膜の一部が著明に肥厚している。下段はT1強調画像で下段右はT1強調の脂肪抑制像である。心筋よりもややintensityの高い腫瘤が心外膜部分に認められる。脂肪抑制では抑制されず,脂肪組織でないことが判定できる。

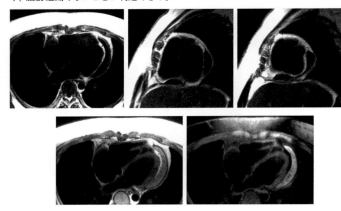

図9 左室内血栓の症例

a, b：Cine MRI
c：Delayed enhancement
d：術中所見
e：摘出された血栓

3枝病変のため，バイパス術の適応とされた症例。術前の心筋バイアビリティ評価のためMRIを施行したが，肥満のため心エコーで指摘されなかった左室内血栓が明らかとなった。本症例は遅延造影で心筋バイアビリティが保たれていることが明らかであったため，バイパス術後に壁運動が改善された場合，塞栓症が危惧されたため，術中に摘出した。

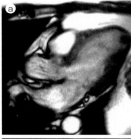
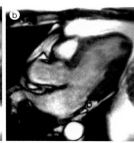
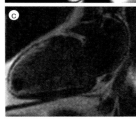
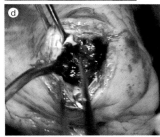
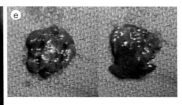

IV ● 診断・治療に必要な検査

10 Swan-Ganz(SG)カテーテルによる心機能評価

　Swan-Ganz(SG)カテーテルは，循環動態の不安定な症例・心不全を呈する症例などにおいて管理・治療効果の判定を的確に把握するための重要な検査である。正常な圧波形と心内圧の正常値を正しく理解することが求められる。

◆ 測定時の注意事項

● 心内圧測定時には心臓の高さ(胸厚の1/2の高さ)と血圧トランスデューサーは同じレベルに設定し，ゼロ較正することが重要である。血圧トランスデューサーの位置が1cm変われば観血血圧は0.73mmHg変化する。心臓より1cm高くなると0.73mmHg低く表示される。

● 正確な実測値を得るためには血圧トランスデューサーを定期的に確認する必要がある。

● 呼吸による影響を受けやすく，呼気・咳嗽・怒責にて上昇するため原則安静呼気止めで測定し，解析の精度を高めるため8拍以上の記録の平均を使用することが望ましい。

◆ 右房圧(RAP)

　　正常値　　a波：2〜7 mmHg
　　　　　　　v波：4〜15 mmHg
　　　　　　　平均：1〜5 mmHg

● 心房の圧波形はa, c, vの陽性波とx, yの陰性波で構成されている図1。

● 心房の収縮によって心房内圧が増大するために生じる波がa波であり，心電図P波より約80msec遅れた付近にピークを有する。

● a波は心房細動，心房粗動では消失する図2。

● a波は房室弁狭窄や肺高血圧症，心室拡張期圧が上昇する病態で増高する。

● v波は心房の弛緩によって生じる波であり，三尖弁閉鎖不全，僧帽弁閉鎖不全があるとv波は増高する。

● 収縮性心膜炎ではa波およびv波が上昇し，M型(W型)を示す図3。

- 重度の三尖弁閉鎖不全症により右房圧が右室様の波形になることを右室化現象(ventricularization)という 図4。
- 房室解離や完全房室ブロックのときに心房収縮が心室収縮期のQRSの中に入ると通常よりa波は増大し、cannon wave(巨大a波)を認める。

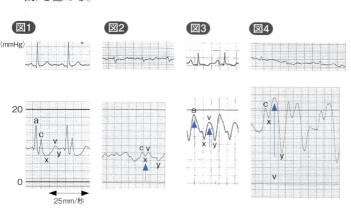

IMPORTANT POINT

測定時の心電図リズムによりa波の解析が変わってくるので注意が必要。
- II度房室ブロック：Mobitz type → a波 ⊕, Wenckebach type → ⊖
- 心室期外収縮の2段脈が持続しているときはa波の解析はできない！！(解析はnarrow QRSを用いる)。

- 左房圧は基本的には右房圧と同じ圧波形である。
  異なる点として
  ①右房より約10～20msec遅れて出現する。
  ②平均圧が右房より2～3mmHg高い。
  ③a波とv波は同じかややv波のほうが高い。
- 僧帽弁狭窄症で左房圧は上昇し、洞調律であればa波の著明な増高を認める。
- 僧帽弁閉鎖不全症ではv波が増高する。
- 心房中隔欠損症や卵円孔開存症で測定が可能であるが、通常のカテーテル操作では測定することは難しい。

◆ 右室圧(RVP)

正常値 収縮期圧：25 mmHg以下
　　　　 拡張末期圧：5〜7 mmHg

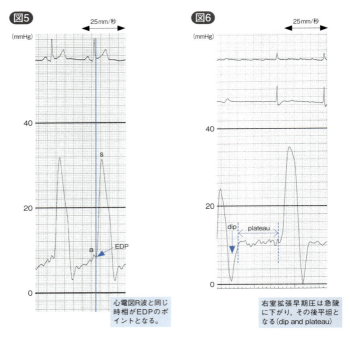

図5 心電図R波と同じ時相がEDPのポイントとなる。

図6 右室拡張早期圧は急陵に下がり，その後平坦となる(dip and plateau)

- 心房収縮によって心室内圧も増大し，心室圧にもa波が形成される。
- 心室拡張が終了し，次の収縮開始の直前が心室拡張末期で，このときの圧を拡張末期圧(EDP)とよぶ 図5。
- EDPは心室前負荷の指標であり，EDPのレベルから心機能の評価が行える。
- 右心不全，収縮性心膜炎，心タンポナーデなどでEDPの上昇を認める。
- 肺高血圧症や肺動脈狭窄などで収縮期圧が上昇する。
- 収縮性心膜炎(constrictive pericarditis)では深い拡張期圧の後，高い緩速充満期となりそのまま拡張終期につながるdip and plateauとよばれる波形を示す 図6。

◆ 肺動脈圧(PAP)

正常値　収縮期圧：15〜35 mmHg
　　　　　拡張期圧：5〜10 mmHg
　　　　　平均圧：10〜20 mmHg

- 収縮期と拡張期の2つの時相に区別される。
- 圧波形に切痕(dicrotic notch)とよばれる切れ込みを認める(図7)。
- 肺動脈拡張期圧と肺動脈楔入圧の平均圧は近い値を示す。
- 肺梗塞で収縮期圧が上昇する。
- 左心不全で拡張期圧が上昇する。
- PAPの平均圧はS−D/3+D=meanの計算式で求められる。
- 肺動脈弁狭窄が認められる場合には、右室と肺動脈の収縮期圧に圧較差が生じる。圧較差が20 mmHgを超えると有意となり、40 mmHg以上では病的となる。

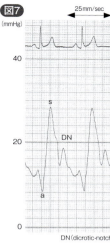

図7

DN(dicrotic-notch)

◆ 肺動脈楔入圧 (PCWP)

正常値　a波：3〜12 mmHg
　　　　　v波：2〜6 mmHg
　　　　　平均：3〜10 mmHg

- カテーテルを肺動脈末梢へ楔入し、得られる圧を肺動脈楔入圧とよぶ。間接的に左房圧を反映するため、左房圧の代用として用いられ、僧帽弁狭窄症などがないかぎり平均圧は左室拡張末期圧(LVEDP)に近い値を反映し、左室の前負荷として使われる。
- 心不全の状態を表すForrester分類(図8)において、心係数と併せて重要な指標の1つである。

図8
Forrester 分類

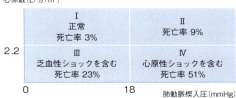

IV ● 診断・治療に必要な検査

- v波形のパターンは心房圧と同様である 図9。
- 平均圧は左心不全で上昇し，循環血液量の減少により低下する。
- 高度な僧帽弁閉鎖不全でv波42mmHgと高値を示した症例 図10。
- 心内圧の正常値を示す 図11。

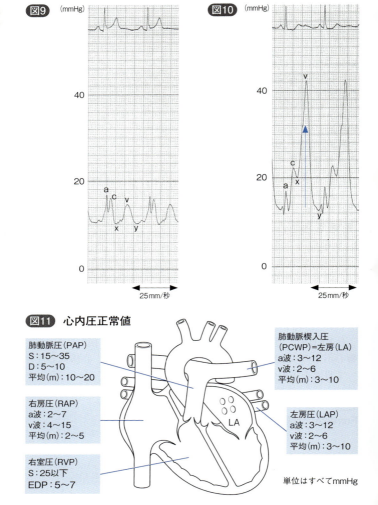

図11 心内圧正常値

肺動脈圧(PAP)
S：15〜35
D：5〜10
平均(m)：10〜20

右房圧(RAP)
a波：2〜7
v波：4〜15
平均(m)：2〜5

右室圧(RVP)
S：25以下
EDP：5〜7

肺動脈楔入圧
(PCWP)=左房(LA)
a波：3〜12
v波：2〜6
平均(m)：3〜10

左房圧(LAP)
a波：3〜12
v波：2〜6
平均(m)：3〜10

単位はすべてmmHg

心拍出量

●心拍出量とは心臓が1分間に送り出す血液の量であり，1回の収縮で拍出される血液量を1回拍出量という。

●1回拍出量を決定づける因子には，心拍数と心臓の収縮力，前負荷，後負荷などがある。

CO＝HR×SV（正常値：4.0〜8.0L/分）

CI＝CO÷BSA（正常値：2.4〜4.0L/分/m²）

SV＝CO÷HR（正常値：60〜100mL/beat）

SVI＝SV÷BSA（正常値：33〜47mL/beat/m²）

CO：cardiac output（心拍出量）

CI：cardiac index（心係数）

SV：stroke volume（1回拍出量）

SVI：stroke volume index（1回拍出係数）

BSA：body surface area（体表面積）

●心拍出量の主な測定方法として熱希釈法，Fick法，色素希釈法がある。

●SG（Swan-Ganz）カテーテルの普及とともに現在は熱希釈法が主な測定法である。

熱希釈法

冷却（0℃）したブドウ糖液や生理食塩水を一定量右房内に注入し，肺動脈内に位置するサーミスタで温度変化を捉え，温度希釈曲線から心拍出量を計算する。

熱希釈法において注入液温度や注入速度，注入量により測定誤差が生じやすい。

熱希釈法では三尖弁閉鎖不全症，肺動脈弁閉鎖不全症，心房中隔欠損症，心室中隔欠損症，低心拍出量などの疾患があると測定値の精度が低下するため，Fick法で測定することが望ましい。

IV ● 診断・治療に必要な検査

● Fick法

Fick法では動脈血と静脈血の同時採血と，呼気の採取が必要である。そこから酸素含量の差を動脈血酸素含量（AO₂）−静脈血酸素含量（VO₂）で求め，酸素消費量を呼気の酸素量と1分あたりの換気量から計算する。

$$心拍出量 = \frac{酸素消費量^*（mL/分）}{動脈血酸素含量−静脈血酸素含量（AO_2−VO_2）}$$

*酸素消費量の代わりに予測酸素消費量が使用可能である。

酸素消費量予測式

BSA×（138.1−性別係数×elog 年齢+0.378×HR）

❶ MPORTANT POINT

Fick法は心拍出量が低下している症例に適した測定法である。

◆ Sampling

● 酸素飽和度は，肺血流や体血流（心拍出量）を求めたり，短絡率や短絡量を計算するための検査項目である。血流量や短絡量は短絡を有する心疾患の重症度や手術適応などの決定材料として重要な検査である。

● サンプリングには，上大静脈（SVC），下大静脈（IVC），右房（RA），右室（RA），肺動脈（PA），左室（LV），大動脈（AO）の採血が必要である。

● 図12 に酸素飽和度の正常値を示す。

● 血液酸素飽和度から求められるパラメータ
体血流量（Qs）：1分間に体へ流れる血流量
肺血流量（Qp）：1分間に肺へ流れる血流量
心内短絡がない場合には体血流量と肺血流量は心拍出量と同量である。

● 混合静脈血（mixed venous blood）飽和度とは上大静脈と下大静脈の血液酸素飽和度を平均した値である。
混合静脈血酸素飽和度（%）
＝3/4上大静脈酸素飽和度＋1/4下大静脈酸素飽和度

図12 酸素飽和度正常値

動脈血の酸素飽和度は95%以上, 静脈血は70%前後である。

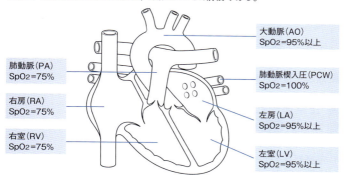

- 肺体血流量比(Qp/Qs)とは肺血流量と体血流量の比を表し, 肺血流量を体血流量で割ることで求められる。

$$Qp/Qs = \frac{[体動脈血酸素飽和度(\%) - 混合静脈血酸素飽和度(\%)]}{[肺静脈血酸素飽和度(\%) - 肺動脈血酸素飽和度(\%)]}$$

- L-R シャント率とは左心から右心へ短絡している血液の肺血流量に対する割合。
- R-L シャント率とは右心から左心へ短絡している血液の体血流量に対する割合。
- 心房中隔欠損症(ASD)では, RAで酸素飽和度のstep-up(7%以上の増加)が確認。
- 心室中隔欠損症(VSD)ではRA-RVにおける酸素飽和度のstep-up(5%以上の増加)が確認される。

Ⅳ● 診断・治療に必要な検査

11 左心カテーテルによる圧記録と右心カテーテルとの同時圧記録

　圧解析により，血行動態を客観的に評価することができる。また，この結果が治療方針を左右することから，良好な条件での圧記録と正確な圧解析が必要となる。

◆ 正常波形と圧の計測点

● 左室圧　図1a
- **収縮期圧（正常値80～120 mmHg）**
  左室収縮のピークを計測する。
- **拡張末期圧（EDP）（正常値5～12 mmHg）**
  収縮開始直前の圧が拡張末期圧（EDP）である。

● 大動脈圧　図1b
- **収縮期圧（正常値90～130 mmHg）**
  大動脈圧のピークを計測する。
- **拡張期圧（正常値60～90 mmHg）**
  重複越え切痕（dicrotic notch）に続いて下降した最も低い点。

図1　正常圧波形

a：左室圧

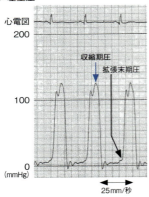

収縮期圧/拡張末期圧　126/9

b：大動脈圧

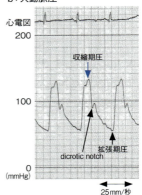

収縮期圧/拡張期圧/平均圧　131/56/85

152

- 平均圧（正常値70～100mmHg）
  心拍の動脈圧波を平均化したもの。

◆ 圧較差の計測と弁口面積の算出
● 左室と大動脈の圧較差

左室圧と大動脈圧を記録することにより，大動脈弁の圧較差が算出できる。以下のいずれかの方法で記録する。
①左室圧から大動脈へ引き抜きを記録する方法
②左室圧と大動脈を同時記録する方法

記録後に左室と大動脈のピーク同士の圧較差（PPG）と，収縮期平均圧同士の圧較差（AMG）を算出する。

大動脈狭窄症では，カテーテルを大動脈弁に通過させるだけで，無症候性脳梗塞を起こすと報告されており，計測事例は減少している。

圧較差の計算は，同じ時相で評価できる同時圧が理想的である。

左室圧引き抜きを行う場合は同時相ではないことを考慮し，R-Rが等しい心拍の圧波形を使用し圧較差を算出するのがよい。

● 左房（肺動脈楔入圧）と左室との圧較差 図2

左房圧の代用として利用される肺動脈楔入圧（PCWP）と左室圧（LVP）を記録することにより，僧帽弁レベルの拡張期圧較差（MMG）を算出できる。

また心房圧を記録するため，記録は安静呼気時停止で行いたい。

図2 肺動脈楔入圧と左室圧との同時圧

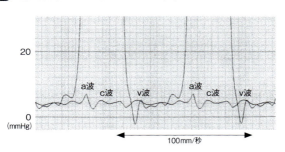

左室圧と肺動脈楔入圧の拡張期レベルを観察する。図はほぼ重なり，僧帽弁レベルの圧較差を認めない。

● 弁口面積の算出

大動脈弁や僧帽弁の圧較差と弁口を通過する血液量(心拍出量)から弁口面積を算出することができる(Gorlinの式)。

弁口面積は圧較差に反比例し、血液量に比例する。

> 弁口面積＝血液量/圧較差
> 大動脈弁口面積＝(心拍出量/収縮期駆出時間)/44.5√大動脈弁平均圧較差
> 収縮期駆出時間＝1心拍の収縮期駆出時間×心拍数
> 大動脈弁平均圧較差＝左室収縮期平均圧－大動脈収縮期平均圧
> 僧帽弁口面積＝(心拍出量/拡張期充満時間)/31√僧帽弁平均圧較差
> 拡張期充満時間 ＝ 1心拍の拡張期充満時間×心拍数
> 僧帽弁平均圧較差 ＝ 左房拡張期平均圧－左室拡張期平均圧

◆ 特徴的な圧波形
● 左室拡張末期圧(LVEDP)の上昇 図3

EDP上昇には、心房収縮のa波の影響を受けるパターンと受けないパターンの2通りがあり、肥大型心筋症などでは、a波を強く反映して、心室にも大きなa波を形成する 図3a 。虚血などでは心機能が低下し、a波に関係なくLVEDPが上昇する 図3b 。

図3 左室拡張末期圧(LVEDP)の上昇

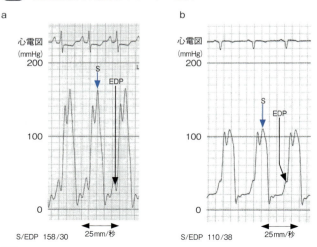

● 大動脈弁閉鎖不全症 図4

動脈圧波形は上行脚の立ち上がりが急峻で拡張期圧が低く、脈圧が大きくなる。また、dicrotic notchが低位となる。場合によっては消失する図4。

大動脈への逆流による容量負荷を生じるとLVEDPが上昇する。

図4 大動脈弁閉鎖不全症

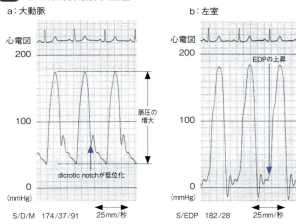

a：大動脈
b：左室

● 僧帽弁閉鎖不全症 図5

逆流の程度によるが、肺動脈楔入圧の心房充満で形成されるv波の増高がみられる。逆流量が大きい場合は、著明な僧帽弁平均圧較差を認めることが多い。

図5
僧帽弁閉鎖不全症
肺動脈楔入圧と左室圧との同時圧。

心房細動のため肺動脈楔入圧（PCWP）のa波は消失している。
左室圧（LV）との同時圧にてPCWPが/58/37でLVは120/16であった。
収縮期に生じる僧帽弁逆流により、巨大なv波（58mmHg）が形成された。

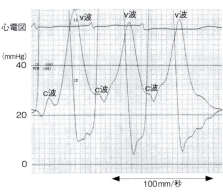

僧帽弁狭窄症 図6

肺動脈楔入圧は軽症例では正常範囲内であるが，狭窄が進行し僧帽弁弁口面積が $2cm^2$ 以下になると肺動脈楔入圧と左室圧の圧較差は $6 \sim 12 mmHg$ 以上となり，ときに $25 \sim 30 mmHg$ 以上にも達することがある。

図6 僧帽弁狭窄症

肺動脈楔入圧と左室圧との同時圧

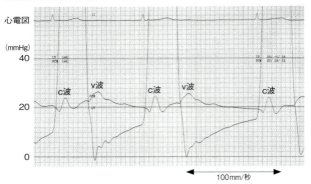

心房細動のため肺動脈楔入圧(PCW)のa波は消失している。
左室圧(LV)との同時圧にてPCWが/24/21でLVは96/12であった。
この結果より，僧帽弁拡張期圧較差(MMG)は12mmHgが算出された。
熱希釈法での心拍出量が4.28L/分であり，僧帽弁弁口面積は $0.9cm^2$ を示した。

大動脈弁狭窄症 図7

左室圧のピークは明らかに上昇し，大動脈圧は狭窄のため立ち上がりが緩やかになりピークまでの時間が正常では100 msec程度が200 msecと遅れた。

圧較差の程度は手術の指標として重要であるが，左室機能が低下している場合には圧較差だけで評価すると過小評価になってしまうので弁口面積を算出する。

収縮性心膜炎 図8

心膜ないし心外膜，あるいはその両方が線維性肥厚と拘縮を起こし，拡張期における心臓の拡張に制限をきたした状態である。

右室圧は拡張早期に急峻な降下とこれに引き続く急激な圧の上

図7 大動脈弁狭窄症

a：左室

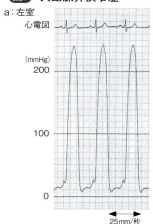

b：大動脈

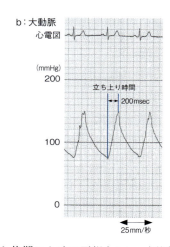

昇がみられ(dip)，拡張中期から終期にかけて平坦(plateau)状態になる(dip and plateau)。

右室の収縮期圧は正常かやや上昇し，拡張期圧は収縮期圧の1/3以上になることが多い。また拡張期の右室圧，左室圧(右房・左房も)は上昇し，ほぼ等しくなる(差が5mmHg以内)。

なお，頻脈のときはdip and plateauが認識しづらい場合がある。
このようなときは，同時圧記録時にカテーテルにより心室期外収縮を発生させ，その後の長い拡張期を観察する図8。

本症例と同じようなdip and plateauパターンを呈するものに拘束型心筋症がある。この場合，左室心筋拡張障害を認め，右室－左室の拡張期圧較差が5mmHgを上回る。

図8 収縮性心膜炎(左室と右室の同時圧)

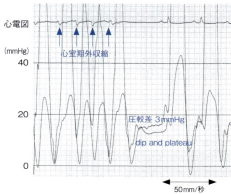

12 左室造影

◆ 目的

左室へカテーテルを挿入し造影剤を注入することにより，左室収縮能，壁運動障害，僧帽弁逆流の重症度などを評価する。

◆ 手技と撮像

大腿動脈または橈骨動脈穿刺により逆行性にカテーテルを進め，上行大動脈から左室内へカテーテルを挿入する。カテーテルは通常はpig-tailカテーテルを使用する 図1 。

造影剤は総量30〜40 mLを毎秒8〜12 mLで注入するが，病態に応じて総量，注入速度を調節する。

また，撮影は右前斜位30°（RAO 30°）（拡張期 図2 ，収縮期 図3 ）と左前斜位60°（LAO 60°）（拡張期 図4 ，収縮期 図5 ）の2方向から行う。

図1 pig-tailカテーテル

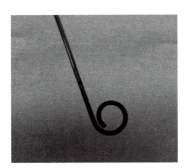

図2 右前斜位30° 拡張期   **図3** 右前斜位30° 収縮期

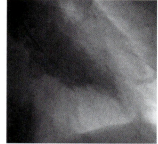

図4 左前斜位60° 拡張期   **図5** 左前斜位60° 収縮期

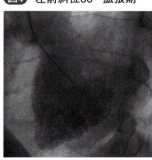
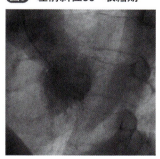

◆ 評価方法
● 左室容積の計算

左室造影から解析用コンピューターソフトを用いて左室拡張末期容積(LVEDV),左室収縮末期容積(LVESV)を算出する。それにより,一回心拍出量(SV),左室駆出分画率(LVEF)が下記の計算式より得られる。

SV=LVEDV−LVESV(正常値:60〜130 mL)

LVEF=(LVEDV−LVESV)/LVEDV×100%(正常値:60〜70%)

IV ● 診断・治療に必要な検査

● 左室壁運動の評価

壁運動の評価には視覚的に評価する方法(AHA分類：図6, 表1)とコンピューターソフトを用いて行う定量的評価法がある 図7 。

図6 AHA分類による左室造影の各分画

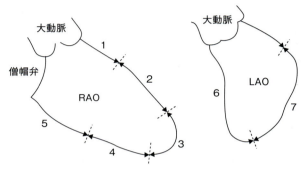

RAO：右前斜位　LAO：左前斜位

表1 左室造影のよる壁運動の記載法

Contractility segment	Normal	Reduced	None	Dyskinetic	Aneurysmal	Undefined
1. Anterobasal						
2. Anterolateral						
3. Apical						
4. Diaphragmatic						
5. Posterobasal						
6. Septal wall						
7. Posterolateral						

図7 左室壁運動の定量的評価法

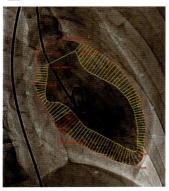
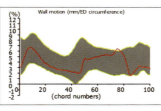

Global EF	68.1%
ED Volume	110.7ml
ES Volume	35.3ml
Stroke Volume	75.4ml

● 僧帽弁逆流の評価

左室造影により僧帽弁閉鎖不全症の重症度を評価することができ、手術適応の判定に有用である。重症度分類にはSellers分類（表2）が用いられる。

表2 僧帽弁閉鎖不全症のSellers分類

Ⅰ度	ジェット状の逆流がみられ左房がわずかに造影される
Ⅱ度	左房全体が造影される
Ⅲ度	左房全体が左室と同程度に造影される
Ⅳ度	左房が左室よりも濃く造影され、肺静脈への逆流もみられる

IV ● 診断・治療に必要な検査

13 冠動脈造影

◆ 目的

冠動脈造影検査は，虚血性心疾患の診断と治療方針決定に必須の検査法である．また，心臓外科手術や他臓器疾患の術前検査としてリスク評価にも有用である．さらに，器質的狭窄が明らかな狭心症では冠動脈CT造影検査で代用できる症例もあるが，病因の冠攣縮性狭心症の診断にはカテーテル検査による造影と冠攣縮誘発試験が必要となる．

◆ 解剖

カテーテルを穿刺部から逆行性に進め，冠動脈入口部へ固定するには冠解剖の知識が必須である．

正常心においては，右冠動脈は右冠動脈洞より起始し，左冠動脈は左冠動脈洞より起始しているが図1，まれに冠動脈起始異常に遭遇することがあるので注意が必要で，右冠動脈が左冠動脈洞より起始している異常例が多い．

図1 Valsalva洞と左右冠動脈の起始

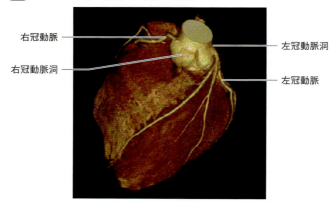

◆ 手技

ヘパリン投与(通常2,000〜3,000単位)下に橈骨動脈アプローチまたは大腿動脈アプローチにより、右冠動脈はJudkins右冠動脈用カテーテル 図2a を、左冠動脈はJudkins左冠動脈用カテーテル 図2b を用いて造影する。

造影剤注入速度は通常毎秒3〜8mLである。

症例により各専用カテーテルで冠動脈入口部へ固定できない場合には、Amplatzカテーテル 図2c を使用する場合もある。なお、現在では、両用カテーテルなど、さまざまなカテーテルが開発されている。

図2 各種カテーテル

a：Judkins右冠動脈用カテーテル
b：Judkins左冠動脈用カテーテル
c：Amplatzカテーテル

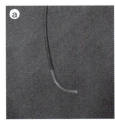
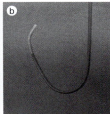
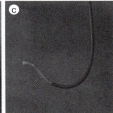

◆ 撮影方法と正常冠動脈造影

冠動脈病変を詳細に評価するためには、左右冠動脈とも多方向から撮像することが重要である。当院では通常、右冠動脈は3方向、左冠動脈は5方向から撮影する 表1 。 図3 に代表的な方向の冠動脈造影を示す。

冠動脈の各部位を表記する方法として、わが国ではAmerican Heart Association(AHA)分類を用いることが多い。この分類法は左右冠動脈を15分節に分割して表記 図4 するものであるが、実臨床では個人差が大きいために必ずしもこのとおりに分類できるわけではない。そのため、欧米では各主要冠動脈枝の「近位部」、「中位部」、「遠位部」などと表現している。

IV ● 診断・治療に必要な検査

表1　冠動脈造影の撮像方向

右冠動脈	
撮影角度	診断部位
LAO 50°	RCA全体像
RAO 30°	右室枝，鋭角枝，後下行枝
Cranial 30°	後下行枝，後側壁枝
LAO 45°- Cranial 30°	後下行枝と後側壁枝の分岐部

左冠動脈	
撮影角度	診断部位
RAO 30°	LAD, LCX全体像
RAO 20°-Caudal 20°	LM, LADとLCXの分岐部, OM
Cranial 30°	LAD中間部，対角枝
LAO 45°- Cranial 30°	LAD近位部，対角枝
LAO 60°	LAD, LCX中間部
LAO 45°- Caudal 30°(spider view)	LM, LAD, LCXの分岐
RAO 30°- Cranial 30°	LAD中間部，中隔枝，対角枝

RAO：右前斜位
LAO：左前斜位
Cranial：フラットパネルディテクターが頭側
Caudal：フラットパネルディテクターが足側

撮像角度の呼び方

RAO（right anterior oblique）
患者（心臓）を右斜め前からみる角度

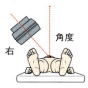

LAO（left anterior oblique）
患者（心臓）を左斜め前からみる角度

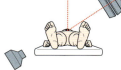

cranial
患者（心臓）を頭側方向からみる角度

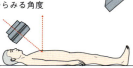

caudal
患者（心臓）を足側方向からみる角度

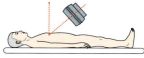

図3 代表的な方向の冠動脈造影

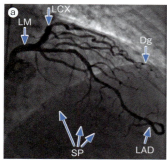

a：RAO・cranial
LADを全体的に評価しやすく，LADの分枝である対角枝や中隔枝の入口部などの描出に優れている。LAD近位部とLCXや高位側壁枝が重なるため，その部位の狭窄度評価には適していない。

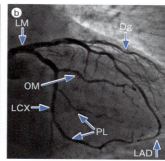

b：RAO・caudal
LAD・cranialとともに最も一般的な角度。LAD, LCX近位部, OM近位部を評価。LCX全体がよく分離されるが，狭窄度の判定の際にはLAOを参考にしなくてはならない場合がある。また，RCA完全閉塞の際，中隔枝の側副血行路が全長にわたって観察可能。

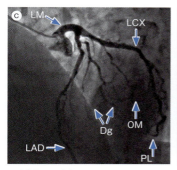

c：LAO・cranial
RAO・caudalとセットで基本的な角度。LMT入口部, LAD, 対角枝の評価に優れている。LCXの中間部および遠位部の評価は，RAO・caudalとセットで評価する。

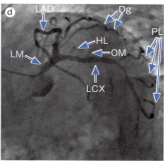

d：LAO・caudal
LMからLAD, LCXの分岐部を評価。蜘蛛が足を広げているような形に見えるため，spider viewとよばれている。

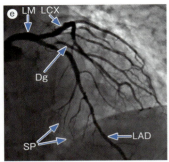

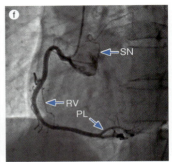

e：cranial
LMT入口部，LAD中間部から遠位部，SP，Dgを評価しやすい。LCX近位部の評価には適していないが，遠位部の評価，特にLCX・dominantの場合の遠位部評価に優れている。

f：LAO
RCA全体像の把握に適している。

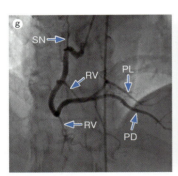

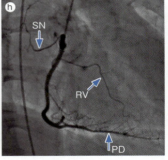

g：LAO・cranial
4PDと4PL(4AV)の分枝および，末梢の各枝の分離を評価。

h：RAO
RCA中間部とRV，AM，PD(中間部～遠位部)を評価。LADの完全閉塞などで，PDからLADの側副血行路が観察しやすくなっている。

LAD：左前下行枝，LM：左主幹部，LCX：左回旋枝，SP：中隔枝，Dg：対角枝，PL：後側壁枝，HL：高位側壁枝，SN：洞結節枝。
右冠動脈4PLは房室結節枝(AV node artery)を出すことから，4AVとも表現される。

図4 冠動脈造影のAHA分類

a：右冠動脈 b：左冠動脈

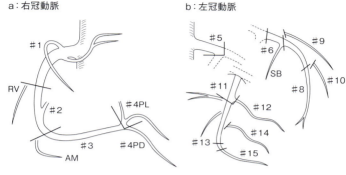

RCA（右冠動脈）	
＃1	入口部から鋭角枝（AM）分岐までの間を二等分した近位側。通常は二等分点の近傍に右室枝（RV）があり，それで代用する
＃2	入口部から鋭縁枝（AM）分岐までの間を二等分した遠位側。RVからAMまで
＃3	鋭縁枝（AM）から後下行枝（PD）と後側壁枝（PL）の分岐部まで
＃4	後下行枝（PD）と後側壁枝（PL）の分岐部より末梢。各々＃4PD，＃4PLと表現する。PLは走行方向によっては，房室結節枝（＃4AV）と表現することも多い

LMT（左冠動脈主幹部）	
＃5	左冠動脈入口部から左前下行枝（LAD）と左回旋枝（LCX）の分岐部まで

LAD（左前下行枝）	
＃6	左回旋枝が分岐した後から第一中隔枝（1st major SB）分岐部まで
＃7	第一中隔枝（1st SB）分岐部から第二中隔枝（D2）分岐部まで。第二対角枝が判然としない場合は，第一中隔枝から先端までの間を二等分した近位側
＃8	第二対角枝（D2）分岐部から先端まで。第二対角枝が判然としない場合は，第一中隔枝から先端までの間を二等分した遠位側
＃9	第一対角枝（D1）
＃10	第二対角枝（D2）

LCX（左回旋枝）	
＃11	左回旋枝入口部から鈍縁枝（OM）分岐部まで
＃12	鈍角枝（OM）
＃13	鈍角枝（OM）分岐部から末梢
＃14	＃13から分岐する後側壁枝（PL）
＃15	＃13から＃14を分岐した後の後下行枝（PD）

IV ● 診断・治療に必要な検査

◆ 冠動脈狭窄度の評価法

冠動脈造影所見から狭窄度を評価する方法には，目視による評価法とコンピューター解析による定量的評価法がある。

目測に基づいたAHA分類では，狭窄度を7段階に分けて表現する。すなわち，造影上狭窄がなく正常と考えられる部位を0%，狭窄度1～25%を25%，26～50%を50%，51～75%を75%，76～90%を90%，91～99%を99%，完全閉塞を100%と表現する。実際には造影遅延のあるものを99%とし，それ以外76%以上の狭窄を90%狭窄とするとしている。

目視の場合には，最も狭窄度の強い撮影方向の狭窄度を採用し，一般的には75%以上を有意狭窄としている。ただし，この狭窄度評価は主観的要素が入るため，狭窄度のみで治療方針を決定すべきではない。また，学会発表，論文作成などにおいては定量的冠動脈造影法（QCA）を用いるべきである。

◆ 冠動脈病変形態の評価法

冠動脈に有意狭窄が存在し，その病変に対して冠動脈インターベンションを施行した場合，予測される初期成功率，合併症リスクを病変形態から評価する方法にAHA/ACC（American College of Cardiology）形態分類 表2 がある。Type A病変は最も成功率が高く，合併症発生リスクが低い。反対に，Type C病変はリスクが高く，成功率が最も低いことが予測される。Type B病変はその中間である。

◆ 側副血行路

冠動脈が完全閉塞（急性心筋梗塞，慢性完全閉塞）している場合，他枝から逆行性に血流を補う血管が発達することがあり，それを側副血行路という。特に慢性完全閉塞病変では側副血行の発達の程度は臨床症状の重症度を左右するだけでなく，完全閉塞病変に対して冠動脈インターベンションを行う際の重要なルートになることがある（逆行性治療：retrograde approach）。表3 に代表的な側副血行路の評価法であるRentrop scoreを示す。

168

表2 AHA/ACC病変形態分類

type A 病変(低リスク)

以下の項目すべてを満たすもの
- 限局性病変(病変長10mm以下)
- 同心性病変
- 病変への到達が容易
- 辺縁がなめらか
- 病変部位の屈曲が45°以下
- 石灰化がないか,あってもごくわずか
- 完全閉塞ではない
- 入口部病変ではない
- 大きな側枝を巻き込んでいない
- 血栓を認めない

type B 病変(中リスク)

以下の項目のうち1つのみ満たすものをtype B1,2つ以上満たすものをtype B2とする
- 円筒状病変(病変長10〜20mm)
- 偏心性病変
- 病変近位部に中等度の屈曲あり
- 辺縁が不整
- 病変部位の屈曲が中等度(45°以上90°以下)
- 中等度から高度の石灰化を認める
- 3カ月以内の完全閉塞
- 入口部病変
- 2本のガイドワイヤーを要する分岐部病変
- ある程度の血栓の存在

type C 病変(高リスク)

以下の項目のうちいずれかに該当するもの
- びまん性病変(病変長20mm以上)
- 病変近位部に高度の屈曲あり
- 高度に屈曲した病変(90°以上)
- 3カ月以上経過した完全閉塞
- プロテクト不能な大きな側枝を有する
- 脆弱な病変を有する変性した静脈グラフト

表3 Rentrop score

Grade 0	側副血行路なし
Grade 1	側副血行路より本幹の側枝が造影される
Grade 2	側副血行路より本幹の一部が造影される
Grade 3	側副血行路より本幹全体が造影される

◆ 冠攣縮誘発試験

安静時や夜間就寝中(明け方)に胸痛発作をきたす冠攣縮性狭心症では，運動負荷試験やHolter心電図，冠動脈CT造影検査では確定診断が得られないことがある。そのような症例においては，カテーテルによる冠動脈造影と選択的冠攣縮誘発試験が必要となる。

誘発試験にはアセチルコリン負荷とエルゴノビン負荷の2種がある。アセチルコリンは半減期が短いため，冠攣縮が誘発されても自然寛解することが多く，多肢冠攣縮の診断が可能である。ただし，アセチルコリン負荷では薬剤注入中に徐脈になることが多く，右室ペーシングが必要になる。一方，エルゴノビン負荷試験は注入に伴う徐脈は生じないため，静脈系へカテーテルを留置する必要はない(p461〜465参照)。

● 注意点

図5 エルゴノビン負荷試験

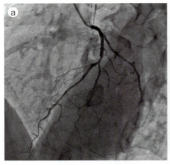
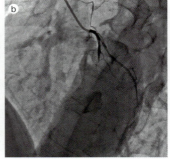
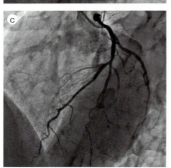

a：左冠動脈のコントロール造影(薬剤注入前)で，狭窄は認められない。
b：はエルゴノビン負荷後の冠攣縮誘発時で，左前下行枝は完全閉塞となった。
c：硝酸薬注入後で，冠攣縮は消失し正常冠動脈造影所見を呈している。

14 電気生理学的検査

　心臓電気生理学的検査は，電極カテーテルを用いて心内心電図を記録するとともに，電極カテーテルからプログラムされた電気刺激を加えることで，徐脈性不整脈および頻脈性不整脈の機序を評価する観血の検査方法である．特に頻脈性不整脈においては電気生理学的検査で頻拍の機序を診断し，同時にカテーテルアブレーションを行うことが多い．

◆ 電気生理学的検査に必要な装置

　電気生理学的検査を施行する際，術野では電極カテーテルとそのケーブル，および電極カテーテル留置のためのシースが必要である（図1）．検査室には専用のアンプ，記録装置，電気刺激装置が必要である（図2）．

図1
検査に必要な
電極カテーテルと
ケーブル

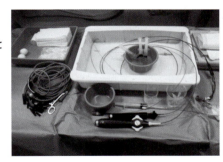

図2
電気刺激装置

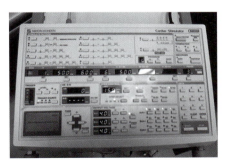

Ⅳ● 診断・治療に必要な検査

◆ 主な電極カテーテルの配置

徐脈性不整脈および頻脈性不整脈の電気生理学的検査時の基本的な電極カテーテルの配置としては，高位右房，His束，右室心尖部である図3。アプローチとしては右大腿静脈が最も簡便であり，トリオシース図4 を用いると1回の穿刺で3本の電極カテーテルが挿入可能である（左大腿静脈では大動脈／総腸骨動脈との交差部で電極カテーテルの操作がやや困難となることがある）。電極カテーテル操作の際は強い押し付けにより静脈や心筋の損傷を起こすこともあるため慎重に行う必要がある。

高位右房に留置する際は右心耳に挿入することが多く，自由壁に留置する際は電気刺激により横隔神経を補足することがあるため注意が必要である。His束に電極カテーテルを留置する際はいったん右室流出路の手前までカテーテルを挿入し，そこからカテー

図3 電極カテーテルの配置

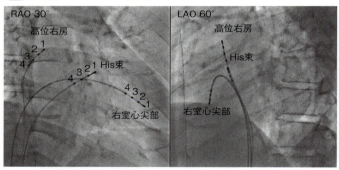

RAO：右前斜位，LAO：左前斜位

図4 トリオシース

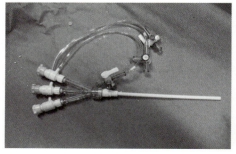

テルを時計回転方向に回しながら三尖弁輪まで引いてくると記録可能となることが多い。右室心尖部に留置する際，右室心尖部の心筋は比較的薄いため，過度の押し付けに十分注意する。

また，心室頻拍や心室細動などの誘発を行う際には右室心尖部と右室流出路から順次プログラム刺激を行うことが多いが，この際は可変式の電極カテーテルを用いるとより簡便である。

頻脈性不整脈，特に発作性上室頻拍や心房細動，心房粗動の電気生理学的検査においてほぼ必須となるのが冠静脈洞内への多極カテーテル留置である。同部位へは，内頸静脈や鎖骨下静脈などの上方からのアプローチと大腿静脈経由で下方からアプローチする方法がある。冠静脈洞の入口部は右房後中隔に位置し，僧帽弁輪を沿うように走行しており，透視でLAO像を見ながらカテーテル先端を後方に向けてカテーテルを進めると挿入可能である 図5。

図5 冠静脈洞への電極カテーテルの挿入方法

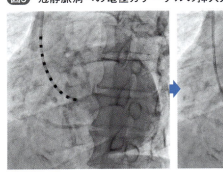
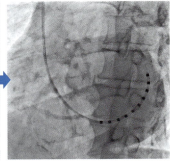

◆ 心内心電図の見方

記録速度は25〜200 mm/秒で行うが，多くの施設で100〜150 mm/秒で記録している（通常の12誘導心電図記録は25 mm/秒であるため4〜6倍の速度で記録を行う）。心内心電図は通常双極（単極でも記録は可能）で記録するが，電極の一番遠位側を1-2と表示し，大きい番号ほど近位の電極番号となる 図3。

心房の興奮であるP波に対応する心内電位をA波，QRS波に対応する心内電位をV波とよび，His束ではA波とV波の間にスパイク状の電位（His束電位）が記録される 図6。

図6 洞調律中の体表面および心内心電図記録

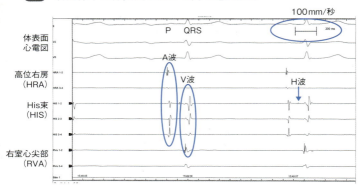

◆ 基本的なプログラム刺激方法

プログラム刺激は刺激部位と刺激方法，刺激頻度を設定する必要がある。通常，心房期外刺激法であれば高位右房から6～8拍程度の基本刺激（S1）を加えた後，最後の1拍（S2）の間隔を徐々に短くする方法であり，2連期外刺激であれば心房不応期よりやや長めに設定したS2の後にさらにもう1拍（S3），3連期外刺激であればS3の後にさらにもう1拍（S4）を追加する。

一方，連続刺激では同じ間隔の刺激周期を徐々に短くしていく方法である。心室頻拍や心室細動などの誘発においては同じプログラム刺激でも異なる場所で刺激を行うと誘発性が高まる。

通常のプログラム刺激で誘発不可能な場合，イソプロテレノールの持続静注を併用しながらプログラム刺激を行う。

15 TILT試験

TILT試験は起立性低血圧，体位性頻脈症候群，神経調節性失神の誘発試験であり，自律神経機能のスクリーニング検査である。

◆ 適応

再発性の失神，ハイリスク例の単回発作（器質的心疾患を有していても心原性疾患が除外されている場合），神経調節性失神の鑑別および治療効果判定。

◆ 方法

● 食事性低血圧の影響を除外するため，空腹時または食後2時間以上の時点で行う。

● 心血管作動薬は前日から休薬する。

● 被検者が失神を起こして転倒する危険があるので，介助者とともに2人以上で行う。

● 血圧・心拍数のモニター下（可能であれば呼吸モニターも）で行う。自動血圧計を用いる場合は，30秒〜1分ごとに血圧・心拍数を測定する。

● 正確な診断のために臥位で10分間以上，血圧・心拍数をモニターする。

● 30秒かけて，TILT tableの傾斜角を60〜80°にする。高度な起立性低血圧の存在があらかじめわかっている場合は，20〜30°の傾斜角で行う。

● 検査中に気分不快や顔面蒼白を認めた場合は，直ちに臥位に戻す。

● 起立性低血圧，体位性頻脈症候群の診断には3分間以上のhead up TILTでよいが，神経調節性失神の誘発には30分以上をかけて，血圧，心拍数，呼吸数を記録する。

Ⅳ● 診断・治療に必要な検査

◆ 評価

●一般にhead up TILTによる収縮期血圧下降＞20mmHg, 拡張期血圧下降＞10mmHg のとき, 起立性低血圧と診断する。

●一般に起立性低血圧がなく, 心拍数増加＞30/分のとき, 体位性頻脈症候群と診断する。

●神経調節性失神では長時間(30分間以上)のTILT中に失神(徐脈を伴う低血圧と意識消失), 前失神(高度のめまい, ふらつき, 聴力低下, かすみ目, 全身脱力感, 嘔気)などがあるかを観察する。

◆ 神経調節性失神, 起立性低血圧の対処法, 治療法

● 神経調節性失神

●治療目的は再発予防, 失神による外傷を避けQOLを向上させることであり, 生命予後には関係しない。非薬物療法として病態の説明(適切な生活指導), 原因の除去(脱水や長時間の立位を避ける), 発作時対処方法の指導(横になったり安全な場所に移動する)が重要である。

●薬物療法としてβ交感神経緊張を和らげる薬物が使用される。鉱質コルチコイド(フロリネフ®), α交感神経作動薬(メトリジン®, エホチール®), β交感神経遮断薬(インデラル®, ロプレソール®など, ただし心抑制型では禁忌)や, 陰性変力作用と副交感神経抑制作用を期待してリスモダン®などが使用されることもあるが, 保険適応を有する薬物はないことに注意が必要。

●また, 重度の心抑制型の再発例などにはペースメーカーが有用であるという報告もある。

● 起立性低血圧

●臥位から立位になると, 通常, 心臓への還流血液量は約30%減少するとされる。圧受容器, 交感神経活性, 血管の収縮, 心拍数増加などで心拍出量を維持しようとするが, どこかに異常があると循環動態を維持できず失神を生じる。治療としては急な起立や脱水を避け, α遮断薬などの中止を行うが, その他は神経調節性失神の治療に準じる。

V

疾患別
診断法・治療法

V ● 疾患別　診断法・治療法

1 虚血性心疾患

　待機的診断・治療を要する安定労作性狭心症と，可及的速やかな治療を要する急性冠症候群の2つに大別される。

◆ 安定労作性狭心症
● まずは自覚症状のチェック
- 労作時にたびたび生じる胸痛。
- 胸痛発作は胸部の中央から左側にかけて比較的広い範囲に生じやすいが，部位を特定できないこともある。
- 胸痛の性状は，圧迫されるような，または締め付けられるような鈍い深部痛。
- 高齢者，心不全合併例は呼吸困難・息切れを主訴とすることがある。
- 糖尿病合併例などでは無症候性の場合がある（無症候性心筋虚血）。冠動脈危険因子を複数有するような症例では，下記検査を安定労作性狭心症に準じて施行する。
- 症状の客観的評価にはCCS分類を用いる 表1 。

表1　CCSの狭心症分類

＜Class Ⅰ＞
歩行や階段を昇るなどの通常の身体活動では狭心症を生じない。仕事やレクリエーションが過度であったり，急激であったり，長時間である場合には狭心症を生じる
＜Class Ⅱ＞
通常の身体活動が軽度に制限される。早足で歩いたり階段を昇るとき，上り坂を歩くとき，食後や寒冷，向かい風の中や感情の高ぶった状態，起床後間もなくの状態で歩いたり階段を昇ったりするときに狭心症を生じる。また平地を2ブロック*以上歩いたり，通常の速度で通常の階段を1階以上昇るときに狭心症を生じる
＜Class Ⅲ＞
通常の身体活動が高度に制限される。通常の速度で平地を1〜2ブロック*歩いたり，通常の階段を1階昇るときに狭心症を生じる
＜Class Ⅳ＞
いかなる身体活動でも苦痛を生じる。安静時でも狭心症症状が出現しうる

＊：1ブロックは50〜100mをさす。

(Circulation 54：522, 1976)

自覚症状を確認した後, 予定する検査

- 発作時心電図はST低下を示す(虚血が高度な場合はST上昇)が, 回旋枝病変では変化を認めにくいこともある。

- 安静時12誘導心電図は, 発作時以外は異常のないことが多く, Holter心電図・運動負荷心電図が必須である。ただし, 運動負荷心電図(トレッドミル試験)は症状が不安定でないことを確認し, また, 聴診および心臓超音波検査などで大動脈弁狭窄症など負荷心電図が禁忌であるものを除外してから行う。

- 負荷SPECT検査は非常に有用な検査であるが, 多枝疾患では画像上虚血が特定できないこともあるため注意が必要。

- ドブタミン(ドブトレックス®)負荷心エコーも虚血部位の同定に有用なことがある。

- 冠動脈CTや心臓MRIも虚血性心疾患の診断に有効。ただし, それぞれの検査の禁忌などに注意。

- 心臓カテーテル検査が狭心症診断のgold standardであり, 前述した検査で心筋虚血が疑われれば, 心臓カテーテル検査を施行。安定型狭心症の診断手順は**図1**を参照。このフローチャートは, 無症候性心筋虚血や冠攣縮性狭心症を含めた診断手順になっている。しかし, このガイドラインは1999年に作成され, その後加筆修正が2度加えられた改訂版であるため, MDCTやMRIは反映されておらず, さらに運動負荷が不可能(不十分)な症例に対する配慮はない。

- このような背景を考慮した診断手順が,「冠動脈病変の非侵襲的診断法に関するガイドライン」に掲載されているので紹介する。

- まず, 患者背景を参考に冠動脈疾患の存在する確率(検査前有病率)を推定する**表2**。運動負荷が可能であり, 心電図診断により虚血診断が可能な安静時心電図であることが確認されれば, 運動負荷心電図を施行する。負荷の結果はDukeスコア(注1)で判定し, 低リスク群, 中等度リスク群, 高度リスク群に分類する**図2, 3**。

(注1) Dukeスコア＝運動時間(分)－5×最大ST下降(mm)－4×胸痛指標(胸痛指標は胸痛がなければ0点, 胸痛があれば1点, 胸痛が運動中止理由なら2点)この値が－11以下なら高リスク, ＋5以上なら低リスクである。

Ⅴ ● 疾患別 診断法・治療法

図1 心筋虚血の診断手順

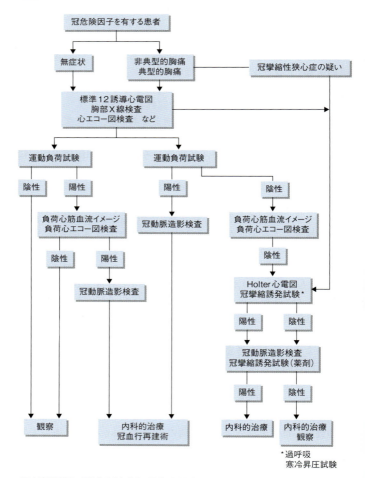

(日本循環器学会:慢性虚血性心疾患の診断と病態把握のための検査法の選択基準に関するガイドライン
(2010年改訂版より引用))

表2 症候および危険因子からみた冠動脈疾患有病確率（%）

胸痛の特徴を単純化して，①胸骨後部に手のひらで押されたような圧迫感，重苦しさが，②労作に伴って出現し，③安静により治まる，の3項目とし，3つ揃えば典型的労作性狭心症，1つ欠けると非典型的狭心症，2つ欠けると非狭心症性胸痛と分類し，これに年齢，性，糖尿病，喫煙，脂質異常症などの危険因子を加えて虚血性心疾患有病率を推定する方法である。

年齢（歳）	非狭心症性胸痛		非定型的狭心症		典型的狭心症	
	男性	女性	男性	女性	男性	女性
35	3〜35	1〜19	8〜59	2〜39	30〜88	10〜78
45	9〜47	2〜22	21〜70	5〜43	51〜92	20〜79
55	23〜59	4〜25	45〜79	10〜47	80〜95	38〜82
65	49〜69	9〜29	71〜86	20〜51	93〜97	86〜84

表中の左の値は糖尿病，喫煙，脂質異常症のない低リスク患者，右の値は糖尿病，喫煙，脂質異常症のある患者の冠動脈疾患のある確率。

（Williams SV, et al：Ann Intern Med 135：530-547, 2001 より引用）

●高度リスク群であれば冠動脈造影検査を優先し，中等度リスクないし判定不能と判断されれば，さらなる診断のために次の非侵襲的検査法を選択する。低リスク群であれば予後は良好であり，経過観察となる。運動負荷心電図に続く非侵襲的検査法の選択肢には，負荷心エコー，負荷シンチグラム，冠動脈CTと負荷perfusion MRI があるが普及度・エビデンスを考慮すると，現状では負荷シンチグラム・冠動脈CTのいずれかが選択される（**図2, 3**）。

●これらの虚血評価を経て冠動脈造影を行った結果，非観血的な検査で指摘された部位に高度狭窄がなく，予想とは異なる部位に中等度狭窄があった場合はどうするべきであろう。最も臨床的に普及している虚血評価する方法としては，プレッシャーワイヤーによるfractional flow reserve（FFR）がある。詳細は他項に譲るが，FFRが0.8を越えるようであれば適切な薬剤投与で経過観察するべきであり，逆に0.8以下でoptimal medication therapyをした場合はイベント発生率が高くなるためPCIを考慮すべきであろう。

V ● 疾患別 診断法・治療法

図2 安定狭心症の診断手順（運動が可能な場合）

図3 安定狭心症の診断手順（運動が不可能な場合）

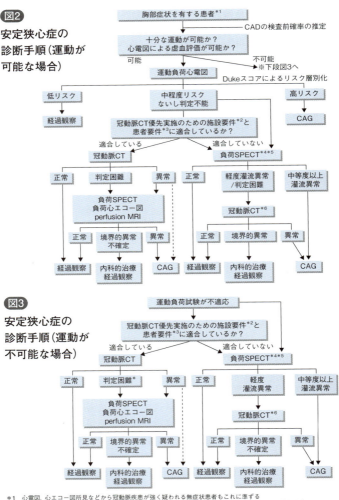

*1 心電図，心エコー図所見などから冠動脈疾患が強く疑われる無症状患者もこれに準ずる
*2 冠動脈CT優先実施のための望ましい施設要件 ・十分な経験を有している ・64列MDCT以上の機種を有している ・鮮明な画像のもとに，適切なレポーティングシステムが稼動している ・CAGとの比較によりCTの特性が評価されている ・被ばく線量の低減プロトコールに取り組んでいる
*3 冠動脈CT実施のための患者要件 ・50歳未満の女性では被ばくに配慮すること ・著しい冠動脈石灰化が予想される患者でないこと（透析者，高齢者など）・血清クレアチニンが2.0mg/dL以上でないこと ・eGFRが60mL/min/1.73m²以下でないこと ・糖尿病患者の場合微量アルブミン尿を含む腎症を認めないこと ・造影剤アレルギーがないこと ・喘息がないこと
*4 ・負荷は運動負荷が望ましい ・17ないし20セグメント法による負荷欠損スコアの評価がされている
*5 ・薬剤の禁忌に注意，施設によっては負荷エコーないし負荷perfusion MRI
*6 冠動脈CT実施のための施設要件 ・十分な経験を有している ・64列MDCT以上の機種を有している
*判定困難 ・高度石灰化，motion artifactによる判定困難 ・境界的狭窄，末梢の細い枝の狭窄

（図2, 3：日本循環器学会，ほか：冠動脈病変の非侵襲的治療法に関するガイドライン（2007-2008年度合同研究班報告）より引用）

◯ 治療
● 診断後は，抗血小板薬〔アスピリン（バファリン配合錠A81®81mg もしくはバイアスピリン®100mg）〕を速やかに内服開始。
● 保存的加療の場合，症状軽減のために β 遮断薬・亜硝酸薬・カルシウム拮抗薬のいずれかを投与。

処方例
以下を適宜併用。処方例の一部

- アスピリン（バイアスピリン®）（100mg）1錠 分1　朝食後
- アテノロール（テノーミン®）（25mg）1錠 分1　朝食後または
  ビソプロロール（メインテート®）（2.5mg）1錠 分1　朝食後
- イソソルビド（アイトロール®）（20mg）2錠 分2　朝，夕食後
- ニフェジピン（アダラートCR®）（40mg）1錠 分1　朝食後
- ニコランジル（シグマート®）（5mg）3錠 分3
- ニトログリセリン（ニトロペン®）（0.3mg）1錠　胸痛時舌下投与

● 冠動脈CTもしくは冠動脈造影により，ハイリスクと考えられる病変およびQOLの改善が見込まれる場合は，PCIもしくは冠動脈バイパス術（CABG）を積極的に考慮 表3。
● 血行再建方法（PCIもしくはCABG）選択に関しては，わが国のガイドライン 表3 があるが，欧米のガイドラインと比較しPCIの適応が厳しい。欧米のガイドラインのほうが最新のエビデンスレベルの高いSYNTAX trialなどを反映していると考えられ

表3 PCI，CABG適応

解剖学的条件	PCI 適応		CABG	適応
1枝/2枝病変	LAD 近位部病変なし	Ⅰ A		Ⅱ bC
	LAD 近位部（入口部を除く）病変あり	Ⅰ C		
	LAD 入口部病変あり	Ⅱ bC		
3枝病変	LAD 近位部病変なし	Ⅱ bB		Ⅰ A
	LAD 近位部病変あり	Ⅲ B		
非保護左主幹部病変	入口部，体部の単独病変あるいは＋1枝病変	Ⅱ bC		
	分岐部病変の単独病変あるいは＋1枝病変	Ⅲ C/Ⅱ bC		
	多枝病変	Ⅲ C		

V ● 疾患別　診断法・治療法

るが，このSYNTAX trialでは第1世代の薬剤溶出性ステントが使用されており，すでに現状と解離している。現在では第2世代の薬剤溶出性ステントが主体であり，さらなる最新のエビデンスが必要と考えられる。このような現状のため臨床現場では，このガイドラインを参考にしつつ個々の施設の臨床成績・経験や患者の臨床的背景・解剖学的条件を考慮し，内科医・外科医のディスカッションのうえ決定されるべきと考えられる。

◆ 非ST上昇型急性冠症候群

●自覚症状により，Braunwald分類の3型（新規発症型，増悪型，および安静時型）に分類される 表4。
　①3型いずれも可及的速やかな入院精査・加療の対象となる。
　②短期リスク評価 表5 は，治療方針決定に有用である。

● 確定診断に必要な検査

●運動負荷はリスクを伴うため，原則禁忌である
●安静時12誘導心電図でのST-T変化，心エコーでの他の胸痛疾患との鑑別，また採血を施行し，白血球，クレアチンキナーゼ（CK）の上昇，トロポニンの上昇などについて速やかにチェックする。
●リスク評価は，初期診断時の重要なポイントである 表5。
●短期リスク評価に基づき，低リスクであれば冠動脈CT，中等度から高リスクであれば，冠動脈造影検査を検討する

● 治療 図4

●短期リスク評価に基づいた治療戦略を立てる。
●トロポニン上昇，もしくは症状が安定しない場合は，より早期の冠動脈造影およびPCIを考慮する。
●抗血小板薬は，DAPT〔アスピリン（バイアスピリン®）＋クロピドグレル（プラビックス®）もしくはプラスグレル（エフィエント®）のローディングドーズ〕を可及的早期に開始。
●冠動脈造影で病変存在が確認された場合，速やかに血行再建（PCIもしくはCABG）を考慮。

表4 Braunwald分類

<table>
<tr><th colspan="2"></th><th>内容</th><th>年間死亡率・
心筋梗塞発症率</th></tr>
<tr>
<td rowspan="3">重症度</td>
<td>I</td>
<td>1. 発作が新しく生じたもの
2. 高度の狭心症発作を認め，憎悪型のもの
狭心症が最近2カ月以内に認められるもので
①狭心症発作が高度
②1日3回以上の発作がある
③軽労作で狭心症発作が高頻度に誘発される
　（過去2カ月より以前に狭心症は認めていない）</td>
<td>7.3%</td>
</tr>
<tr>
<td>II</td>
<td>亜急性安静時狭心症
現在症状はないが，1カ月前から48時間前までに1
回以上の安静時狭心症発作が認められたもの</td>
<td>10.3%</td>
</tr>
<tr>
<td>III</td>
<td>急性安静時狭心症
48時間以内に1回以上の安静時狭心症発作が認められ
たもの</td>
<td>10.8%</td>
</tr>
<tr>
<td rowspan="3">臨床的環境因子</td>
<td>A</td>
<td>二次性の不安定狭心症
心筋虚血の増強が，冠動脈障害以外の条件で引き
起こされるもの
例）貧血，感染，発熱，低血圧，頻脈性不整脈，
　　甲状腺中毒症呼吸不全に伴う低酸素血症など</td>
<td>14.1%</td>
</tr>
<tr>
<td>B</td>
<td>一次性の不安定狭心症
冠動脈障害来の狭心症</td>
<td>8.5%</td>
</tr>
<tr>
<td>C</td>
<td>心筋梗塞後の不安定狭心症
2週間以内に証明された心筋梗塞の既往</td>
<td>18.5%</td>
</tr>
<tr>
<td rowspan="3">治療の程度</td>
<td>1</td>
<td>治療せず，あるいは最少の治療をしているもの</td>
<td></td>
</tr>
<tr>
<td>2</td>
<td>慢性安定型狭心症の標準的治療をしている間に生じたもの
①経口β遮断薬
②経口Ca拮抗薬
③経口，貼布亜硝酸薬の通常量の投与
3種の通常量の投与</td>
<td></td>
</tr>
<tr>
<td>3</td>
<td>3種の薬剤すべて最大量投与し，さらに亜硝酸薬の点滴静注治療
中に発作が出現したもの</td>
<td></td>
</tr>
<tr>
<td colspan="2">心電図変化</td>
<td>狭心症発作中に心電図上ST-T変化が認められるかどうか？</td>
<td></td>
</tr>
</table>

記載方法の一例：誘因のない新規発症の患者を初診した場合は I-B-1 と記載する

(Am J Cardiol 2002；90：821, Circulation 1989；80：410)

V ● 疾患別 診断法・治療法

表5 急性冠症候群（非ST上昇型急性心筋梗塞，不安定狭心症）における短期リスク評価

評価項目	高リスク（少なくとも下記項目のうち1つが存在する場合）	中等度リスク（高リスクの所見がなく，少なくとも下項目のうちどれか1つが存在する場合）	低リスク（高あるいは中等度リスクの所見がなく，下記項目のどれかが存在する場合）
病歴	■先行する48時間中に急激に進行している	■心筋梗塞，末梢血管疾患，脳血管障害，冠動脈バイパス手術の既往 ■アスピリン服用歴	
胸痛の特徴	■安静時胸痛の遷延性持続（> 20分）	■遷延性（> 20分）安静時狭心症があったが現在は消退しており，冠動脈疾患の可能性が中等度～高度である ■夜間狭心症 ■安静時狭心症（> 20分）はなく過去2週間にCCSクラスⅢまたはⅣの狭心症の新規発症または憎悪があり，冠動脈疾患の可能性が中等度～高度である	■持続時間，頻度，強度が憎悪している狭心症 ■より低い閾値で生じる狭心症 ■過去2週間～2カ月以内の新規発症の狭心症
臨床所見	■おそらく虚血と関連する肺水腫 ■Ⅲ音または新規または憎悪するラ音 ■低血圧，徐脈，頻脈 ■年齢> 75歳	■年齢> 70歳	
心電図	■一過性のST変化（> 0.05mV）を伴う安静時狭心症 ■新規または新規と思われる脚ブロック ■持続性心室頻拍	■T波の変化 ■異常Q波または安静時心電図で多くの誘導（前胸部，下壁，側壁誘導）におけるST下降（< 0.1mV）	■正常または変化なし
心筋マーカー	■心筋トロポニンT（TnT），I（TnI）の上昇（> 0.1ng/mL），またはCK-MBの上昇	■TnT, TnIの軽度上昇（0.01～0.1ng/mL），またはCK-MBの上昇	■正常

図4 短期リスク評価に基づいた治療戦略

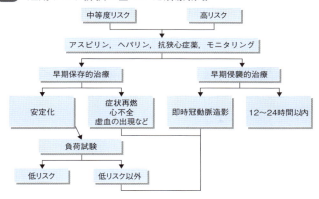

◆ ST上昇型急性心筋梗塞 図5

● 持続する胸痛および胸部不快感により診断可能
- 冷汗を伴う,漠然と感じる不安感など心筋梗塞に特徴的な症状。
- ただし,糖尿病合併例などにおいては,症状が乏しいこともある。

● 12誘導心電図は不可欠
- ST上昇型の場合は,12誘導心電図でほぼ確定診断が得られる。
- 非ST上昇型の場合は,II, III, aV_FでのST低下を認めることがある。

図5 ST上昇型急性心筋梗塞の治療戦略

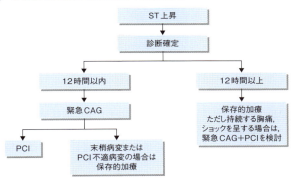

V● 疾患別　診断法・治療法

●採血(白血球, CK上昇など), 心エコーで確定診断する。
●速やかに冠動脈造影に移行する。

● 治療
●原則, PCIによる再灌流療法が適応→より早い再灌流が大事。
●抗血小板薬の投与に関しては, 不安定狭心症で, 早期の冠動脈
造影・血行再建を考慮した場合と同様, 可及的速やかにDAPTを
開始する。

◆ 冠動脈インターベンション
● 安定狭心症に対するPCI
●トレッドミル運動負荷心電図, 負荷SPECT検査などで虚血が証
明されていることがPCI適応の原則。
●多枝病変で虚血の責任病変があいまいな場合, プレッシャーワ
イヤーによるFFR測定が有用。
●PCI適応と判断した場合, 近い将来(半年以内)に出血が予想され
るような事態(内視鏡によるポリペクトミーなど)がないことを
確認のうえ, 原則薬剤溶出性ステントを留置。
●アプローチサイトは複雑病変である場合を除き, 橈骨アプロー
チが主流であり, 止血に関しては, ラディアルバンドなどを使用。
●ラディアルバンドの止血プロトコール
　①PCI後, 12〜14 cc程度の空気注入を行い, 出血がないことを確
　　認(もし不完全な止血であれば適宜1〜2 ccを追加)。
　②1時間後に2 cc減圧, 3時間後にさらに2 ccを減圧, 4時間後にバ
　　ンドを外す。
●石灰化病変, 左主幹部病変, 高度屈曲病変などの複雑病変に対し
ては, 大腿動脈アプローチを考慮するが, その際も安静時間の短
縮を考慮し, 止血デバイス(当院では簡便という理由でアンジオ
シールを用いている)を使用。

● 不安定狭心症および急性心筋梗塞に対するPCI
●緊急PCIを必要とする場合, アプローチサイトは原則オペレー
ター判断によるが, ショックバイタル, 多くの冠動脈危険因子を
有し高度動脈硬化病変の存在が疑われる場合, などは大腿動脈
アプローチを選択することが多く, 高齢者で安静の維持が困難

である場合は橈骨アプローチとしている。
●抗血小板薬のローディングを行う（以下を内服）。
アスピリン81 mg or 100 mg
＋クロピドグレル300 mg
もしくは
アスピリン81 mg or 100 mg
＋プラスグレル20 mg
●血栓主体の病変に対しては，ダイレクトステンティングを考慮。
●多量血栓の存在が考えられるケースは，可能な限り血栓吸引，さらに末梢保護デバイスを使用する。
●ステント種類に関しては，PCI後早期に出血イベント（悪性腫瘍に対する手術）のないことが確認されれば，最近のデータにより薬剤溶出ステント（DES）の安全性は十分に証明されていることから，薬剤溶出ステント（DES）を積極的に使用する。

● 冠動脈インターベンション後の抗血小板療法

いまだ議論の余地はあるが，基本的にベアメタルステント（BMS）の場合は1カ月，DESを使用した場合は2剤の抗血小板薬（DAPT）を最低1年間は継続。

高齢者，および出血リスクのある患者に関しては，DAPT期間を6カ月に短縮する場合がある 表6 。なお，このDAPT投与期間に関しては，現在進行中の研究結果により変更される可能性がある。

表6 抗血小板薬の長期経口投与

使用ステント	薬剤（1日1回服用）	継続期間
ベアメタルステント（BMS）	アスピリン81～100 mg〔バイアスピリン®（100 mg）1錠or バファリン配合錠A81®（81 mg）1錠〕＋クロピドグレル〔プラビックス®（75 mg）1錠〕or プラスグレル〔エフィエント®（3.75 mg）1錠〕	2剤服用は1から3カ月以降は1剤に減量
薬剤溶出性ステント（DES）	アスピリン81～100 mg〔バイアスピリン®（100 mg）1錠or バファリン配合錠A81®（81 mg）1錠〕＋クロピドグレル〔プラビックス®（75 mg）1錠〕or プラスグレル〔エフィエント®（3.75 mg）1錠〕	2剤服用は最低1年以降はさまざまな所見により決定

（ACC/AHA 2007 ガイドライン：急性冠症候群における退院後の抗血小板療法より引用）

Ⅴ● 疾患別 診断法・治療法 / 不整脈

2 ①徐脈性不整脈

◆ 疾患の概要

心拍数は50拍/分以下の状態を徐脈とよぶが，徐脈を起こす場合は刺激伝導系のどこかに異常が生じている可能性が高い。洞結節の機能異常は洞不全症候群，房室結節の伝導障害は房室ブロック，脚枝の伝導障害は脚ブロックとよばれている。

徐脈症例に対する治療方針の重要なポイントは，経過観察でよい症例と，ペースメーカー植え込みが必要である症例を見極めることである。

◆ 徐脈性不整脈の分類

● 洞不全症候群

洞結節の機能障害もしくは洞房伝導の障害による徐脈性不整脈であり，Ⅰ〜Ⅲ型に分類される。Ⅰ型は持続性洞性徐脈，Ⅱ型は洞停止または洞房ブロック，Ⅲ型は徐脈頻脈症候群である。

● 房室ブロック

心房から心室への伝導遅延もしくは途絶を生じた状態を房室ブロックとよび，心電図所見の程度によりⅠ〜Ⅲ度に分類される。Ⅰ度房室ブロックは房室伝導時間の延長が認められる場合，Ⅱ度は房室伝導がときどき途絶する場合，Ⅲ度は房室伝導が認められない場合である。

◆ 原因

洞不全症候群の原因としては，洞結節およびその周囲組織の細胞変成や線維化であるが，その原因は不明であることが多い。徐脈頻脈症候群では特に発作性心房細動との合併が多く，心房細動に対する抗不整脈薬などの使用により顕著となる症例も認められる。

房室ブロックは無症状で経過するものから，脳虚血症状や心不全症状を起こすもの，症例によっては突然死をきたすものまでさまざまである。原因がわからず特発性と診断される場合もあるが，心筋炎や虚血性心疾患，サルコイドーシス，アミロイドーシス，心臓手術後などの基礎心疾患を有する場合や，β遮断薬，Ca拮抗薬

190

および抗不整脈薬の内服や電解質異常が原因となることもあるため，これらの疾患を念頭に入れて病歴を聴取する必要がある。

また，発作性房室ブロックは，強い伝導障害が急速に進行している可能性があり，突然の房室ブロックは接合部からの補充収縮がすぐに出現しないこともあるため緊急を要することがあるので慎重な対応が望まれる。

◆ 診断
● 症状
徐脈性不整脈は健診で指摘されるなど，自覚症状がない症例がほとんどであるが，確認すべき重要な症状は，徐脈に伴う脳虚血症状（失神，眼前暗黒感など）と，運動時の不十分な心拍応答による症状（労作時の息切れ，動悸など）である。特に脳虚血症状を伴う症例では緊急を要する場合があるため注意が必要である。

また，徐脈を引き起こすような薬剤や疾患の有無も念頭に入れて病歴を聴取することも必要である。

● 心電図所見
徐脈性不整脈の診断の基本は心電図の読影である。通常の12誘導心電図で記録されない場合は，Holter心電図や運動負荷心電図も有効である。

● 洞不全症候群
洞不全症候群は洞性徐脈，洞停止，洞房ブロックなどの心電図所見を呈するものの総称であり，Rubensteinらが示したⅠ～Ⅲ群に分類される。Ⅰ群は洞周期＜50拍/分の洞性徐脈，Ⅱ群は洞房ブロック **図1** あるいは洞停止 **図2**，Ⅲ群は徐脈頻脈症候群である。

病態のイメージとしては，Ⅰ群は洞結節の興奮が単純に遅いもの，Ⅱ群は洞結節の興奮が休んでしまうものが洞停止，または洞結節の興奮は一定であるが洞結節から心房への興奮がときどき途絶えるものが洞房ブロックであり，Ⅲ群は心房での頻脈が停止した際，通常であれば1.5秒以内に洞結節が働き始めるはずがその反応が鈍いものをさす。

図3 は徐脈頻脈症候群の心電図所見である。発作性心房細動の停止時に著明なRR間隔の延長を認め，RR延長時にP波が認められないことより洞不全症候群と診断される。心房細動停止後5秒で房

室接合部からの補充調律(J)が出現し，正常洞調律に回復する(P波が出現する)まで17秒経過している。

図1 洞房ブロックの心電図

1拍目と4拍目の後に正常洞調律時の約2倍のRR間隔の延長が認められ，洞房ブロックと診断される。

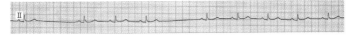

図2 洞停止の心電図

11拍目と2拍目の間に約2.6秒の洞停止が認められる。

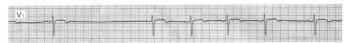

図3 徐脈頻脈症候群

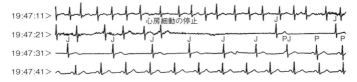

● 房室ブロック

房室ブロックは心房−心室間の伝導障害の程度により，Ⅰ〜Ⅲ度に分類される。

Ⅰ度房室ブロックはPR間隔が延長しているが，心室への伝導が途切れることがない状態である。

Ⅱ度房室ブロックは心室への伝導がときどき途絶してP波に続くQRSが脱落するものであるが，脱落の形式によりMobitz Ⅰ型(Wenckebach型)とMobitz Ⅱ型に分類される。Mobitz Ⅰ型(Wenckebach型)は1拍ごとにPR間隔が徐々に延長してQRSが脱落する 図4 が，Mobitz Ⅱ型はPR間隔の変化なく突如としてQRSが脱落するものである 図5 。また，2拍以上QRSが脱落する場合を高度房室ブロックという。

Ⅲ度房室ブロックは心房−心室間の伝導が完全に途絶えた状態であり，完全房室ブロックともよばれる 図6 。完全房室ブロック

図4 Mobitz Ⅰ型(Wenckeback型)房室ブロックの心電図

PR間隔が延長した後にQRSが脱落している。

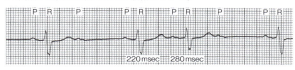

図5 Mobitz Ⅱ型房室ブロックの心電図

PR間隔の延長なくQRSが脱落している。

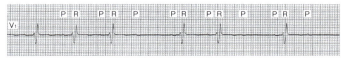

図6 完全房室ブロック

P波の周期とQRSの周期が完全に独立しており、完全房室ブロックと診断される。QRSは40拍／分の房室接合部調律(J)である。

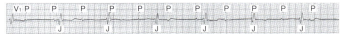

になると心拍の維持のため房室接合部や心室から補充調律が出現し、心房と心室が異なる周期で収縮する状態となる。補充収縮のQRS幅が狭く洞調律時とほぼ同様の波形であり、50～60拍／分の頻度であれば房室接合部からの補充収縮であるため突然停止する可能性は低いが、QRS幅が広くかつ遅い場合(40拍／分以下)は心室からの不安定な補充収縮であるため、一時的ペーシングを行うなどして緊急の対応が必要となる。

◆ 治療

徐脈性不整脈の治療の基本は、ペースメーカー植え込みを考慮すべきかどうかの決定である。基本的には失神などの有症候性徐脈性不整脈症例ではペースメーカー植え込みの適応となることが多い(p232～233参照)。

徐脈頻脈症候群症例に対しては、心房細動に対するカテーテルアブレーションにより発作性心房細動の根治が可能であればペースメーカー植え込みを回避できる可能性もあるため専門医にコンサルトすべきである。

V ● 疾患別　診断法・治療法／不整脈

2 ②頻脈性不整脈

◆ 疾患の概要

　頻脈性不整脈は上室性と心室性に大別されるが，経過観察でよいものから緊急処置を要するものまで，さまざまである。

　診断の基本は心電図検査であり，12誘導心電図を記録することで不整脈の機序や出現部位を推察することが可能となることがあり，さらに，その後の治療薬剤の選択や非薬物治療の適応などの治療方針を立てるうえでも重要となってくる。

◆ 分類

● 上室不整脈

　主に心房に由来する不整脈であり，房室接合部が関与する不整脈も一部含まれる。

主な疾患：上室期外収縮，心房細動，心房粗動，心房頻拍，房室回帰性頻拍（WPW症候群），房室結節回帰性頻拍。

● 心室不整脈

　心室に由来する頻脈性不整脈であり，器質的心疾患を伴う場合と伴わない場合（特発性）に大別される。

主な疾患：心室期外収縮，心室頻拍，心室細動。

◆ 原因

　上室不整脈の多くは原因不明であるが，心房細動では甲状腺疾患や器質的心疾患（弁膜症，心筋症など）が原因となることもある。一方，心室不整脈では，器質的原因を有さない特発性心室頻拍や特発性心室細動（Brugada症候群など）の場合もあるが，虚血性心疾患や心筋症による心筋の線維化に伴いリエントリー回路が形成される場合も多く，基礎疾患の確認が必要となる。

◆ 診断
● 症状

病歴を聴取するうえでのポイントは自覚症状の起こり方と治まり方をしっかり聞くことである。特に発作性上室頻拍が疑われる場合は，このポイントを抑えておく必要がある。

典型的な発作性上室頻拍であれば発作の開始と停止をはっきり自覚できることが多いが，洞性頻脈では徐々に心拍数が低下して症状が改善する場合が多い。また，失神の有無は心室不整脈において重要な所見であるが，心機能が正常な上室不整脈であっても過度の頻脈状態や，徐脈頻脈症候群の合併があると失神をきたすこともあるので注意が必要である。

● 心電図
● 発作性上室頻拍

QRS幅が正常かつRR間隔が規則正しい頻拍を総称して発作性上室頻拍という。

発作性上室頻拍の多くはリエントリーを機序とする不整脈であり，特に日常臨床で多く遭遇する発作性上室頻拍としては房室結節回帰性頻拍と房室回帰性頻拍が挙げられる。この2つの頻拍はともに逆行性P波がQRS直後に存在することや，房室結節の伝導を抑制するような薬剤〔ベラパミル（ワソラン®）やアデノシン3リン酸（アデホスコーワ®）など〕が発作の停止に有効であることなどの共通点を有しているが，カテーテルアブレーションにより高い成功率で根治可能であるため，術前診断の点においても可能な限り12誘導心電図を記録してこの両者を鑑別することは重要である。

●WPW症候群・房室回帰性頻拍

Wolff-Parkinson-White（WPW）症候群は，心房と心室間に房室結節以外の電気的交通路である副伝導路（Kent束）を有する疾患である。副伝導路の順行性伝導（心房から心室への伝導）を認める場合を顕性WPW症候群といい，認められない症例を潜在性WPW症候群とよんでいる。

両者の大きな違いは非発作時の12誘導心電図で特徴的な所見の有無であり，顕性WPW症候群では①PR時間の短縮（0.12秒），②Δ波の存在，③QRS幅の延長（≧0.12秒）が認められる。顕性WPW

V ● 疾患別　診断法・治療法／不整脈

症候群における Δ 波およびQRS波形は副伝導路からの順行性伝導と房室結節からの順行性伝導の融合波形であり，運動負荷時や上室性期外収縮出現時に波形が変化することがある。副伝導路の伝導が有意な際はQRSがよりwideになり，副伝導路が不応期となれば Δ 波は消失しnarrow QRSとなる。また，副伝導路の存在部位により Δ 波の極性も異なるため，12誘導心電図である程度の存在部位を推定することが可能である。

　簡便に鑑別する方法としてはまずV1誘導で高いR波を示す場合をA型，rS patternを示す場合をB型，QrまたはQS patternを示す場合をC型とし，A型であれば左側，B型であれば右側，C型であれば中隔の副伝導の存在が疑われる。またⅡ・Ⅲ・aVF誘導で陰性の Δ 波が認められれば後壁側に副伝導路が存在することが多い。局在診断の細かなアルゴリズムに関してはいくつか提唱されているが，簡便な局在診断[1]を **図1** に示す。

　WPW症候群で出現する代表的な頻拍が正方向性房室回帰性頻拍であり，通常は房室結節を順行性，副伝導路逆行性に伝導する（副伝導路を順行性，房室結節を逆行性に伝導する逆方向性房室回帰性頻拍は顕性WPW症候群で認められることがありQRSの幅広い頻拍となる）。

　特に Δ 波のない潜在性WPW症候群においては，房室結節回帰性頻拍との鑑別が診断において重要となってくる。房室結節回帰性頻拍の逆行性P波はQRSに重なるように認められるのに対し，正方向性房室回帰性頻拍の頻拍中の逆行性P波はQRS後方に存在し，多くはST部分に重なるように認められる **図2** 。

●房室結節回帰性頻拍

　房室結節回帰性頻拍は，房室結節内の正常な伝導路である速伝導路と遅伝導路の間を旋回するリエントリー性頻拍である。本頻拍は遅伝導路を順行性に，速伝導路を逆行性に伝導する通常型，速伝導路を順行性，遅伝導路を逆行性に伝導する希有型に分類され，通常型が約90％を占めている。

　通常型房室結節回帰性頻拍は心内心電図所見上，心房と心室がほぼ同時に興奮しているため，12誘導心電図において逆行性のP波がはっきりしないことが多い。このため，非発作時と発作時の12誘導心電図を比較することが肝要である。典型的には特にV1誘

図1 副伝導路の局在診断のためのフローチャート

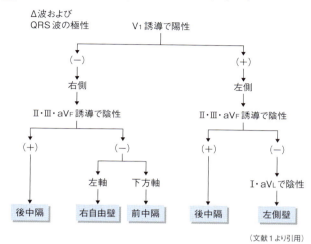

(文献1より引用)

図2 房室回帰性頻拍の12誘導心電図

a, b：正方向性房室回帰性頻拍時の12誘導心電図。ST部分に重なるように逆行性P波（P'）が認められる。
c：同一症例における非発作時の心電図。ST部分は平坦であり，発作時のST変化はP'によるものと確認できる。

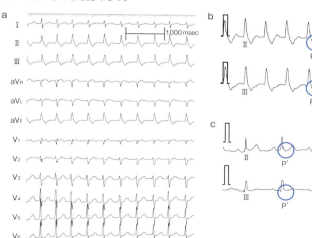

V● 疾患別　診断法・治療法／不整脈

導においてS波終末部に認められるpseudo r波として逆行性P波が認められることがある。また，その他の所見としては非発作時と比較してS波の波高が異なっていることなどに注意を払うことも重要である（図3）。

また，頻拍が出現する際には上室期外収縮出現後に大幅なPR時間（＞0.20秒）の延長を伴ってから頻拍が開始することが多く，この所見は期外収縮により速伝導路が不応期となり遅伝導路を順伝導したことを示唆している。このことは房室結節回帰性頻拍の診断に重要な所見であり，前述の房室回帰性頻拍には認められないことが多い。

希有型房室回帰性頻拍は遅伝導路を逆行性に伝導する結果として逆行性P波はQRSから離れたところ（PR時間＜RP時間）に出現するLong RP'頻拍となるため心房頻拍との鑑別が重要となる。

12誘導心電図においては冠状静脈洞入口部付近が最早期心房興奮部位であり右房を上行するためⅡ・Ⅲ・aV_F誘導で陰性の逆行性P波が認められる。この所見のみでは下位右房起源の心房頻拍と

図3　房室結節回帰性頻拍の12誘導心電図

a, b：通常型房室結節回帰性頻拍時の12誘導心電図。逆行性P波（P'）はQRSに重なっているためS波直後のノッチとして認められる。
c：同一症例における非発作時の心電図。発作時に認められたS波直後のノッチはなく，Ⅱ誘導のS波は発作時より浅くなっている。

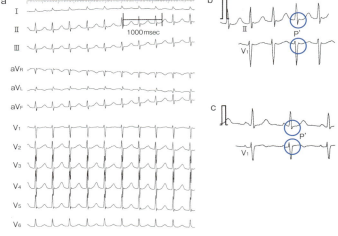

の鑑別は困難なこともあるが，Long RP'頻拍をみた際には念頭におく必要がある。

● 心房粗動

心房粗動は心電図において300拍/分前後の規則正しい鋸歯状の心房興奮波を認める不整脈であり，通常型(common)と非通常型(uncommon)に大別される。

通常型心房粗動における心房内興奮伝播様式は心房中隔を上行，右房自由壁を下行し三尖弁輪を反時計回転に旋回する形となる。この際の12誘導心電図ではⅡ・Ⅲ・aVF誘導で陰性の鋸歯状波が認められる。またV1誘導での陽性，V5-6誘導で陰性の粗動波が認められるのも特徴である 図4 。

図4 通常型心房粗動の12誘導心電図

a, b：通常型心房粗動の12誘導心電図。Ⅱ・Ⅲ・aVF・V5-6で陰性，V1で陽性の粗動波を認める。

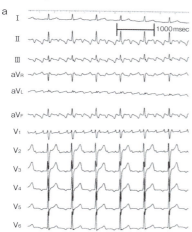
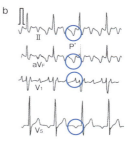

これに対しⅡ・Ⅲ・aVF誘導で陽性の粗動波が認められる場合を非通常型心房粗動とよび,三尖弁輪を時計回転方向に旋回するreverse common型とそれ以外(僧帽弁輪や肺静脈周囲など左房内を旋回する心房粗動など)に分けられる。reverse common型心房粗動は通常型に比較して緩やかな陽性粗動波をⅡ・Ⅲ・aVF誘導で認め,興奮回路も通常型と同じであるため粗動周期も類似している。胸部誘導でも通常型と反対にV₁誘導で陰性,V₅₋₆誘導で陽性の粗動波が認められる図5。

左房起源の心房粗動は,Maze手術や肺静脈隔離術などの左房アブレーション施行後に合併することがある。心電図所見としてはⅡ・Ⅲ・aVF・V₁誘導で陽性,Ⅰ・aVL・V₅₋₆で陰性の粗動波を認めるとの報告[2,3]もあるが,これらの旋回路は左房前壁を下降,後壁を上行するような興奮伝播様式を示すことが多いようである図6。

マッピングシステムの向上に伴い実際の左房内のリエントリー回路を同定できるようになってきたが,現在のところ12誘導心電図のみでの診断は困難であることが多い。

図5 非通常型心房粗動(reverse common型)の12誘導心電図

a, b:非通常型心房粗動(reverse common型)の12誘導心電図。Ⅰ・Ⅱ・Ⅲ・aVF,V₅₋₆で陽性,V₁で陰性の粗動波を認める。

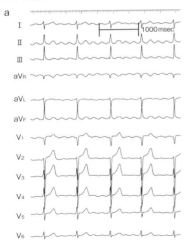
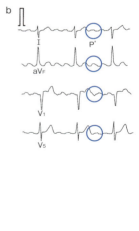

図6
非通常型心房粗動(左房起源)の12誘導心電図

Ⅱ・Ⅲ・aV_F, V_1で陽性, Ⅰ・V_6で陰性の粗動波を認める。本症例は左房起源のリエントリー性心房頻拍であった。

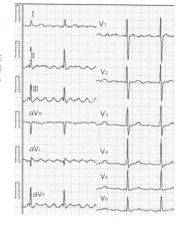

● **心室頻拍**

心室頻拍は幅広いQRS波形を示す不整脈であるが,時として脚ブロックや心室内変行伝導を伴う上室頻拍との鑑別が必要となる。出現している不整脈の起源が心室であることを示す心電図所見の特徴として①QRS幅が広い(>0.14秒),②房室解離が認められる,③心房興奮からの心室捕捉による融合波形が認められる,④著明な右軸または左軸偏位が認められることが挙げられる。

変行伝導を伴う上室頻拍はHis-Purkinje系を介して心室に伝播するためQRSが0.14秒を超えることはまれ(抗不整脈薬などの影響があれば0.14秒を超えることもあるが)であり,通常の脚ブロックに類似した波形となる。頻拍中に頻拍周期に関係なくP波が認められる所見を房室解離といい,この所見は頻拍中の室房伝導がないために心房と心室が異なるリズムで興奮していることを示唆している。また頻拍中に洞調律時のQRSとの中間波形が認められることがあるが,この所見は心房から興奮が房室結節を経由して心室まで伝導したこと意味しており心房や房室結節が頻拍回路と無関係であることを示唆する。

これらの所見は認められれば95%以上の確率で心室頻拍であるとの診断ができるが,実際には房室解離などの特徴的な所見が認められないことは多々あるため,Brugadaらによる12誘導心電図で

V ● 疾患別　診断法・治療法／不整脈

の心室頻拍と変行伝導を伴う上室頻拍の鑑別方法[4]を 図7 に示す。

　また心室頻拍の起源を同定するためには12誘導心電図の記録が不可欠である。大まかには右脚ブロック型であれば左室，左脚ブロック型であれば右室起源，下方軸であれば流出路や高位前壁側，上方軸であれば心尖部や下壁側が起源と考えられる。

　特発性心室頻拍は右室・左室流出路や左脚後枝領域などある程度特定された部位から発生することが多いが，基質的心疾患を有する症例，特に陳旧性心筋梗塞に合併する心室頻拍は同一症例に複数の波形が出現することがある。

図7　心室頻拍と変行伝導を伴うwide QRS頻拍の鑑別

Step 1　すべての胸部誘導でRS patternがない（concordant pattern）

　　　　Yes：心室頻拍　　　　No：Step 2へ

Step 2　RS間隔＞100ミリ秒の所見を1つ以上胸部誘導で認める

　　　　Yes：心室頻拍　　　　No：Step 3へ

Step 3　房室解離を認める

　　　　Yes：心室頻拍　　　　No：Step 4へ

Step 4　右脚ブロック型頻拍のとき

　　　　V1誘導で　　①単相性R波
　　　　　　　　　　②QRまたはRS pattern
　　　　V6誘導で　　①R/S＜1
　　　　　　　　　　②QSまたはQR pattern
　　　　左脚ブロック型頻拍のとき

　　　　V1またはV2誘導で
　　　　　　　　　　①R波の幅が30ミリ秒以上
　　　　　　　　　　　S波の最下点まで60ミリ秒以上
　　　　　　　　　　　S波にノッチあり
　　　　V6誘導で　　①QRまたはQS pattern
　　　　Yes：心室頻拍　　　　No：変行伝導を伴う，上室頻拍

（文献4より引用）

●**特発性流出路起源心室頻拍**

　特発性流出路起源心室頻拍の多くは非持続性心室頻拍が反復し

202

て認められることが多く，ときとして運動負荷や精神的緊張などで持続性心室頻拍となることもある．心室プログラム刺激では誘発・停止が不可能であることが多く，β遮断薬やベラパミルがある程度有効であることより撃発活動（triggered activity）がその機序と考えられている．

流出路起源心室頻拍の多くは左脚ブロック・下方軸を示し，右室流出路を起源とすることが多い 図8a が，同型の心室頻拍のうち肺動脈[5]やValsalva洞左冠尖[6,7]が起源となる場合も報告されている．

図8　特発性心室頻拍の12誘導心電図

a：右室流出路起源特発性心室頻拍
頻拍周期は380ミリ秒（157/秒），左脚ブロック・下方軸であり，V_3誘導のR/Sは1.0以下である．

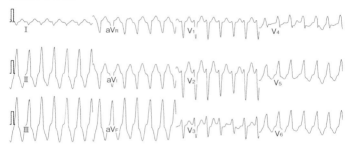

b：特発性左室起源心室頻拍
頻拍周期は390ミリ秒（153/秒），QRS幅140ミリ秒，右脚ブロック・左軸偏位の心室頻拍であり本症例は左脚後枝領域へのカテーテルアブレーションにより頻拍は停止した．

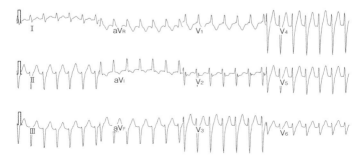

V● 疾患別　診断法・治療法／不整脈

　右室流出路と左冠尖起源心室頻拍の鑑別点としては①V$_1$または V$_2$誘導でのR/S amplitude indexが0.3以上，R/S duration indexが 0.5以上[6]，または②V$_3$誘導におけるR/Sが1以上[7]であるときは左 冠尖起源である可能性が高い。これらの所見は特にカテーテルア ブレーションを施行するうえで重要であり，12誘導心電図により 術前診断を行ったうえで治療に臨むのが好ましい。

●特発性左室起源心室頻拍

　本頻拍は持続性心室頻拍として捉えられることが多いが，頻拍 時の症状も比較的軽く，QRS幅も比較的狭いため上室頻拍と鑑別 を要することもある。

　臨床的にはベラパミル（ワソラン®）が発作の停止・予防に有効で あることからベラパミル感受性心室頻拍ともよばれる。

　心室頻拍時は右脚ブロック型のwide QRS頻拍であり，左軸偏 位であれば左脚後枝領域，右軸偏位であれば左脚前枝領域を起源 とすることが多い 図8b 。頻拍の発生機序はリエントリーであり Purkinje組織を含むリエントリー回路が想定されているが現在も 同定には至っていない。

　器室的心疾患を有さない症例での右脚ブロック型の持続性心室 頻拍に出会った際は本疾患を念頭に入れベラパミル（ワソラン®）の 投与を試みるべきである。また現在ではカテーテルアブレーショ ンにより90％以上の症例で根治が望めるため，薬剤抵抗性を示す 症例には検討の必要がある。

◆ 急性期治療

　頻脈性不整脈が停止せずに緊急受診された場合，状況に応じて 処置が必要となる。

● まずはバイタルサインを確認

　頻拍時には十分な心拍出量が保てずに血圧が不安定となる場合 があるため，最初に血圧を必ず測定する。また長時間頻拍が持続 しているようであれば，心不全を合併することがあるため必要に 応じて胸部X線なども確認する必要がある。

　血圧が保たれているようであれば，12誘導心電図で頻拍の機序 を推察したうえで適切な処置を行う。また，血圧が保てず，意識 障害を伴うような頻拍時には心電図を同期させてカルディオバー

ジョンを行う必要がある。

● 頻脈発作時の急性期治療 図9

頻脈発作時は血圧が不安定となることもあるため,基本的に仰臥位での処置を行うが,心不全合併時は適宜ギャッチアップを行うなどして対応する。特に心室頻拍が疑われるような場合や心不全を合併している際は,可能な限り心エコーなどで心機能を確認しておいたほうがよい。

房室回帰性頻拍や房室結節回帰性頻拍などの典型的な発作性上室頻拍(PSVT)では,Valsalva手技で頻拍が停止しないようであれば薬剤投与を行う。経口薬よりは静注薬のほうが速やかであるた

図9 頻脈発作時の対応

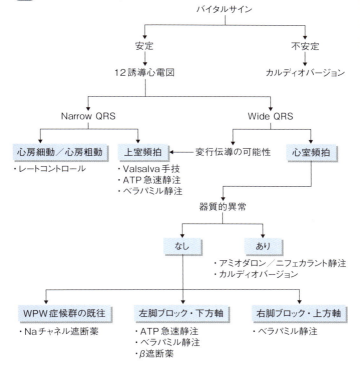

め，緊急時は末梢ラインをキープしたうえで静注薬を用いることがほとんどである。喘息などの禁忌がなければアデノシン3リン酸（ATP）（アデホス-Lコーワ®）の急速静注が有効である。ATPは数秒で効果が消失するが，緩徐に投与すると効果が不十分となるため，10 mgから20 mgと急速静注した直後に10〜20 mL程度の生理食塩水などでフラッシュするとよい。また，投与後に気分不快や一過性徐脈が出現するので，その旨を必ず投与前に説明しておく必要がある。ATPが禁忌であればベラパミル（ワソラン®）5 mgを緩徐に静注する。

心室頻拍であれば器質的異常の有無を確認する必要がある。心機能低下例ではベラパミルやβ遮断薬，Naチャネル遮断薬（特にIa，Ic群）の静注を避けて，アミオダロン（アンカロン®）などの心機能への影響が少ない抗不整脈薬を選択すべきである。特発性心室頻拍であれば，特異的な薬剤が有効である場合もあるため，心電図所見に基づいて薬剤を選択する。

特殊な場合としてWPW症候群に心房細動や心房粗動を合併した場合や，副伝導路を順行性，房室結節を逆行性に伝導する逆方向性房室回帰性頻拍では心電図上心室頻拍との鑑別が困難である場合も存在するため，問診などで確認しておくことも大事である。

◆ 慢性期治療

頻脈性不整脈の慢性期治療としては薬物療法と非薬物療法に大別される。

非薬物療法にはカテーテルアブレーション，植え込み型除細動器（ICD）があり症例に応じて適応を考慮する。カテーテルアブレーションは多くの頻脈性不整脈に対して行われており，根治可能な治療法であるため薬剤抵抗性であれば考慮すべきである（p228〜231参照）。ICDは心室細動や心室頻拍などの致死性不整脈の一次もしくは二次予防として植え込み術が行われる（p236〜239参照）。

◇参考文献

1) Zipes DP : Preexcitation Syndrome. In: Braunwald E, ed., Heart Disease (5th ed), p667-675, Sanders, Philadelphia, 1997.

2) Edward PD, et al : Mechanisms of organized left atrial tachycardia occurring after pulmonary vein isolation. Circulation 110 : 1351-1357, 2004.

3) Dipen S, et al : Narrow, slow-conducting isthmus dependent left atrial reentry developing after ablation for atrial fibrillation. J Cardivasc Electrophysiol 17 : 508-515, 2006.

4) Brugada P, et al : A new approach to the differential diagnosis of a regular tachycardia with a wide QRS complex. Circulation 83 : 1649-1659, 1991.

5) Sekiguchi Y, et al : Electrocardiographic and electrophysiolosic characteristics of ventricular tachycardia originating within the pulmonary artery. J Am Coll Cardiol 45 : 887-895, 2005.

6) Ouyang F, et al : Repetitive monomorphic ventricular tachycardia originating from the aortic sinus cusp. J Am Coll Cardiol 39 : 500-508, 2002.

7) Kamakura S, et al : Localization of optimal ablation site of idiopathic ventricular tachycardia from right and left ventricular outflow tract by body surface ECG. Circularion 98 : 1525-1533, 1998.

Ⅴ● 疾患別　診断法・治療法／不整脈

2　③心房細動

◆ 疾患の概要

　心房細動は，脈のリズムが乱れる不整脈の一種ではあるものの，「リズム」以外にもさまざまな問題を生じることがある疾患である。

　心房細動に付随して生じる病態として重要なものは，血栓塞栓症および心不全である。心房細動治療目標の一角は塞栓症や心不全の予防であるが，実臨床においては患者の自覚症状やQOLの改善を目標とした治療もきわめて重要となってくる。

（手書き注記：コントロールは HR＜110 ぐらい）

　心房細動に対する薬物療法は①抗凝固療法，②心拍数調整治療（レートコントロール），③洞調律維持治療（リズムコントロール）に大別され，これらの治療を適切に組み合わせていく必要がある。

◆ 診断

　心房細動の診断自体は心房細動時の心電図が記録されれば容易である。しかしながら，心房細動の原因や合併疾患に対する検査を十分に行い，適切な治療方針を立てることが重要である。

　初診時には甲状腺疾患や弁膜症および心筋症などの心疾患の有無，高血圧，糖尿病の評価や腎機能，肝機能障害の有無を確認する。心不全や血栓塞栓症の合併が疑われるときには脳性ナトリウム利尿ペプチド（BNP）やDダイマーなども測定しておく必要がある。発作性心房細動と持続性心房細動との判断に迷うときは，Holter心電図や複数回心電図を記録することで診断が可能である。

◆ 治療

● 心房細動患者の層別化

　心房細動患者の有する臨床背景は一様ではなく，診察の際には必ず個々の患者で評価を行うことが必要となる。

　血栓塞栓症のリスク因子や心不全合併の有無，また心房細動に関する情報として心房細動が発作性（多くは48時間以内に自然停止するもの），持続性（1週間以上持続もしくは電気的除細動を必要とするもの），長期持続性（1年以上持続）であるのかを鑑別し，さらに心房細動に関する自覚症状を把握する必要がある。この評価は治療開始にあたり重要であり，その後の治療方針の決定に重要

となる。

ESC/AHA/ACCガイドライン[1]においては、発作性および持続性、有症状および無症状とでその後にとるべき治療方針の違いが明記されているので参考にされたい 図1, 2。

さまざまな情報を系統立てて診療にあたる必要があるため、提示したガイドラインのように①抗凝固療法、②レートコントロール、③リズムコントロールの順にそれぞれの薬物療法の適応を評価するとよい。

図1 再発した発作性心房細動に対する治療方針（ACC/AHA/ESCガイドライン）

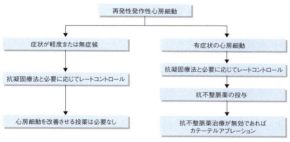

(文献1より引用)

図2 再発した持続性心房細動に対する治療方針（ACC/AHA/ESCガイドライン）

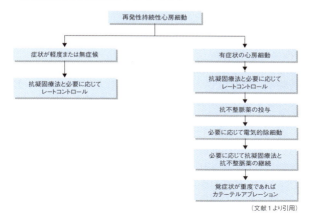

(文献1より引用)

V ● 疾患別　診断法・治療法／不整脈

● 心房細動に合併する血栓塞栓症予防

　すべての心房細動患者において塞栓症を同様の確率で発症するわけではなく，患者を層別化する必要があるが，心房細動に合併する塞栓症のリスク層別化として広く用いられているのがCHADS$_2$スコアである。

　CHADS$_2$スコアはC（心不全）1点，H（高血圧）1点，A（年齢75歳以上）1点，D（糖尿病）1点，S（脳梗塞および一過性脳虚血の既往）2点として判定するものであり，塞栓症の発症の割合は0点で1.2％／年，1点で2.8％／年，2点で3.6％／年，3点で6.4％／年，4点で8.0％／年と報告されている[2]。つまり高スコアであれば厳重な抗凝固療法が必要となり，低スコアであれば抗凝固療法で得られるメリットより，出血性合併症などの副作用によるデメリットが大きくなる可能性がある。

　経口抗凝固薬がワルファリンのみであったときにはCHADS$_2$スコアが0点であればワルファリン投与の必要はなく，2点以上ではワルファリンの投与が推奨されており，1点ではワルファリンの投与を考慮可能としてきた 図3 。これは，血栓塞栓症の発症リスクと重篤な合併症である頭蓋内出血の発症リスクを加味したNet clinical benenit[3]に基づいた結果である。

　しかしながら，ワルファリンに代わる経口抗凝固薬（NOAC）の登場により，抗凝固療法の適応が変化してきている。NOACに共通の特徴は，単一の凝固因子を直接阻害することであり，①効果発現までの時間が速く（3時間前後），半減期が短い（約半日），②細かな用量調整が不要（年齢や腎機能などにより減量をすることは必要），③食事の影響を受けにくく，薬物相互作用が比較的少ない，である。

　新規経口抗凝固薬の有効性と安全性はワルファリンとのランダム化比較試験において，どの薬剤もおおむねワルファリンと同等もしくは優位な血栓塞栓症予防効果を有し，出血性合併症のなかでも頭蓋内出血の合併が低い傾向であったという結果が共通していた。この結果をもとに，欧米およびわが国におけるガイドラインにおいても，投与可能な症例においては新規経口抗凝固薬が第一選択薬として推奨されている。なかでもCHADS$_2$スコア1点の症例に対する，ダビガトラン（プラザキサ®）およびアピキサバン（エリキュース®）は大規模臨床試験の結果をもとにClass 1として推奨

されている[4] 図3。

NOACは高度腎機能障害を有する症例では禁忌であり，投与前に必ず腎機能を評価し，適切な薬剤，投与量を決定することはきわめて重要である。

図3 心房細動における抗血栓療法（JCS2013ガイドライン）

同等レベルの適応がある場合，新規経口抗凝固薬がワルファリンよりも望ましい。

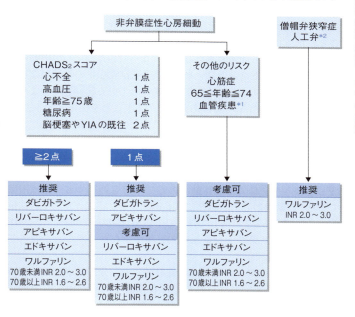

*1：血管疾患とは心筋梗塞の既往，大動脈プラーク，および末梢動脈疾患などをさす。
*2：人工弁は機械弁，生体弁をともに含む。

(文献1より改変引用)

V● 疾患別　診断法・治療法／不整脈

● 心房細動に対するレートコントロール

「心房細動」という不整脈に対しては、心房細動そのものの停止や再発予防を目的としたリズムコントロール（洞調律維持）治療と心房細動が出現した際の心拍数のみをコントロールするレートコントロール（心拍数調整）治療に大別され、前者ではⅠ群、Ⅲ群抗不整脈、後者ではβ遮断薬、カルシウム拮抗薬〔ベラパミル（ワソラン®）、ジルチアゼム（ヘルベッサー®）〕、ジギタリスが用いられる。

欧米においては過去の大規模臨床試験の結果、レートコントロールがリズムコントロールと比較して予後を悪化させる治療ではないことが示され、抗不整脈薬を用いたリズムコントロール治療の成績や副作用の発現も問題視されるようになった。そこで心房細動の際には最初にレートコントロールを優先し、自覚症状の改善がなければリズムコントロールを行う方針を推奨している図1, 2。つまり心房細動を見つけたら、「とりあえず止める」ことを優先せず、「とりあえず心拍数を落とす」ことを最初に行うべきことしている。

レートコントロール治療において最も汎用されているのがβ遮断薬である。β遮断薬の利点は、①安静時のみならず運動時の心拍数を低下させる、②長期のコンプライアンスが良いことである。①に関してはジギタリスでは運動時の心拍応答を抑制することは困難であり、運動時の心拍数調整にはβ遮断薬もしくはカルシウム拮抗薬が必要である。②に関しては、AFFIRM試験のサブ研究[5]により3者のうちβ遮断薬が一番薬剤の変更率が少なかったことが報告されている図4。

レートコントロール治療は、安静時＜80/分、中等度の労作時＜110/分が過去に挙げられていた目標値であったが、2010年にRACE Ⅱ試験[6]により、緩やかな心拍数コントロール（安静時＜110/分）と厳格な心拍数コントロール（安静時＜80/分）を、心原性死亡、心不全による入院、塞栓症や致死的不整脈の発症などを一次エンドポイントとして比較し、必ずしも厳格な心拍数コントロールが必要ではない可能性が報告されている図5。本試験においては心拍数調整に60％以上の症例でβ遮断薬が使用されており、β遮断薬を用いた安静時心拍数＜110/分を目標とした心拍数調整治療は今後の標準的な治療になりうるかもしれない。

図4 心房細動の心拍数調整治療における薬剤変更率

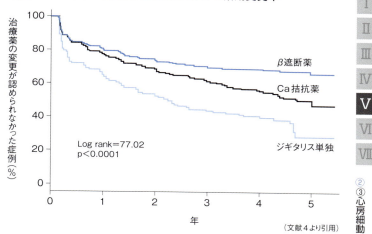

(文献4より引用)

図5 心房細動の心拍数コントロール目標とイベント発生率

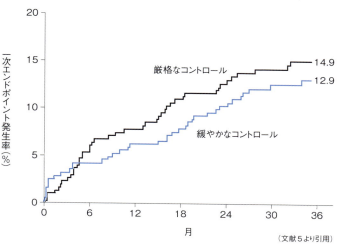

(文献5より引用)

V ● 疾患別　診断法・治療法／不整脈

またβ遮断薬は心不全症例に対する標準的薬物療法として広く用いられているが，心不全を合併する持続性心房細動に対するβ遮断薬の予後改善効果は認められておらず[7]，このような症例では適切なレートコントロール方法を含むマネージメントに関してさらなる検討が必要であろう。

● 抗不整脈薬によるリズムコントロール

リズムコントロールのメリットは発作の頻度や持続時間を減少させることで自覚症状を緩和できる点である。J-RHYTHM試験[8]において，自覚症状の出現頻度に関してリズムコントロール群が優位であり，さらに治療に対する忍容性もリズムコントロール群で良好であったと報告されている。

抗不整脈薬によるリズムコントロールで大事なことは，「心電図検査で洞調律が完全に維持されていること」ではなく，安全かつ有効に患者の自覚症状を緩和しQOLを改善することである。そのため，抗不整脈薬の投与にあたっては，①用法，用量を遵守する，②抗不整脈薬の併用を極力避ける（ただしレートコントロール薬との併用は除く），③漫然と投与せず，可能な限り短期間の投与を心がける，ことを念頭に置く必要がある。使い慣れた抗不整脈薬を2～3種類覚えておき，発作頻度の少ないような症例では発作出現時にのみ内服することから開始するとよい。

しかしながら，抗不整脈薬によるリズムコントロール治療には長期の洞調律維持が困難であることは種々の報告で明らかとなっており，さらには抗不整脈薬の種類を変更しても洞調律維持に対するメリットが得られにくいことも報告 図6 されている[9]。そのため，抗不整脈薬で自覚症状がコントロール困難であればカテーテルアブレーションを考慮することが推奨されている。

図6 抗不整脈薬の変更による洞調律維持効果の比較（J-RHYTHM試験より）

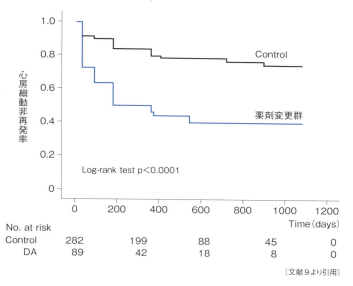

（文献9より引用）

● カテーテルアブレーションによるリズムコントロール

抗不整脈薬によるリズムコントロールには①副作用が出現すること，②心房細動の再発率が高く，長期的な洞調律維持が困難であるという短所が明らかになってきた一方で，心房細動に対するカテーテルアブレーションは肺静脈隔離術が考案されて以来飛躍的に進歩し，発作性心房細動に対しては安定した成功率と少ない合併症発生率が得られるようになってきつつある。

リズムコントロール治療として抗不整脈薬とカテーテルアブレーションの比較試験が複数報告されている[10-13]が，いずれの試験においても約1年間の心房細動の非再発率はカテーテルアブレーション群で66〜89％，抗不整脈薬群では8〜34％と有意にカテーテルアブレーション施行群で再発率が低い傾向を認めている。

近年改訂されたガイドラインでは，有症候性心房細動で抗不整脈薬が1剤でも無効であれば，経験のある施設でのカテーテルアブレーションはクラスIとして推奨されている。

V● 疾患別　診断法・治療法／不整脈

　カテーテルアブレーションの問題点として①手技に熟練を要し，成功率や合併症発生率に施設間の差があること，②比較試験の適応症例の多くが若年の発作性心房細動であり，持続性・慢性心房細動例や高齢者，心不全合併例などでは成功率や安全性に関してのデータが少ないこと，③ようやく10年が経過した治療法であることから生命予後改善効果はいまだ未解決の問題であることなどが挙げられる。

　リズムコントロールを行ううえでカテーテルアブレーションは抗不整脈薬より優位であることは間違いないと考えられるが，「誰に」，「どのような目的で」を明確にし，個々の症例に合わせて治療方針を決定していく必要があると思われる。

◇参考文献

1) ACC/AHA/ESC 2006 Guidelines for the Management of Patients With Atrial Fibrillation-Executive Summary: A Report of the American College Cardiology/American Heart Association Task Force on Practice Guidelines and the European Society of Cardiology Committee for Practice Guidelines (Writing Committee to Revise the 2001 Guidelines for the Management of Patients With Atrial Fibrillation). Developed in Collaboration With the European Heart Rhythm Association and the Heart Rhythm Society. Circulation 144：700-752, 2006.

2) Gage BF, et al：Validation of clinical classification schemes for predicting stroke：results from the National Registry of Atrial Fibrillation. JAMA 285：2864-2870, 2001.

3) Banerjee A, Lane DA, Torp-Pedersen C, et al：Net clinical benefit of new oral anticoagulants (dabigatran, rivaroxaban, apixaban) versus no treatment in a 'real world' atrial fibrillation population：a modelling analysis based on a nationwide cohort study. Thromb Haemost 107：584-589, 2012.

4) 2012年度合同研究班報告：心房細動治療(薬物)ガイドライン(2013年改訂版). Circ J, 2013.

5) Olshansky B, et al：The Atrial Fibrillation Follow-up Investigation of Rhythm Management (AFFIRM) study：Approach to control rate in atrial fibrillation. J Am Coll Cardol 43：1201-1208, 2004.

6) Van Gelder IC, et al：Lenient versus Strict Rate Control in Patients with Atrial fibrillation. N Engl J Med 362：1363-1373, 2010.

7) Lechat P, et al：Heart rate and cardiac rhythm relationship with bisoprolol benefit in chronic heart failure in CIBIS II trial. Circulation 103：1428-1433, 2001.

8) Ogawa S, et al：Optimal treatment strategy for patients with paroxysmal atrial fibrillation. Circ J 73：242-248, 2009.

9) Endo A, et al：Impact of drug alteration to maintain rhythm control in paroxysmal atrial fibrillation.-- Subanalysis from J-RHYTHM study--. Circ J 74：870-875, 2010.

10) Pappone C, et al：A Randomized Trial of Circumferential Pulmonary Vein Ablation Versus Antiarrhythmic Drug Therapy in Paroxysmal Atrial Fibrillation: The APAF Study. J Am Coll Cardiol 48：2340-2347, 2006.

11) Stabile G, et al：Catheter ablation treatment in patients with drug-refractory atrial fibrillation：a prospective, multi-centre, randomized, controlled study (Catheter Ablation For The Cure Of Atrial Fibrillation Study). Eur Heart J 27：216-221, 2005.

12) Wazni OM, et al：Radiofrequency ablation vs antiarrhythmic drugs as first-line treatment of symptomatic atrial fibrillation: a randomized trial. JAMA 293：2634-2640, 2005.

13) Jais P, et al：Catheter ablation versus antiarrhythmic drugs for atrial fibrillation：the A4 study. Circulation 118：2498-2505, 2008.

V● 疾患別　診断法・治療法／不整脈

2 ④不整脈原性右室心筋症（ARVC）

◆ 疾患の概要

不整脈原性右室心筋症（ARVC）は右室心筋の脱落と脂肪浸潤および線維化を特徴とし，右室に起源を有する左脚ブロック型の心室頻拍や心室期外収縮などの心室不整脈を主症状とする原因不明の疾患である。

病変は，初期には右室の局所，特に横隔膜面の下壁や心尖部に認められることが多いが，進行すると右室全体や左室にも病変を伴う症例も認められる。

治療としては心室頻拍と心不全に対する治療が中心となる。

◆ 診断

● 症状

ARVCの初発症状として最も多いのが心室不整脈に伴う動悸症状である。左室病変が及んでいない症例では左室機能が保たれているため，血行動態が安定した左脚ブロック型心室頻拍として発見されることもあるが，失神や突然死をきたすこともある。病状の進行により右心不全や左心不全症状が出現する。

家族性の発生が多く認められるため，家族歴の聴取も必要である。

● 心電図

洞調律時の心電図所見は，右室心筋への脂肪浸潤による右室内の伝導遅延を反映して完全または不完全右脚ブロックやε（イプシロン）波とよばれるQRS直後の小さな波形をV_{1-3}あるいはⅡ，Ⅲ，aV_F誘導で認められる 図1, 2 。また後下壁および心尖部に病変を有することを反映し，Ⅰ，aV_L，V_{5-6}の異常Q波やⅠ，V_6のR/S＜1などの所見が認められることもある 図1 。

しかしながらすべての症例にこのような所見が認められるわけではなく，軽症例では右側胸部誘導（V_{2-3}）における陰性T波のみが出現することもある。

伝導遅延の有無の診断には加算平均心電図よるLPも有効である。

218

図1 ARVC症例の心電図

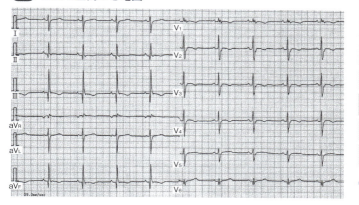

図2 Ⅱ誘導・V₁誘導の拡大波形

QRS直後に小さな棘波（イプシロン波）を認める。

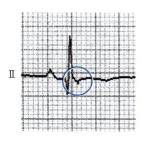
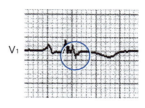

V ● 疾患別　診断法・治療法／不整脈

● その他の必要な検査

　右心負荷所見を認め，特に左脚ブロック型心室頻拍をみた際にはARVCを念頭に置いて心エコーや右室造影による壁運動異常，MRI・CTによる右室心筋の脂肪浸潤の確認の検査を考慮する必要がある。

● 診断基準[1]

　診断は家族歴，心電図所見，画像診断（右室の拡張や右室駆出率の低下），心筋生検などの所見より行う　表1　。

表1　ARVCの診断基準

	大基準	小基準
機能，構造的変化	1. 著明な右室拡大と駆出率の低下（左室機能正常または軽度低下） 2. 局所的右室瘤 3. 区域性右室拡大	1. 左室機能低下を伴わない軽度右室拡大または駆出率の低下 2. 軽度区域性右室拡大 3. 局所性右室壁運動低下
組織学的性状	心内膜心筋生検における線維脂肪変性置換	
再分極異常		12歳以上かつ右脚ブロックのないV2, V3誘導での陰性T波
脱分極，伝導異常	ε波またはV1〜V3でのQRS>110msec	late potential陽性
不整脈		左脚ブロック型心室頻拍（心電図，Holter心電図，負荷試験）Holter心電図でPVCs>1,000/24h
家族歴	外科手術または剖検によるARVCの家族歴	ARVCが原因と疑われる35歳以下の突然死 本診断基準によるARVCの家族歴

大項目×2，または大項目×1＋小項目×2，あるいは小項目×4でARVCと診断

(文献1より引用)

◆ 治療

ARVCに対する治療としては，心室頻拍に対する治療と右心不全に対する治療に大別される。

心室頻拍に対しては抗不整脈薬，カテーテルアブレーション，植込み型除細動器(ICD)を総合的に判断して行う。

抗不整脈薬については，左室機能が保たれている症例ではI群抗不整脈薬の使用も可能であるが，進行例ではアミオダロン(アンカロン®)が中心となる。

心室頻拍は右室内のリエントリーを機序とする場合が多く，三尖弁輪部や右室下壁に遅延電位(delayed potential)やfractionated potentialを認め，同部位をターゲットするカテーテルアブレーションにより心室頻拍焼灼の成功率も比較的高い。しかしながら，術中に複数の心室頻拍が出現することも多く，カテーテルアブレーションに成功しても数年の経過で別の心室頻拍が出現することもあるため，リスクが高い症例ではICDによる突然死予防が必要となってくる。

ICD植え込み時には右室の線維化に伴いペーシング閾値が高く，センシングが困難であるなどICDリードの留置に難渋することもあるため，あらかじめ右室心筋の障害部位を把握しておくことが必要となることもある。

◇ 参考文献

1) Hamid MS, et al：Prospective evaluation of relatives for familial arrhythmogenic right ventricular cardiomyopathy/dysplasia reveals a need to broaden diagnostic criteria. J Am Coll Cardiol 40：1445-1450, 2002.

Ⅴ● 疾患別　診断法・治療法／不整脈

2 ⑤Brugada症候群

◆ 疾患の概要

　Brugada症候群は心電図で右脚ブロック様波形と，右側胸部誘導（V$_{1～3}$誘導）における特徴的なST上昇を呈し，主として若年～中年男性に夜間を中心として特発性心室細動を発症する疾患である。

　特徴的なST上昇はcoved型もしくはsaddle back型とよばれ，本疾患を疑うきっかけとなる主所見である。

　発症する可能性がある不整脈が心室細動という突然死に関与する病態のため，突然死の発症のリスク評価を行うことが臨床上重要となる。

　Brudaga症候群は器質的な異常は認められないものの，チャネル遺伝子の変異に基づく疾患と考えられ，Na$^+$チャネルのαサブユニットをコードするSCN5遺伝子の変異のほか，数種類の遺伝子の変異が報告されているが，全体の7割の症例ではいまだ解明されていない。

◆ 診断

● 症状

　Brugada症候群の症状は，唯一，心室細動出現に伴う症状のみである。特に迷走神経有意な状態で心室細動が発症するため，睡眠中であると失神などの自覚症状が出現せず，家人が異常に気付く場合もある。

　問診上で重要となるのが失神の既往の有無と若年での突然死の家族歴の有無である。

● 心電図

　診断において最初に重要となるのは心電図所見である。前胸部誘導における特徴的なST上昇はcoved型とsaddle back型に分類され，特にcoved型において病的意義が高いとされている。

　coved型はJ点付近のST上昇をピークとしてそのまま下降して陰性T波へ移行する波形であり，saddle back型はJ点付近のST上昇が基線に復さずそのまま陽性T波に移行するものである。

典型的な心電図 図1 ではV₂誘導においてcoved型ST上昇を認めるが，判断に迷う場合はV₁~₃誘導をもう1～2肋間上で記録することでより顕著なcoved型波形が得られることがある。またこれらのST変化は日内変動や日差変動が認められるため，時間を変えて記録するとST変化が顕著となるか，逆に典型的な波形が得られなくなることもある。同一症例で1肋間上方での心電図記録も行ったところV₁₋₃誘導でcoved型波形がより顕著となった 図2 。3カ月後に再度心電図を記録したところV₂誘導でsaddle back型のST上昇のみが認められた 図3 。

図1 初診時の12誘導心電図

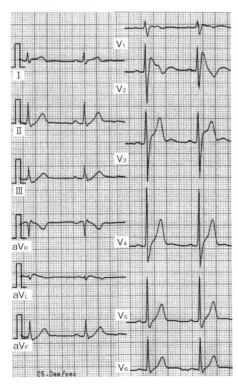

図2
通常より1肋間上方で記録した心電図波形

coved型ST上昇が顕著となっている。

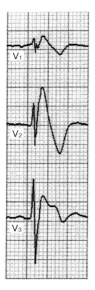

図3
3カ月後に記録した心電図波形

V₂誘導でsaddle back型ST上昇が認められ, coved型は消失している。

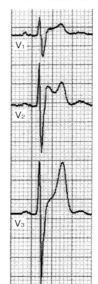

　Saddle back型のみが記録されている症例に, coved型変化が生じないかどうかの判断にはいくつかの負荷試験が存在する。簡便な方法としては前述の胸部誘導の肋間を上に挙げて記録する方法であるが, そのほかにNa^+チャネル遮断薬〔ピルジカイニド（サンリズム®）など〕の投与や運動負荷試験, 糖負荷試験, 満腹試験などがある。糖負荷試験や満腹試験は比較的安全性が高い方法であるが, Na^+チャネル遮断薬を投与する際は催不整脈作用により心室細動や心室頻拍を誘発するおそれがあるため, 除細動器などの準備をしておく必要がある。

● 心臓電気生理学的検査

心室細動に誘発性を調べる検査としては心臓電気生理学的検査（EPS）があるが，侵襲的な検査であるため適応を考慮する必要がある。表1にEPSの適応を示すが，基本的にはcoved型のST上昇を有する患者で心室細動が確認されていないが，失神等の自覚症状を有するもしくは突然死の家族歴を有する場合はクラスIであり，saddle back型で同様であればクラスⅡaとされている。

表1 Brugada症候群における臨床電気生理学的検査の適応

クラスⅠ

1. coved 型Brugada心電図（薬剤負荷後を含む）を呈する患者で心室細動・多形性心室頻拍は確認されていないが失神・めまい・動悸などの不整脈を示唆する症状を有す

2. coved 型 Brugada心電図（薬剤負荷後を含む）を呈する患者で，心室細動・多形性心室頻拍は確認されてなく，また失神・めまい・動悸などの不整脈を示唆する症状はないが，若年～中年者の突然死の家族歴がある

クラスⅡa

1. saddle back型Brugada心電図を呈する患者で，心室細動・多形性心室頻拍は確認されていないが，失神・めまい・動悸などの不整脈を示唆する症状を有す

2. saddle back型Brugada心電図を呈する患者で，心室細動・多形性心室頻拍は確認されてなく，また失神・めまい・動悸などの不整脈を示唆する症状はないが，若年～中年者の突然死の家族歴がある

3. Brugada心電図（coved型およびsaddle back型）を呈する患者で，心室細動・多形性心室頻拍が確認されているが，植込み型除細動器の植え込みが困難な症例における電気生理学的薬効評価（エビデンスレベルB）

クラスⅡb

1. Brugada心電図（coved型およびsaddle back型）を呈する患者で，心室細動・多形性心室頻拍の記録，不整脈を示唆する症状，若年～中年者の突然死の家族歴，のいずれも認めない場合

2. Brugada 心電図（coved型およびsaddle back型）を呈する患者で，心室細動・多形性心室頻拍が確認されている

（日本循環器学会，ほか：QT延長症候群（先天性・二次性）とBrugada症候群の診療に関するガイドライン：Circ J 71: 1205-1253, 2007より引用）

V ● 疾患別　診断法・治療法／不整脈

◆ 治療

　薬物療法に関してはイソプロテレノール（プロタノール®）やキニジン（硫酸キニジン®），シロスタゾール（プレタール®）の薬剤の有効性に関する報告はあるが，心室細動の二次予防として最も重要な治療は植込み型除細動器（ICD）である。ただしICD植え込みに関して二次予防に関してはガイドライン上もクラスⅠであるが，一次予防に関しては適応を慎重に検討する必要がある**表2**。

　coved型を有する症例で①失神歴，②突然死の家族歴，③EPSによる心室細動の誘発のうち2つ以上であればクラスⅡa，1つであればクラスⅡbとしている。ただしクラスⅡbにあたる症例でも日常臨床においては，患者および家族との話し合いでICD を植え込むこともしばしば経験され，重要な点はICDの長所および短所を説明し，心室細動発症のリスクを考慮したうえで適応を考えることである。

表2 Brugada症候群におけるICD植え込みの適応

クラスⅠ
1. 心停止・蘇生例 2. 自然停止する心室細動・多形性心室頻拍が確認されている

クラスⅡ
Brugada型心電図（coved 型）を有する例で①失神の既往の有無，②突然死の家族歴の有無，③電気生理検査における心室細動の誘発の有無，の3つから以下の表に示すようにⅡa，Ⅱbに分類する

失神	＋	＋	－	＋	－	－	＋
突然死の家族歴	＋	－	＋	＋	－	＋	－
VF誘発される	＋	＋	＋	－	＋	－	－
	Ⅱa	Ⅱa	Ⅱa	Ⅱa	Ⅱb	Ⅱb	Ⅱb

（日本循環器学会，ほか：QT延長症候群とBrugada症候群の診療に関するガイドライン：Circ J 71：1205-1253，2007より引用）

ICDは心室細動および突然死予防のベストの治療であることに間違いはないが，植え込み後に生じるトラブル，特に誤作動に対する対応や植え込み後に生じる不安やストレスなどの精神的なケアも必要となる。また治療を決定するうえで，実際にどの程度の心事故は発生するのか把握しておくことも重要である。2001年から2005年に施行された厚生労働省循環器病委託研究では468例（有症候性：163例，無症候性：305例）が登録され4年近い経過観察がなされている。年間心事故発生率は心室細動/心蘇生群で10.3%，失神群で0.6%，無症候群で0.3%であり，失神群と無症候群の中で突然死の家族歴のみが心事故の有意な予測因子であると報告している。

近年は，ICD植え込み後に頻回に心室細動発作を繰り返す症例に対するカテーテルアブレーションも注目を集めている。

V ● 疾患別　診断法・治療法／不整脈

2 ⑥カテーテルアブレーション

◆ 治療の概要

　カテーテルアブレーションは，不整脈の原因となる部位に高周波などのエネルギーを用いてピンポイントもしくはブロックラインを作成するように焼灼を行うことで根治させる治療方法であり，多くの頻脈性不整脈を対象に施行されている 表1。

　カテーテルアブレーションを行うためには電気生理学的知識が必須である。なかでも発作性上室頻拍は電気生理学的検査の基本となる疾患であるため，本項である程度の感じをつかんだら成書を参考にしてほしい。

表1 　検査の実際：主なカテーテルアブレーション適応疾患

	成功率	術時間	難易度
・WPW症候群 ・発作性上室頻拍 　　　房室回帰性頻拍 　　　房室結節回帰性頻拍 ・通常型心房粗動 ・特発性心室頻拍 ・心房頻拍 ・発作性心房細動 ・持続性心房細動 ・慢性心房細動 ・器質的心疾患に伴う心室頻拍	高い ↕ 低い	短い ↕ 長い	比較的易 ↕ 難

◆ 治療に必要なカテーテルと装置

　頻脈性不整脈に対するカテーテルアブレーションは電気生理学的検査を同時に行いつつ，不整脈の原因やその部位を特定するため，通常は複数本の電極カテーテルが必要となる。

● 検査用電極カテーテル

発作性上室頻拍では通常,高位右房(HRA),His束(His),右室心尖部(RVA)に加え冠静脈洞内にも電極カテーテルを留置するので内頸静脈や鎖骨下静脈からのアプローチも必要となることがある。図1a のようにトリオシースを用いるとHRA, His, RVAへの電極カテーテルのアプローチは容易である(p172参照)。発作性上室頻拍の治療の際には,最初の穿刺の時点で 図1b のように静脈穿刺の際にガイドワイヤーを残しておくとアブレーションカテーテル用のシースを追加で挿入する際に容易となる(動脈アプローチが必要な際は動脈穿刺を行う)。図1c のように手技によっては必要なシースの本数や種類が異なってくるため,あらかじめ治療に必要な電極カテーテルとシースを術前に把握する必要がある。

図1 発作性上室頻拍に対する大腿静脈のアプローチ

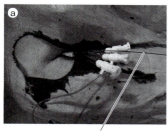
ガイドワイヤー

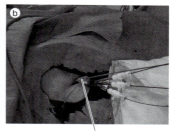
アブレーションカテーテル用シース

心房細動治療時

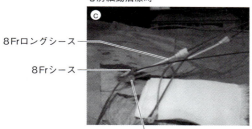

8Frロングシース
8Frシース
4Frシース(動脈圧測定用)

V● 疾患別　診断法・治療法／不整脈

　治療する不整脈の種類によっては，特殊な形状のカテーテルを留置することで電位の把握が容易となり，治療をスムーズに行うことが可能となる。通常型心房粗動の治療の際には **図2a** のような多極カテーテルを三尖弁輪 **図2b** に留置する。このカテーテルを留置することで三尖弁輪の興奮伝播様式を容易に観察することが可能であり，治療後のブロックラインの確認にも有用である。心房細動に対する肺静脈隔離術を行う際には **図3a** のようなリング状カテーテルを肺静脈 **図3b** に留置し，左房－肺静脈間の伝導部位の確認を行う。

● 治療用カテーテル

　治療用のアブレーションカテーテルは，メーカーごとにそれぞれに対応する専用の通電装置が存在するため，自施設で使用可能

図2　弁輪部マッピング用カテーテル

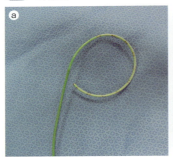
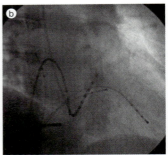

図3　肺静脈マッピング用カテーテル

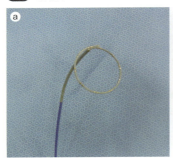
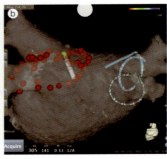

なものを把握しておく必要がある．また，イリゲーションカテーテルを用いる場合も，専用のポンプが必要となるため注意が必要である．使用するアブレーションカテーテルは，標的となる不整脈の種類により異なる場合がある．先端のチップの大きさ，イリゲーションの有無，カーブの性状などを考慮してカテーテルを選択する．

特殊なマッピング装置

3Dマッピングシステムは電位情報と位置情報を可視化することができるため，特に複雑な不整脈の治療の際に重要であり，心房細動や心房頻拍，あるいは心室不整脈（心室期外収縮や心室頻拍）などの治療の際には，使用頻度が高いシステムである．ただし，すべての頻脈性不整脈の治療に必須ではなく，不整脈の種類によっては余分な時間がかかり，有用な情報が得られないこともあるため，使用前に個々の症例に応じた適応を考慮する必要がある．

CTやMRI，エコーの解剖学的情報を組み合わせることも可能（図4a, b）であるため，必要に応じて術前に準備しておく必要がある．

その他

心房細動や心室頻拍など，術中に鎮静を行う，あるいは侵襲度や難易度の高い不整脈に対する治療では，酸素飽和度や動脈圧測定など患者の状態に十分注意を払うことを怠ってはならない．

図4a 左房のCT画像と3D map

図4b 右室心腔内エコーと3D map

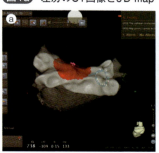
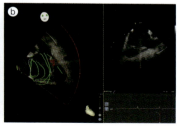

Ⅴ● 疾患別　診断法・治療法

3 植込み型ペースメーカーの適応

　ペースメーカーとは，刺激伝導系の異常を機械的に代用するためのデバイスで，徐脈性不整脈の治療に用いられる。洞不全症候群，房室ブロック，徐脈性心房細動が主な治療対象となる。代表的な疾患のガイドラインの適応を **表1** に示す。洞不全症候群や徐脈性心房細動では徐脈による症状を改善するため，房室ブロックでは，ブロックによる突然死や失神を予防するために必要とされる。

表1a ガイドラインの適応① 房室ブロック

Class I
1. 徐脈による明らかな臨床症状を有する第2度，高度または第3度房室ブロック
2. 高度または第3度房室ブロックで以下のいずれかを伴う場合
（1）投与不可欠な薬剤によるもの
（2）改善の予測が不可能な術後房室ブロック
（3）房室接合部のカテーテルアブレーション後
（4）進行性の神経筋疾患に伴う房室ブロック
（5）覚醒時に著明な徐脈や長時間の心室停止を示すもの
Class Ⅱa
1. 症状のない持続性の第3度房室ブロック
2. 症状のない第2度または高度房室ブロックで，以下のいずれかを伴う場合
（1）ブロック部位がHis束内またはHis束下のもの
（2）徐脈による進行性の心拡大を伴うもの
（3）運動または硫酸アトロピン負荷で伝導が不変もしくは悪化するもの
3. 徐脈によると思われる症状があり，ほかに原因のない第1度房室ブロックで，ブロック部位がHis束内またはHis束下のもの
Class Ⅱb
1. 至適房室間隔設定により血行動態の改善が期待できる心不全を伴う第1度房室ブロック

（日本循環器学会，ほか：不整脈の非薬物治療ガイドライン（2011年改訂版）より改変引用）

表1b ガイドラインの適応② 洞不全症候群

Class I

1. 失神, 痙攣, 眼前暗黒感, めまい, 息切れ, 易疲労感などの症状あるいは心不全があり, それが洞結節機能低下に基づく徐脈, 洞房ブロック, 洞停止あるいは運動時の心拍応答不全によることが確認された場合。それが長期間の必要不可欠な薬剤投与による場合を含む

Class IIa

1. 上記の症状があり, 徐脈や心室停止を認めるが, 両者の関連が明確でない場合

2. 徐脈頻脈症候群で, 頻脈に対して必要不可欠な薬剤により徐脈を来たす場合

Class IIb

1. 症状のない洞房ブロックや洞停止

(日本循環器学会, ほか:不整脈の非薬物治療ガイドライン(2011年改訂版)より改変引用)

◆ モードの表記

ペースメーカーにはシングルチャンバーとデュアルチャンバーがあり, 作動方法はAAIやDDDRなどと表記される。**表2**に示すようにペーシング部位, センシング部位や感知した刺激に対するペースメーカーの応答(抑制ならばペーシングしない, 同期ならばペーシングする)を表している。4文字目のRはrate response機能(p234参照)を付けた際に付加される。

表2 表記方法

1文字目	2文字目	3文字目
ペーシング部位	センシング部位	デマンド機能
A:心房	A:心房	I:抑制
V:心室	V:心室	T:同期
D:心房と心室両方	D:心房と心室両方	D:抑制と同期
O:どちらでもない	O:どちらでもない	O:どちらでもない

V● 疾患別 診断法・治療法

◆ ペースメーカーの機能

ペースメーカーの機能は，年々高度かつ複雑になってきており，また各社によってアルゴリズムが異なっている。代表的な機能を以下に述べる。

● rate response

ペースメーカー本体に内蔵された加速度センサーやインピーダンスの変化を計測し，体動に合わせて心拍数を増減させる機能である。洞不全症候群や徐脈性心房細動では，本来の需要に対する心拍数が上昇しない状況になっている（変時性不全）ため，脈拍の上昇を機械的に補う必要がある。本人の活動度などによって，心拍数増加の程度を調整することができる。

● モードスイッチ

心房細動を検出すると，モードがDDDまたはAAIからDDIRへ切り替わる機能。

● PACアクセラレーション

PACを感知すると，心房のペーシングレートを上昇させ，心房細動のトリガーとなるPACを減少させる。

● オーバードライブペーシング

自己リズムより常に早い頻度で心房ペーシングを行うことにより，心房細動を予防する。

● MVP（minimized ventricular pacing）

正常心機能で房室伝導の保たれた洞不全症候群では心室ペーシングを抑制することで，心房細動や心不全の発症を抑制できると考えられている。房室ブロック発生時以外は，心室ペーシングが不必要な症例で，可能な限り心室ペーシングを減少させるため，各社によって異なるアルゴリズムが工夫されている。ペーシングモードを切り替えるタイプ（Safe R：Sorin社，MVP：Medtronic社）とAV delayを調整するタイプ（Search AV+：Medtronic社，VIP：セント・ジュード・メディカル社など）に大きく分けられる。

● MRI対応

従来は磁場の影響のため，ペースメーカー植込み患者にはMRI撮影は行えなかったが，2012年4月から，わが国でもMRI対応となるペースメーカーが使用可能となった。現時点ではいずれの会社の製品でも，1.5TまでのMRIであること，ペースメーカー本体に加え，リードもMRI対応であることが必須である。またMRI撮影時には，専用のモードに切り替える必要があり，MRI撮影は一部の医療機関に限られている。製品によっては体幹部のMRI撮影が不可の機種もあるため，注意を要する。

● 心不全モニタリング

心不全増悪時に胸腔内に貯留する体液量をモニタリングするシステムである。OptiVol®（Medtronic社）などがある。胸郭内のインピーダンスなどを経時的に測定し，体液量の変化をモニタリングする。

電極リードは，tined typeとscrew in typeに大別される 図1 。心室リードは，心尖部への留置は長期間にわたって安定した閾値が維持されるため，多く留置されてきたが，ペーシングによる心収縮の非同期をきたすことになる。心尖部ペーシングによって引き起こされる心機能低下（pacemaker-induced cardiomyopathy）が問題視されており，近年はより生理的なペーシング部位として心室中隔にscrew inで留置する方法が好まれている。留置部位については，右室流出路の中隔でペーシング閾値・安定性およびQRS幅によって総合的に判断する。また，徐脈性不整脈があり流出路狭窄をきたすような肥大型心筋症では，心室ペーシングによる非同期を利用して，圧較差を減らす治療として心尖部ペーシングを行うこともある。

心房リードは右心耳に留置されることが多いが，screw inによっ

図1 電極リードの種類

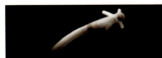

tined type

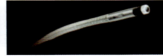

screw in type

(IsoFlex, Optim, OptiSense and St. Jude Medical are trademarks of St. Jude Medical, Inc. or its related companies.
Reprinted with permission of St. Jude Medical, ©2015. All rights reserved.)

て下位心房中隔へ留置することで心室同様により生理的なペーシングが可能となる。洞不全症候群例においては，心房中隔ペーシングが，将来心房細動へ移行することを減らす可能性が示唆されている。

近年では，経静脈的に植え込むデバイスが欧米で承認され，実用化が始まった図2。静脈シースを用いて，心室に植え込むタイプで，今後わが国でも使用可能になると思われる。

また，これまでペースメーカー植え込み患者は，終生身体障害者1級と認定されていたが，2014年4月以降の植え込み患者は，ペースメーカーへの依存度および運動耐容能によって，1級，3級，4級のいずれかの認定に変更されることになった。ガイドラインの適応と運動耐容能によって，植え込み時に認定を行い，全例3年以内に再認定を行う必要がある。

図2 リードレスペースメーカー

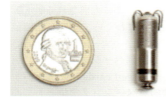
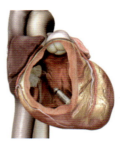

（日本メドトロニック株式会社より提供）

◆ 植込み型除細動器（ICD）

ICDとは，心室頻拍や心室細動などの致死的不整脈を感知した際に，除細動などで不整脈を停止させるためのデバイスである。除細動機能の分，ペースメーカーよりも大型になっている図3。大規模臨床試験では，ICDの薬物療法に勝る生命予後改善効果が示されており，適応を満たす症例には積極的にICD植え込みが考慮されるべきと考えられる。

図3 植込み型除細動器（ICD）

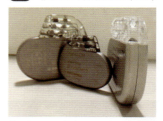

左：CRT-D，中央：ペースメーカー，右：ICD。
ペースメーカー：約12cc/25g，
ICD：約33cc/81g

（バイオトロニックジャパン株式会社より提供）

米国では，ICD植え込み患者の81%が虚血性心疾患であるのに対し，わが国では34%にとどまっている。日本人の不整脈発生率は欧米人に比べ低いといわれているが，一方では年間6～8万人の心臓突然死を認めており，必要な症例には積極的な植え込みを考慮する必要があると考えられる。

　ICDの適応は，VT/VFを認めた症例に対する二次予防と，一次予防のための植込みに大別される。二次予防では **表3** のように適応が示されている。

表3 ICDによる二次予防

Class I
1. 心室細動が臨床的に確認されている場合
2. 器質的心疾患に伴う持続性心室頻拍を有し，以下の条件を満たすもの
（1）心室頻拍中に失神を伴う場合
（2）頻拍中の血圧が80mmHg以下，あるいは脳虚血症状や胸痛を訴える場合
（3）多形性心室頻拍
（4）血行動態の安定している単形性心室頻拍であっても，薬物治療が無効または副作用のため使用できない場合や薬効評価が不可能な場合，あるいはカテーテルアブレーションが無効あるいは不可能な場合

Class II a
1. 器質的心疾患に伴う持続性心室頻拍がカテーテルアブレーションにより誘発されなくなった場合
2. 器質的心疾患に伴う持続性心室頻拍を有し，臨床経過や薬効評価にて有効な薬剤が見つかっている場合

Class II b
1. 急性の原因（急性虚血，電解質異常，薬剤など）による心室頻拍，心室細動の可能性が高く，十分な治療にもかかわらず再度その原因に暴露されるリスクが高いと考えられる場合

Class III
1. カテーテルアブレーションや外科的手術により根治可能な原因による心室細動，心室頻拍（WPW症候群における頻脈性心房細動・粗動や特発性持続性心室頻拍）
2. 12カ月以上の余命が期待できない場合
3. 精神障害などで治療に際して患者の同意や協力が得られない場合
4. 急性の原因（急性虚血，電解質異常，薬剤など）が明らかな心室頻拍，心室細動で，その原因の除去により心室頻拍，心室細動が予防できると判断される場合
5. 抗不整脈薬やカテーテルアブレーションでコントロールできない頻回に繰り返す心室頻拍あるいは心室細動
6. 心移植，心臓再同期療法（CRT），左室補助装置（LVAD）の適応とならないNYHA Class IVの薬物治療抵抗性の重度うっ血性心不全

（日本循環器学会，ほか：不整脈の非薬物治療ガイドライン（2011年改訂版）より改変引用）

V ● 疾患別　診断法・治療法

　一次予防については，特に虚血性心疾患を基礎疾患にもつ症例では，ICDの効果が示されているが，コントラバーシャルな症例も多く，患者背景によって植え込みを検討する必要がある。肥大型心筋症では，非持続性心室頻拍（NSVT）や心室壁厚30mm，失神歴や突然死の家族歴のある症例などではClassⅡaの適応がある。Brugada症候群のcoved typeでは，失神の既往・突然死の家族歴・電気整理検査で心室細動の誘発のうち2つ以上を認める場合にはClassⅡaの適応と考えられている。そのほか，先天性QT延長症候群や不整脈原性右室心筋症（ARVC）などに適応がある。

　ICD単独では不整脈自体を抑制することはできないため，原則抗不整脈薬との併用が行われる。また致死的な頻拍で確実に作動するためには，疑わしい場合での除細動の作動をなくすことができないため，不適切作動が問題となる。各種大規模臨床試験では，およそ11%の症例で不適切作動を認めており，適切・不適切作動にかかわらずICD作動を認めた患者ではうつ症状を認める傾向がある。ICD植え込みによる致死性不整脈の予防は重要であるが，植え込み後の精神面のケアも考慮する必要がある。

　最近の機種では，頻拍のcycle lengthによって大きく3ゾーン設定できる機種が多く（VT，fast VT，VFゾーンなど），比較的遅めで規則的な頻拍では抗頻拍ペーシング（ATP）を中心に治療を設定し，VFゾーンでは早期に除細動を行うようにすることが可能である。

　近年では，適切・不適切作動にかかわらず，除細動施行例では，生命予後が悪化すると考えられている。除細動による心筋障害なのか，除細動がかかるような状態になることが問題なのかは，今後の研究の結果を待たなければならない。可能な限り除細動を避けることで，生命予後が改善する可能性が示唆されており，ATPの活用や頻拍検出ゾーンの設定によって，除細動を減らす工夫が有効と考えられる。

● 遠隔モニタリング

　デバイス機能の多様化に伴い，外来におけるデバイス管理に時間を要するようになってきている。植込み型デバイスからの情報を電話回線を通じて医療施設に送るシステムで，毎日の定時送信に加え，イベント発生時にはアラートがあらかじめ登録された医師にメールが送信されることになる。ペースメーカー外来でのフォローアップを補完するものとして，活用が期待される。

● 新しいデバイス

　ICDでも前述のペースメーカー同様にMRI対応のデバイスが使用可能になったほか，2014年からは，wearable CD（WCD）が保険適応となった**図4**。原則3カ月以内の使用に限られ，医療費の問題などはあるが，急性心筋梗塞後急性期の不整脈突然死の予防や，デバイス感染などでICD抜去が必要になった症例などでの活用が期待される。

　また，ICD植え込み患者では，基礎心疾患や運動耐容能に応じて就労や就学に制限がかかる。なかでも道路交通法により自動車運転には制限がかかっており，2014年6月から一次予防では30日間，二次予防では6カ月の間運転が制限される。また抗頻拍ペーシング（ATP）でも除細動でもICDが作動した場合には12カ月の間，経過観察のため運転が制限される。

図4 wearable CD

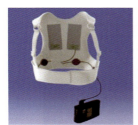
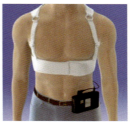

（旭化成ゾーンメディカル株式会社より提供）

V ● 疾患別 診断法・治療法

4 心不全

◆ 心不全とは

　心不全とは，心臓のポンプ機能が低下し主要臓器の酸素需要に見合うだけの血液量を拍出できない状態と定義される。労作性呼吸困難，息切れ，尿量減少，下腿浮腫などの症状が出現し，日常生活が制限される。また，致死性不整脈が合併し，突然死の頻度も高い。悪性新生物と同等に予後不良で，心不全増悪で入院した患者の長期予後は，死亡率で年率約7%，1年以内の再入院率は約30%である。

◆ 原因

　心不全はすべての心疾患の終末像であるので，原因はさまざまである。病因別に以下のように分類される 表1。

表1 主な心不全の原因

虚血性心疾患		心筋梗塞
高血圧性心疾患		
心筋症	特発性	肥大型心筋症 拡張型心筋症 拘束型心筋症 不整脈原性右室心筋症
	浸潤性疾患	サルコイドーシス アミロイドーシス ヘモクロマトーシス
	内分泌代謝疾患	糖尿病性心筋症 甲状腺機能異常 Cushing 症候群 Fabry 病
	薬剤性	抗がん剤
	その他	アルコール性心筋症
弁膜症		大動脈弁狭窄症 大動脈弁閉鎖不全症 僧帽弁狭窄症 僧帽弁閉鎖不全症
先天性心疾患		心房中隔欠損症 心室中隔欠損症
不整脈		頻脈誘発性心筋症 房室ブロック 心房細動
心膜疾患		収縮性心膜炎 心タンポナーデ

◆ 心不全のステージ分類

大局的な観点で心不全の進行を分類できる。AHA/ACCが提唱している分類では，心不全発症のリスク保有から重症心不全までを4つの段階に分類している表2。

表2 AHA/ACC分類

ステージA	高血圧や糖尿病などの心不全を発症する危険因子を有しているものの，心臓に器質的あるいは機能的な異常がみられない段階
ステージB	心臓に器質的あるいは機能的な異常を認めるものの，自覚症状がない段階
ステージC	心不全症状はあるが，治療によりコントロール可能な段階
ステージD	治療に抵抗性の心不全

◆ 診断

● 自覚症状

主な自覚症状は呼吸困難感である。初期では労作時にのみ生じるが，進行すると安静時にも自覚し，寝ていても苦しくなり上体を起こさざるをえなくなるいわゆる起座呼吸に至る。自覚症状のグレーディングにはNYHA分類が用いられる表3。往々にして患者は無意識に行動に制限をかけているため，自覚症状がマスクされている可能性がある。同年代の人と同じようにできるか詳しく聴取する必要がある。そのほか，全身倦怠感，食思不振など非特異的なものもある。

表3 NYHA分類

Class Ⅰ	心疾患があるが無症状で，通常の日常生活は制限されない
Class Ⅱ	日常生活が軽度から中等度に制限される。安静時には無症状だが，階段昇降などの日常生活の労作で疲労・動悸・呼吸困難をきたす
Class Ⅲ	日常生活が高度に制限される。安静時は無症状だが，平地歩行などの日常生活以下の労作によって症状が生じる
Class Ⅳ	非常に軽度の活動や安静時においても心不全症状が生じる

V● 疾患別　診断法・治療法

● 身体所見

聴診上は，Ⅲ音，Ⅳ音を聴取する。弁膜症があれば心雑音も聴取される。肺野には湿性ラ音が聴かれる。下腿にはpitting edemaがあり，低心拍出であれば四肢冷感を認める。

● 検査

● 血液検査と胸部X線

脳性ナトリウム利尿ペプチド（BNP）は心室への負荷により分泌が亢進される心臓ホルモンであり，心不全のバイオマーカーとして広く使われている。BNPは心不全の自覚症状や左室拡張末期圧と相関し，心不全の診断，重症度評価，予後推定に用いられる。心臓病と腎臓病は密接な関係にあり，両者の連関（心腎連関）の重要性が強調されている。慢性腎臓病は心不全患者の7割にみられる。その存在は治療方針の決定に影響を与え，独立した予後規定因子となっている。腎機能はクレアチニン値のみならず，糸球体濾過量でも評価する。貧血もまた，心不全患者の6割にみられ，予後規定因子となっている。高度の貧血は，心不全増悪の因子となりうるので補正が必要である。

胸部X線では，一般的に心陰影が拡大している。肺うっ血をきたせば，肺血管陰影の増強，Kerley's B lineや胸水貯留がみられる。

● 心エコー

心エコーは非侵襲的で放射線被ばくもないため，原因疾患の検索，左室の形態ならびに機能の評価に汎用されている。

●収縮機能

最も広く用いられている収縮機能指標は左室駆出率であり，臨床ではこの値をもとに心不全を「収縮機能が低下した心不全（HFrEF）」と「収縮機能が保持された心不全（HFpEF）」に分ける。左室駆出率は前負荷や後負荷の影響を受けるので，解釈にはそれらの因子を考慮する必要がある。例えば，僧帽弁閉鎖不全症や大動脈弁閉鎖不全症などの逆流性疾患では，駆出率では収縮機能を過大評価するので，左室容積を加味して評価する必要がある。

心筋の収縮は一様に障害されるわけではないので，局所の壁運動評価も必要である。壁運動異常の局在性が原疾患の診断につながることもある。また，左脚ブロックでは左室各部位の収縮開始

時相がずれるので，左室全体の収縮が非効率となる。この非同期運動を是正する治療が後述の心室再同期療法である。適応を見極めるためにも注目すべき評価項目である。

低心拍出を診断する際，心エコーを用いて算出した1回心拍出量が参考になる。左室収縮機能が多少低下していたとしても，代償機転が働き1回心拍出量が維持されることが多いので，1回心拍出量イコール収縮機能ではない。

● **拡張機能**

拡張機能とは，拡張期に左室が左房から血液を受け入れる機能である。収縮機能が保持されているにもかかわらず心不全を起こしている症例（HFpEF）は，原因を拡張機能不全に求めることが一般的である。拡張機能は大きく2つの要素に分けられる。拡張早期に左室が能動的に弛緩する能力（左室弛緩能）と，拡張中期から後期にかけての血液の受け入れを規定する左室の柔らかさ（左室コンプライアンス）である **図1**。それらを評価する際にカテーテルによる圧・容量測定が必要である。日常診療では，心エコーを用いて評価することが一般的であるが，それは直接拡張機能を評価しているのではなく，二次的に生じている左房圧の上昇を推定しているのである。左房圧が高いほど，拡張機能が障害されていると判断している **図2**。評価基準に関してはp100図24参照。

図1 拡張期の時相と機能の2つの要素

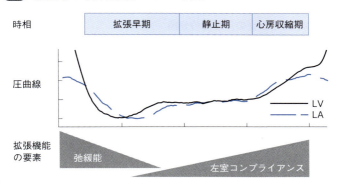

図2 拡張機能のグレーディング

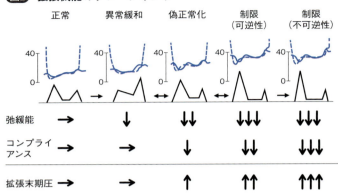

◆ 治療
● 急性増悪期

初期治療の目的は，①循環動態の安定，②呼吸困難の改善，③臓器うっ血の改善である。病態や発症機転，血行動態，重症度を的確に診断し速やかに介入する。

心不全の重症度を分類する際に，以前から血行動態指標によるForrester分類が用いられてきたが，近年では，この分類を，より臨床的な所見つまり末梢循環および聴診所見に基づいて再分類したNohria-Stevenson分類が簡便な評価方法として使われている 図3 。

図3 急性心不全の重症度の分類

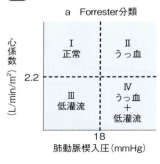
a Forrester分類

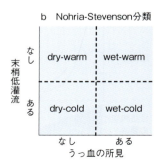
b Nohria-Stevenson分類

表4 クリニカル・シナリオ分類

クリニカル・シナリオ	CS1	CS2	CS3	CS4	CS5
収縮期血圧	140 〜	100 〜 140	〜 100	急性冠症候群	右心不全
プロファイル	・急激に発症 ・血圧上昇と後負荷不適合 ・急性肺水腫 ・下腿浮腫は軽度 ・左室駆出率は保持されていることが多い	・徐々に発症 ・体重増加 ・下腿浮腫 ・肺うっ血は軽度 ・慢性の拡張末期圧上昇	・急激あるいは徐々に発症 ・低灌流 ・下腿浮腫や肺うっ血は軽度 ・拡張末期圧上昇	・急性心筋梗塞に伴う急性心不全	・急激または緩徐な発症 ・肺うっ血はない ・右室機能不全 ・肝腎うっ血, 下腿浮腫
治療	・NPPV ・血管拡張薬	・NPPV ・血管拡張薬 ・体液貯留（＋）の場合, 利尿薬	・補液 ・強心薬 ・低血圧で低灌流が持続している場合, 昇圧薬	・NPPV ・血管拡張薬 ・PCI ・IABP	・利尿薬

NPPV：非侵襲的陽圧換気療法
IABP：大動脈内バルーンパンピング

心不全症例の臨床的プロファイルを初診時の収縮期血圧を参考に推定するクリニカル・シナリオ（CS）は，速やかな初期治療の開始につながるアプローチとして有用である表4。

● 呼吸管理

酸素療法は，呼吸困難と低酸素状態の改善のために必須であり，血中酸素飽和度95％以上，血中酸素分圧80mmHg以上を目指す。鼻カニューレやフェイスマスクを用いた酸素投与でも努力呼吸や低酸素血症が改善しない場合，密着型マスクによる非侵襲的陽圧換気療法（NPPV）を開始する。最近では，最初からNPPVを行うケースが増えている。換気モードは持続陽圧呼吸（CPAP）が用いられる。最近では，患者の呼吸に同調して陽圧をかけ，換気量により自動的に適正サポートする順応性自動制御換気（ASV）が汎用されている。ショック患者や意識レベル低下例では，気管内挿管および人工呼吸器管理を行う。

V ● 疾患別　診断法・治療法

● 強心薬, 血管拡張薬の投与

収縮期血圧が100mmHg以下で臓器低灌流所見のある患者では強心薬を投与する。ドブタミン（ドブトレックス®）はβ1受容体選択性が高く, 第一選択薬である。しかし漫然と持続投与すると, 心筋障害は助長され予後は悪化する。不要になれば速やかに中止する。

一方, 収縮期血圧が保たれている患者では血管拡張薬が第一選択である。後負荷を軽減することで呼吸困難が速やかに軽減される。硝酸薬, ヒト心房性ナトリウム利尿ペプチド（hANP）, ニコランジル（シグマート®）が使用される。hANPは血管拡張作用と利尿作用を併せ持っているので使い勝手がいい。ホスホジエステラーゼ（PDE）Ⅲ阻害薬は, 強心作用と血管拡張作用を併せ持っている。駆出率が悪く心拍出量が低下しているにもかかわらず, 血圧が高い場合に使用される。また, PDE Ⅲ阻害薬の強心作用はβ受容体を介さないので, カテコラミン類を長期間投与され効果がなくなった例でも使用される。

● 利尿薬

利尿薬は, 効果的な除水により速やかに臓器のうっ血を改善させる。CS1の例では, 水分のcentral shiftがうっ血の原因であることが多いので, 血管拡張薬を主に使用して, 利尿薬の使用は必要最小限とする。利尿薬の過剰投与は腎機能を悪化させるので, 漫然とした投与は慎む。

● 非薬物療法

適切な薬物治療でも血行動態が安定しない場合には, 大動脈内バルーンパンピング（IABP）や経皮的心肺補助（PCPS）の適応となる。IABPは, 中心動脈の収縮期血圧を低下させ, 拡張期圧を上昇させるので, 冠動脈疾患や僧帽弁閉鎖不全を合併する例では有効である。PCPSは流量補助であるので, 心拍出が確保できない症例で適応になる。しかし, すべての低心拍出例が適応になるわけではない。急性心筋炎などの心機能が改善する見込みのある例に適応を限定すべきである。

慢性期
自己管理

　日常生活において，塩分制限（1日塩分6g以下）を遵守させることが最も重要である。また，体重増加が心不全増悪を示す簡便な指標となるので，体重を毎朝測定させる。短期間で2kg以上増えた場合には，心不全が増悪している可能性が高いので注意が必要である。

薬物療法
●収縮機能が低下した心不全（HFrEF）の場合

　HFrEFの場合には，以下のさまざまな薬剤が有効で，心不全のステージにより複数を組み合わせて使用される**図4**。

図4　心不全ステージ別の薬物選択

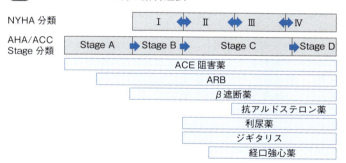

● アンジオテンシン変換酵素阻害薬/アンジオテンシンⅡ受容体拮抗薬

　総死亡および心血管イベントに対して，アンジオテンシン変換酵素阻害薬（ACE阻害薬）の効果はすべての心不全ステージで確立されているので，第一選択薬である。用量は血圧をみながら調節するのが一般的である。

　アンジオテンシンⅡ受容体拮抗薬（ARB）は，ACE阻害薬と遜色ない効果があり，副作用の発現も少ないことから，近年投与されるケースが増えてきている。また，両者を併用するとさらに心血管イベントが減少するという報告もあり，考慮に値する。

V● 疾患別　診断法・治療法

● β遮断薬

　カルベジロール（アーチスト®）やメトプロロール（ロプレソール®，セロケン®）などのβ遮断薬は，心不全増悪のリスクを減らし生命予後を改善させるので，ACE阻害薬/ARBと並んで心不全治療の基準薬である。軽度から中等度の心不全例のみならず，重症心不全例においても，総死亡，心血管死亡，心不全による入院を著明に減少させる。β遮断薬の投与開始に際しては，体液貯留の徴候がなく状態が安定していることを確認したうえで，少量より時間をかけて漸増する。BNPを用いて心不全の状態をモニタリングしながら行うとよい。至適用量については明確な結論が出ていないが，β遮断薬の効果に用量依存性がみられることから，できるだけ増量するのがよいと考えられている。

● 利尿薬

　利尿薬は，うっ血による息切れ，呼吸困難，下腿浮腫を軽減させる最も効果的な薬剤である。フロセミド（ラシックス®）を代表とするループ利尿薬がよく用いられる。効果が不十分な場合には，サイアザイド系利尿薬を併用することもある。ただし，これらの利尿薬は，低カリウム血症をきたし重症不整脈を誘発させることがあるので，血清カリウム値のモニタリングは必要である。バソプレシン拮抗薬は水利尿薬であり，血行動態に影響が少なく，電解質異常やレニン-アンジオテンシン-アルドステロン系の賦活化をきたしにくいので，使用される場面が増えてきている。

● 抗アルドステロン薬

　スピロノラクトン（アルダクトンA®）やエプレレノン（セララ®）などの抗アルドステロン薬は，ほかの基準となる薬物と併用して投与される。NYHA Ⅲ度以上の重症例では，スピロノラクトン（アルダクトンA®）の併用が全死亡，心不全による死亡，突然死のいずれも減少させる。

● ジギタリス

　洞調律の場合，ジゴキシン（ジゴキシン「AFP」®，ジゴシン®など）は心不全増悪による入院を減らすが，予後は改善させない。それは，不整脈に関連した死亡を増加させるからである。心不全増悪

を繰り返す場合にのみ考慮すべきである。

一方，心房細動を伴う場合，ジゴキシン（ジゴキシン「AFP」®，ジゴシン®など）は，心拍数をコントロールし自覚症状を改善させるので臨床の場では用いられる。心房細動を伴うHFrEFにおいてジギタリスが予後を改善するかどうかはわかっていない。

● **経口強心薬**

経口強心薬には生命予後改善効果はないことが明らかになっている。しかし，臨床では，重症心不全例における自覚症状の改善，静注強心薬からの離脱時の切り替え，β遮断薬導入時のサポートでピモベンダン（アカルディ®）などの経口強心薬を使用することがある。

● **収縮機能が保持された心不全（HFpEF）の場合**

HFpEFの場合，収縮機能が低下した心不全（HFrEF）のように治療方針が確立していない。高血圧はHFpEFが急性増悪する主要因なので，厳格にコントロールする。ACE阻害薬／ARBは，左室肥大や線維化を抑制させる効果を併せ持っているので，使用されることが多い。β遮断薬は，脈拍をコントロールし，拡張期時間を十分確保することで，拡張機能の悪い左室の流入を助ける働きがあるので，頻脈の際には使用される。うっ血がある場合には，HFrEFと同様に利尿薬が使われる。

（手書き注釈：エナラプリル レニベース）

（手書き注釈：＋ 抗Ald薬（アルダクトン・セララ））

● **心房細動を合併する症例**

心不全患者の約3割に心房細動が合併する。心房細動では心房収縮が消失するため，心拍出量が減少し心不全を増悪させる。また，心拍が速い状態が持続すると，左室心筋の収縮力自体が弱まり駆出率が低下する。この状態を頻脈誘発性心筋症という。

心不全を合併した心房細動において，脈拍コントロールと洞調律維持のどちらがよいのかは明らかでないので，患者個々の病態を勘案して選択する。脈拍コントロールには，以前からジギタリスが使われていたが，心不全治療も兼ねて積極的にβ遮断薬を用いるほうがよい。洞調律を維持したい場合には，アミオダロン（アンカロン®）が推奨される。甲状腺機能障害や間質性肺炎などの副作用があるものの，洞調律維持に優れ，心機能を低下させないの

Ⅴ◉ 疾患別 診断法・治療法

で，選択される。

また，塞栓症のリスクが高いので，禁忌でない限り抗凝固療法を行う。

●腎機能障害を合併する症例

ACE阻害薬/ARBの投与に際し，惹起される腎機能悪化への危惧から，使用をためらわれることがある。しかし，これらの薬剤の心不全に対する効果は，腎機能障害を伴わない症例と変わりないことから，積極的に投与すべきである。また，β遮断薬に関しても，その効果は腎機能によらないことから，腎機能障害を理由に適応を変える必要はない。

●貧血を合併する症例

貧血は，心不全を増悪させ，独立した予後規定因子であるが，貧血に対する治療方法はいまだ確立されていない。エリスロポエチン投与は心不全による再入院を減少させるが，総死亡までは抑制できないようだ。どのレベルから介入を開始し，どのレベルを目標にするのかは定まっていない。

●非薬物療法
●心室再同期療法

心室内伝導障害が起こると，左室局所の収縮のタイミングがずれるため，左室全体の収縮機能が低下する。この非同期運動を是正する治療が心室再同期療法である。ペースメーカーを利用した治療法で，右室と冠静脈洞経由で左室にペースメーカーリードを留置し，同時にペーシングすることにより左室収縮の同期性を回復させる**図5**。現在のところ適応基準は以下のとおりである**表5**。

再同期療法を行うと，自覚症状が改善し，左室駆出率が増加し，ひいては総死亡，心不全入院のリスクを減らす**図6**。しかし，現在の適応基準では，患者の約3割が治療に反応しないことがわかっており，今後検討が必要である。

心房細動を合併する例では，再同期療法のペーシングが十分に働かないことがある。ペーシング比率を上げるために，房室接合部アブレーションを考慮する。また，通常のペースメーカー植え込み適応がある左室駆出率35％以下の重症心不全例では，植え込

図5 心室再同期療法のシステム

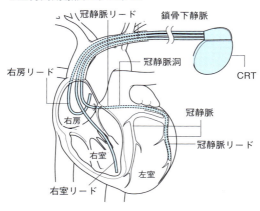

表5 心室再同期療法の適応基準

① 十分な薬物治療を行っても改善しない NYHA Ⅲ度ないしⅣ度の慢性心不全
② 左室駆出率 35%以下
③ QRS 幅 130msec 以上

図6 心臓再同期療法（CRT）の予後に対する効果

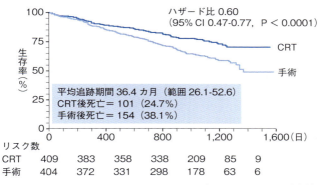

ハザード比 0.60
（95% CI 0.47-0.77, P < 0.0001）

平均追跡期間 36.4 カ月（範囲 26.1-52.6）
CRT後死亡＝ 101（24.7%）
手術後死亡＝ 154（38.1%）

（CARE-HF study より改変引用）

み後に非同期運動が惹起され心不全を増悪する危険性があるため,初めから再同期療法を行う場合がある。

●**補助人工心臓**

重症心不全で心臓移植が必要となった症例が待機中に適切な薬物療法を行っているにもかかわらず心不全が悪化した場合,補助人工心臓の植え込みを考慮する 図7。心係数≦2.0L/分/m^2,収縮期血圧≦80mmHg,左房圧≧20mmHgで,肝・腎臓の障害が進行する場合も適応を考慮する。腎・肝障害が不可逆になったとき,敗血症や中枢神経疾患に罹患した場合,あるいは高度出血傾向がある場合は適応から除外される。補助人工心臓が抱える主な問題点は血栓症で,経過中に塞栓症を起こすことが多い。

図7 植え込み型補助人工心臓のシステム

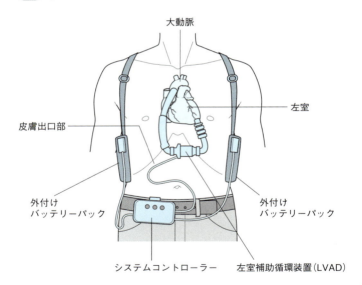

● 心臓移植

心臓移植とは,末期的な心不全患者に対しドナー心臓を移植する手術である。現在,全世界で年間4,000例ほどの心臓移植が行われている。移植後の1年生存率は80%,5年生存率は70%以上であり,移植を受けた例の70%以上が社会復帰している 図8 。適応基準は以下のとおりである 表6 。患者・家族が移植治療を理解し,移植後の免疫抑制療法などの治療を継続できることが社会的な要件となっている。不可逆性の主要臓器障害,活動性感染,重症肺高血圧症,薬物依存症,悪性腫瘍およびHIV抗体陽性例は適応から除外される。

図8 心臓移植後の予後

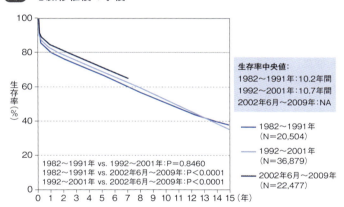

生存率中央値:
1982〜1991年:10.2年間
1992〜2001年:10.7年間
2002年6月〜2009年:NA

― 1982〜1991年(N=20,504)
― 1992〜2001年(N=36,879)
― 2002年6月〜2009年(N=22,477)

1982〜1991年 vs. 1992〜2001年:P=0.8460
1982〜1991年 vs. 2002年6月〜2009年:P<0.0001
1992〜2001年 vs. 2002年6月〜2009年:P<0.0001

表6 心臓移植の適応基準

Ⅰ. 不治の末期的状態にあり,以下のいずれかの条件を満たす場合
ⅰ. 長期間または繰り返し入院治療を必要とする心不全
ⅱ. β遮断薬およびACE阻害薬を含む従来の治療法ではNYHA Ⅲ度ないしⅣ度から改善しない心不全
ⅲ. 現存するいかなる治療法でも無効な致死的重症不整脈を有する症例
Ⅱ. 年齢は65歳未満が望ましい
Ⅲ. 本人および家族の心臓移植に対する十分な理解と協力が得られること

5 心膜心筋疾患

◆ 急性心筋炎
● 急性心筋炎とは
主としてウイルスなどの感染によって引き起こされる心筋の炎症性疾患である。

● 診断
● 症状
発熱,全身倦怠感などの感冒様症状や悪心,嘔吐などの消化器症状が先行する。その後,数時間から数日の経過で胸痛や心不全症状を呈する。初発症状が非特異的なため単なる急性上気道炎や急性胃腸炎と見誤ることがあるので注意が必要である。

● 検査
心電図

ST-T異常,異常Q波,低電位あるいはR波減高などがみられる。伝導障害(房室ブロックや心室内伝導障害など)も頻繁にみられる。QRS幅が徐々に拡大してきたら重症化する可能性が高い 図1。

図1 急性心筋炎の心電図
本症例では,房室ブロックを呈し,胸部誘導でST上昇が認められる。

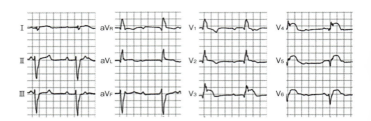

心エコー

全周性壁肥厚と壁運動低下を認めるが,左室内腔は拡大していない。心膜液が貯留する 図2。

起因ウイルスの同定

ウイルス抗体価の測定を急性期と寛解期(2週間後)のペア血清で行う。抗体価の4倍以上の上昇をもって陽性とする。ただし,その陽性率はおおむね10%に過ぎない。ペア血清の測定項目としては以下のものが推奨されている 表1。

図2 急性心筋炎の心エコー
左室壁は浮腫により全周性に肥厚。内腔の拡大はない。壁運動は高度に低下している。

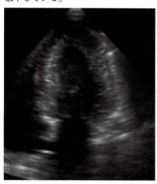

表1 急性心筋炎の原因ウイルス

- コクサッキーウイルスB群1-6型
- コクサッキーウイルスA群4・9・16型
- アデノウイルス
- サイトメガロウイルス
- エコーウイルス9・11・14・16・22型
- パルボウイルスB19
- ヒトヘルペスウイルス6型
- インフルエンザAおよびBウイルス

● 治療

● 軽症の場合

入院したうえで,安静臥床とモニタリングによる経過観察のみで対処できる。ただし,急変することもあるので,いつでも対応できるようにしておかなければならない。

● 劇症型の場合

循環動態が破綻する症例を劇症型とよぶ。カテコラミンやPDE Ⅲ阻害薬などの強心薬,またはカルペリチド(ハンプ®)などの血管拡張薬を用いて血行動態を維持する。強心薬を用いても循環維持ができない場合には,大動脈バルーンパンピング(IABP)や経皮的

V ● 疾患別　診断法・治療法

心肺補助（PCPS）などの補助循環を導入する。PCPSが長期化するようであれば補助人工心臓を考慮する。現在のところ，劇症型心筋炎に対するステロイド療法や免疫抑制療法の明らかなエビデンスはないが，効果があるという症例報告は多数存在する。

● 予後

急性期の死亡率は約20％で，劇症型となると約40％に上昇する。急性期を脱してからの予後は良好である。

心筋症

◆ 拡張型心筋症

● 拡張型心筋症とは

拡張型心筋症は，明らかな原因がなく左室内腔の拡張と収縮不全を示す心筋疾患である。多くの場合進行性で，末期には急性増悪のために入退院を繰り返す。また，突然死や血栓塞栓症をきたすことがある。

● 病因

遺伝子異常は家族性拡張型心筋症の20％にみられる。そのほか，ウイルス感染や自己免疫異常の関与が指摘されている。

● 診断

● 症状

労作時の息切れ，動悸，全身倦怠感などの心不全症状が出現する。

● 検査

心電図

拡張型心筋症に特異的な心電図所見はない。左室肥大，R波減高，異常Q波，QRS幅延長，ST-T変化などが出現する。

血液検査

脳性ナトリウム利尿ペプチド(BNP)は,自覚症状や血行動態の指標と相関し,心負荷を反映する心不全のバイオマーカーである。重症度評価,治療効果判定,予後予測に汎用される。

拡張型心筋症の約30％において,心筋トロポニンTは持続的に高値を示す。進行性の心筋細胞傷害を反映し,持続高値例は予後不良である。

心エコー

心室が球状に拡大し,収縮機能が低下する。壁運動異常は一般的にびまん性であるが,局在性があることもある。左室拡大が進行すると二次性の僧帽弁逆流を合併する(図3)。

MRIによる心筋組織性状評価

典型的には心室中隔中層に線状にガドリニウムにより造影される。また右室接合部の中隔にも斑状に造影される。虚血性心筋症の場合は冠動脈支配領域に沿って心内膜側を中心に造影されるので両者の鑑別に有用である(図4)。

心肺運動負荷試験

心肺運動負荷試験を用いると客観的に運動能力が評価できる。最も有用な運動耐容能の指標は最大酸素摂取量(peak VO$_2$)

図3 拡張型心筋症の心エコー
左室は球状に拡大している。

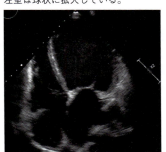

図4 拡張型心筋症のMRI
心室中隔中層が線状に造影されている。

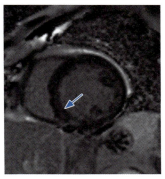

V ● 疾患別　診断法・治療法

であり，拡張型心筋症の重症度評価，予後評価，さらには心臓移植候補者の決定に用いられる。

心内膜心筋生検

特異的な組織所見はない。心筋肥大と核変性像(核腫大，核不整，クロマチンの濃染像など)がみられ，筋原線維の減少(粗鬆化)や空胞変性を示す。

● 治療

拡張型心筋症に特異的な治療はない。治療法に関しては心不全(HFrEF)の項を参照(p247)。

● 予後

厚生労働省の調査では，5年生存率で76%である。

◆ 肥大型心筋症

● 肥大型心筋症とは

肥大型心筋症は，高血圧などの明らかな原因がなく心筋肥大をきたす疾患であり，不均一な左室肥大を呈する。左室内腔の拡大はなく，左室収縮は正常である。

25%の症例で左室流出路狭窄が合併する。この状態を特に閉塞性肥大型心筋症とよぶ。また，肥大していた心筋が逆に菲薄化，心室内腔が拡大，左室収縮力が低下し拡張型心筋症のような病態を呈してきた場合を拡張相肥大型心筋症とよぶ。

● 病因

遺伝子異常が背景にある。現在までに16種類以上の遺伝子の900種類以上の変異が報告されている。主な遺伝子異常とその頻度は以下のとおりである **表2**。病因遺伝子の主なものは心筋線維/サルコメアを構成する蛋白質をコードする遺伝子である。

● 診断

● 自覚症状

主な症状は胸痛や労作性の息切れである。胸痛は肥大に伴う相対的心筋虚血が，息切れは左室肥大による拡張機能低下が原因で

表2 肥大型心筋症の原因遺伝子

遺伝子	存在場所	蛋白質	頻度(%)
Thick filament			
MYH7	14q11.2-q12	β-Myosin heavy chain	25〜40
Intermediate filament			
MYBPC3	11p11.2	Cardiac myosin-binding protein C	25〜40
Thin filament			
TNNT2	1q32	Cardiac troponin T	3〜5
TNNI3	19p13.4	Cardiac troponin I	1〜5
TPM1	15q22.1	α-Tropomyosin	1〜5
Z-disc			
LDB3	10q22.2-q23.3	LIM binding domain 3	1〜5

（肥大心筋症の診療に関するガイドライン. 循環器病の診断と治療に関するガイドライン, 2011 年度合同研究班報告より抜粋）

ある。動悸も多い症状である。合併する不整脈が関与している可能性がある。また，眼前暗黒感や失神などの脳虚血症状が生じることもある。この症状は心室頻拍などの重症不整脈や左室流出路狭窄が原因である可能性が高い。

● 検査
心電図

心電図は感度の高いスクリーニング検査である。異常Q波，ST-T変化，陰性T波，左室側高電位などがよくみられる。

心エコー

特徴的な肥大パターンは，非対称性の心筋肥大である。肥大の部位は心室中隔のみならず，左室後壁や左室前壁，側壁に存在することがあるので，左室全体を観察する必要がある。

左室流出路狭窄のエコー所見は，①僧帽弁の収縮期前方運動（SAM），②大動脈弁早期半閉鎖，③流出路血流速度上昇である。SAMは，狭窄した左室流出路を血液が高速で通過するために僧帽弁前尖が中隔方向に引っ張られて生じる。SAMにより僧帽弁

逆流が生じる。駆出血流が駆出中期以降減少するので大動脈弁が駆出中期に半分閉じる。左室流出路血流速度プロファイルは，収縮後半にピークを迎える。速度プロファイルから求めた最大圧較差はカテーテルで求めた実測圧較差とほぼ同じである 図5。

MRIよる心筋組織性状評価

60～80％の症例でガドリニウム遅延造影効果が認められる。多くは中隔の右室接合部が造影される。遅延造影効果は心臓死や心室不整脈の発生と関連があり，予後推定因子である 図6。

図5 流出路狭窄の心エコー

a：収縮期に僧帽弁前尖がめくれ上がる，いわゆる前方運動を示す。b：Mモードでは前尖エコーが上方に偏位している。c：大動脈弁早期半閉鎖。d：流出路ドプラ波形のピークは収縮後半にずれる。e：僧帽弁逆流を併発する。

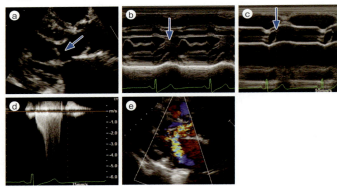

図6 肥大型心筋症のMRI

中隔の右室付着部から前壁にかけて造影されている。

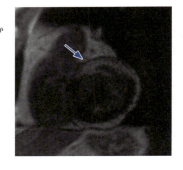

カテーテルによる左室流出路狭窄の評価

左室流出路狭窄は，安静時あるいは薬剤や運動負荷により30 mmHg以上の圧較差がみられた場合と定義される。心室期外収縮後の心拍で圧較差が増大し，大動脈圧が低下する。このことをBrockenbrough現象とよび，左室流出路狭窄に特徴的である。また，大動脈圧波形は，駆出早期にスパイクを形成し，その後ドーム状に上昇する二峰性（spike & dome型）となる 図7。

心内膜心筋生検

心筋細胞の肥大と錯綜配列および間質の線維化が認められるが，いずれも特異的ではない。錯綜配列は高血圧性心疾患，拡張型心筋症にもみられるからである。肥大型心筋症に比較的特徴的な所見として心筋変性や奇妙な形に肥大した心筋細胞が挙げられる。

● 治療   拡張井

心不全（HFpEF）の項を参照（p249参照）。左室流出路狭窄に対する心筋焼灼術に関しては次項参照（p274〜275参照）。

図7 左室流出路狭窄の圧波形

a：大動脈圧波形はspikeを形成した後dome型になる。
b：期外収縮の後に左室-大動脈圧較差は増大する（Brockenbrough現象）。

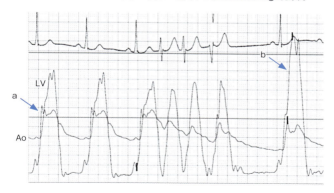

V● 疾患別　診断法・治療法

● 予後

年間死亡率は約2～3%である。肥大型心筋症の主な死因は突然死，心不全死，塞栓症による脳卒中である。突然死は若年者を中心にみられ，心不全死は中年以降に多く，脳卒中死は高齢者に多くみられる。突然死の危険因子を示す 表3 。

表3 肥大型心筋症における突然死の予測因子

主要な因子

- ・心停止（心室細動）
- ・自然発症の持続性心室頻拍
- ・突然死の家族歴
- ・原因不明の失神
- ・著しい左室肥大（左室壁厚≧30mm）
- ・Holter心電図による非持続性心室頻拍
- ・運動に伴う血圧反応異常

可能性のある因子

- ・拡張相肥大型心筋症
- ・左室心尖部心室瘤
- ・左室流出路狭窄
- ・MRIによる広範な遅延造影像
- ・心房細動
- ・危険度の高い遺伝子変異

修飾可能な因子

- ・激しい身体運動（競技）
- ・冠動脈疾患

（日本循環器学会：肥大心筋症の診療に関するガイドライン（2012年改訂版）より引用）

その他の心筋症

◆ 虚血性心筋症

虚血性心筋症とは，虚血性心疾患が原因で左室が拡大し収縮機能が低下する疾患群である。多くは心筋梗塞であるが，心筋梗塞を起こしていなくとも慢性虚血で冬眠心筋状態になって左室収縮機能が低下している場合もある。確定診断には冠動脈造影が必要となる。

◆ 高血圧性心筋症

高血圧性心筋症とは，長期間の高血圧の罹患で，左室が肥大し次第に収縮機能が低下する病態である。左室は拡大すると，求心性から遠心性へと肥大様式が変化する。心不全の発症には，動脈硬化や腎機能障害など高血圧によるほかの臓器障害も関与していることがある。

心サルコイドーシス

心サルコイドーシスは原因不明の全身性肉芽腫性疾患であり，肺，肺門リンパ節，眼，皮膚に好発する。病理組織学的には，乾酪壊死を伴わない類上皮細胞肉芽腫，間質浮腫を伴ったリンパ球浸潤，線維化，微小血管病変と多彩な特徴を有する。心サルコイドーシスでは，サルコイド結節は心室中隔基部に好発する。初期には壁が若干肥厚するものの，その後病変部の線維化が進むにつれ心室中隔基部に特徴的な壁の菲薄化を生じる。病変が広範に広がれば拡張型心筋症のようになる。

心アミロイドーシス

心アミロイドーシスは，アミロイドとよばれる異常な線維性蛋白が臓器に沈着する全身疾患である。心アミロイドーシスは，心臓へアミロイドが沈着した状態である。左室壁が肥厚し拡張機能不全をきたすが，さらに病期が進行すると収縮機能も障害される。そのため，進行性かつ難治性の心不全を引き起こし，予後不良である。刺激伝導系が障害されると，ブロックなどの不整脈が生じる。

不整脈原性右室心筋症

不整脈原性右室心筋症は，右室優位に心拡大と心機能低下をきたし，右室起源の重症心室性不整脈を伴う心筋症である。左室は正常ないし軽度異常にとどまる。病理学的には主に右室自由壁における脂肪浸潤と心筋細胞の脱落ならびに線維化を認める。右室の伝導遅延によって生じる右側前胸部誘導の ε 波が心電図上の特徴的所見である。右室起源の左脚ブロック型の心室頻拍がみられる。

アルコール性心筋症

多量の飲酒によって発生する心筋障害で，一般的には，エタノール換算で1日80〜90gを5年以上にわたり摂取すると発症するとされる。左室は拡大，左室壁厚は正常ないし減少し，拡張型心筋症と同様の病態を呈する。禁酒をすれば元に戻る場合もある。

V● 疾患別　診断法・治療法

◆ 筋ジストロフィーに伴う心筋疾患

　Duchenne型筋ジストロフィーは進行性に筋力が低下する遺伝性疾患である。この疾患には心筋症を伴うことが知られている。病理像は, 心筋細胞の萎縮, 細胞質の空胞化や核の変形, 間質線維化と拡張型心筋症のようであるが, 病変が左室後壁基部を中心に自由壁に広がるように好発するのがこの疾患の特徴である。心機能異常は骨格筋力低下の程度とは相関しない。なお, Becker型筋ジストロフィーでも心筋症をきたす報告もある。

◆ 薬剤誘発性心筋症

　薬剤性心筋症とは, 薬剤によって引き起こされる心筋症である。起因する主な薬剤は抗がん剤である。例えば, アントラサイクリン系のドキソルビシン〔アドリアマイシン(アドリアシン®, ドキシル®)〕やイダルビシン(イダマイシン®), アルキル化剤のシクロホスファミド(エンドキサン®)やイホスファミド(イホマイド®), 代謝拮抗薬のクロファラビン(エボルトラ®), 微小管阻害薬のドセタキセル(タキソテール®), チロシンキナーゼ阻害薬のトラスツズマブ(ハーセプチン®), スニチニブ(スーテント®)などである。アドリアマイシンはその代表格で, アドリアマイシン心筋症の発症率は総投与量に依存する。$450\,mg/m^2$以下では心不全の発症率は約5％だが, 投与量がそれ以上になると発症率は急激に増加する。組織学的には心筋細胞の変性, 間質の浮腫・線維化がみられ細胞質の空胞変性, ミトコンドリアの変性が認められる。

◆ Fabry病

　Fabry病では, α-ガラクトシダーゼA活性の低下により基質であるスフィンゴ糖脂質が蓄積し, 皮膚, 眼, 神経, 血管, 腎臓, 心臓などに障害が出現する。原因はα-ガラクトシダーゼAをコードする遺伝子の異常で, X染色体劣性に遺伝する。心Fabry病では, 左室は進行性に対称性肥大する。初期は, 拡張機能不全が主であるが, 病期の進行に伴い肥大が退縮し, 左室後壁基部に限局して菲薄化が出現し, 収縮機能が障害される。

　以下に, 各心筋症の特徴をまとめた表を示す 表4 。

表4 心筋症の比較

		拡張型心筋症	肥大型心筋症	虚血性心筋症	高血圧性心筋症	サルコイドーシス	アミロイドーシス	不整脈源性右室心筋症	アルコール性心筋症	筋ジストロフィーの心筋症	薬剤性心筋症	Fabry病
病因				心筋梗塞	高血圧による心筋肥大	サルコイド結節	アミロイド沈着	右室自由壁の脂肪浸潤	アルコール	筋ジストロフィー	抗がん剤	αガラクトシダーゼ欠損
左室の形態と機能	左室壁運動	心室中隔を中心に低下	↑	冠動脈支配領域に一致した壁運動異常	末期まで保たれている	主に心室中隔基部で低下	末期まで保たれている	比較的保たれている	全周性に低下	左室後壁を中心に低下	全周性に低下	保たれている。末期には左室後壁を中心に低下
	左室駆出率	↓	↑		末期まで保たれている	↓	末期まで保たれている	比較的保たれている	↓	↓	↓	末期まで保たれている
	左室壁厚	正常〜やや減少	非対称性に肥大	梗塞部は菲薄化	対称性に肥大	中隔基部で菲薄化	対称性に肥大		↑	正常〜やや減少	正常〜やや減少	対称性肥大。末期には左室後壁が菲薄化
	その他の所見	僧帽弁逆流の合併	左室流出路狭窄	僧帽弁逆流の合併		僧帽弁逆流の合併		右室の拡大、収縮機能低下		僧帽弁逆流の合併		
MRI所見	遅延造影	中隔の中層に線状に造影	中隔の中層に線状に造影	冠動脈支配領域に一致して心内膜下から貫壁性に造影	びまん性に斑状に造影	中隔基部の心外膜下から心筋壁中層に造影	広範にびまん内膜下が造影			後壁側の心外膜下が造影		後壁基部から心尖部に伸展するように造影。心内膜側は造影されない
	T2強調					活動性の高い部位は高輝度						
診断を助けるその他の所見						房室ブロック	ブロック	心電図でのε波、右室起源の心室頻拍、細動	アルコール摂取量禁酒により改善		抗がん剤の投与総量	

⑤ 心筋疾患

心膜疾患

◆ 急性心膜炎

● 急性心膜炎とは

心膜の急性炎症で,約90％がウイルス感染である。そのほか,膠原病や悪性新生物などの全身性疾患も原因となりうる。また心筋梗塞後や心臓手術術後に併発することもある。

● 診断

● 症状

典型的な自覚症状は胸骨後ろの鋭い痛みである。痛みは吸気時や仰向けになると増悪し,前かがみに座ると和らぐ。発熱することもあるが,38℃以上の高熱はまれである。

● 検査

聴診

心膜摩擦音を聴取する。心臓と心膜が擦れるときに生じる短い高調音で,一心周期に複数聴こえる。心膜液が多量に貯留してくると聴こえなくなる。

心電図

急性期は全誘導でST上昇がみられる 図8 。その後ST部が基線に戻り,陰性T波が出現する。最終的にT波は正常化する。

図8 急性心膜炎の心電図

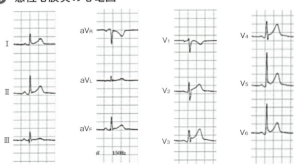

心エコー

心膜液の貯留を認める。多くは少量である。

● 治療

非ステロイド性抗炎症薬（NSAID）の投与で改善する。NSAID無効例や再発例ではコルヒチン（コルチヒン®）が有効であると報告されている。

● 予後

ほとんどの症例で後遺症なく治癒する。

◆ 心タンポナーデ

● 心タンポナーデとは

心タンポナーデとは，心膜腔に貯留した液体により心臓が圧迫され，心臓への血液流入が障害された状態である。心膜液による圧排は低圧である右心系に起こりやすい。そのため，中心静脈圧は早い段階から上昇する。さらに進行すると心拍出量は低下する。

心膜液が貯まる速度はタンポナーデに至るかどうかを左右する。心破裂など急激に心膜液が貯留する場合，少量でもタンポナーデになるが，がん性心膜炎など緩徐に貯留する場合，ある程度貯まったとしてもタンポナーデにはならない。

● 診断
● 身体所見

一回心拍出量が低下するために，収縮期血圧と脈圧が低下し，頻脈となる。吸気時に収縮期血圧が10mmHg以上低下する。これを奇脈とよび，心タンポナーデに特徴的である。重症であれば，吸気時に橈骨動脈の拍動さえ触れなくなる。

● 心エコー

心タンポナーデを評価する際に心エコーの果たす役割は大きい。心膜液は，心臓周囲のエコーフリースペースとして描出される。心膜液が血液であった場合，フィブリン析出や血栓形成を示唆する淡いモヤエコーや塊がみられる。心タンポナーデになっていれば，右房・右室壁が拡張期に虚脱する。特に右室自由壁の虚脱

は心タンポナーデに特異的である。中心静脈圧が上昇すれば下大静脈の呼吸性変動が消失する **図9**。

図9 心タンポナーデの心エコー

a：断層像では，心臓周囲にエコーフリースペースを認める（⇔）。
b：Mモードでは，右室が拡張期に虚脱する様がみえる（→）。

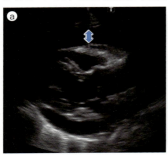
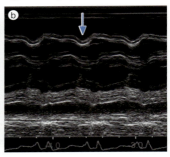

● 治療

唯一の治療法は心膜液ドレナージである。血圧低下や奇脈といったタンポナーデを示唆する身体所見がみられる場合には，透視下やエコーガイド下で心膜穿刺を行い，ドレナージチューブを留置する。これにより血行動態が劇的に改善する。心エコーで右心系が虚脱しているものの上記の身体所見がない時点では，様子をみる。心膜液貯留の原因精査のために心膜組織が必要な場合やタンポナーデが再発した場合には外科的にドレナージを行う。がん性心膜炎では再発することが多く，心膜に大きな穴を開けて心膜腔と胸腔を交通させる外科的心膜開窓術が施行される。これにより心膜液は胸腔に流れ心タンポナーデになることを防げる。

◆ 収縮性心膜炎
● 収縮性心膜炎とは

収縮性心膜炎とは，肥厚瘢痕化した心膜が心臓と癒着し心臓を締め付けるために，心臓への血液流入が障害され，心拍出量が低下した状態である。心臓への流入が心膜腔の容積によって規定されるため，心室・心房の拡張期圧はすべて同じである。

● 病因

長期間にわたる心膜の炎症により起こる。主な原因は，縦隔への放射線照射，慢性の心膜炎，心臓手術術後，結核性心膜炎後である。

● 診断

自覚症状

主な症状は，全身倦怠感，食思不振，下腿浮腫などの右心不全症状である。

● 身体所見

中心静脈圧の上昇に伴って，頚静脈怒張や肝うっ血，胸水，腹水，下腿浮腫がみられる。肺うっ血はみられない。通常，頚静脈は吸気時に虚脱するが，本疾患では呼吸周期に関係なく怒張している（Kussmaul徴候）。聴診上は，心膜ノック音が聴取される。拡張早期の心室への流入が急激に中断されたときに生じる高調音である。

V● 疾患別　診断法・治療法

● 心エコー

断層像で，心膜と心室壁の癒着の様子が目視で観察できる。通常は心臓の拍動に伴って心膜と心室壁は横滑りするが，癒着していると横滑りがみられない。残念ながら，心膜が肥厚しているかどうかはわかりづらい。心室中隔は拡張早期に奇異性運動（拡張早期での左室側への偏位）をきたす。心室流入血流波形の特徴は，高いE波と短い減速時間である。三尖弁では50％以上，僧帽弁では25％以上のE波の呼吸性変動がみられる。そのほか，拡張早期僧房弁輪移動速度が保たれている　図10 。

図10　収縮性心膜炎の心エコー

a, b：心拍動により右室壁と心膜は横滑りをしない（→）。c：心室中隔は拡張早期に一過性に左室側に揺れ戻る（→）。d：右室流入血流は呼吸により変動する。

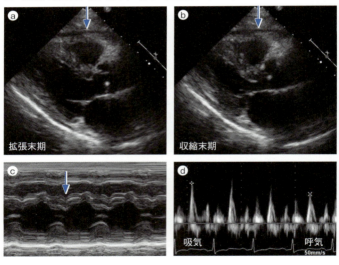

● カテーテルによる血行動態評価

心室内圧曲線では，特徴的なdip and plateauパターンがみられる。これは，心室への流入が拡張早期に停止することを反映している。左右の心室内圧を同時記録すると，拡張末期圧は同じであることがわかる。しかし，これらの血行動態的な基準は，特異度50％程度とそれほど特異的ではない（同時圧に関しては，p152～

157を参照）。

● 治療

　唯一の治療法は心膜剥離術である。しかし，この治療は手術死亡率が5％以上とリスクが高い。

● 予後

　外科的心膜剥離術を行った場合でも予後不良である。ウイルス性や特発性の場合，比較的予後はよいが（10年予後は約60％），放射線治療後の場合予後不良である（10年予後は約30％）。

V● 疾患別　診断法・治療法

6 拡張型心筋症に対する外科治療

◆ 外科的左室再建術

SAVE手術，Batista手術など（基本コンセプト：左室容積の減少および左室の楕円化）末期の非虚血性心筋症に対しては推奨されていない（class Ⅲ）。

僧帽弁形成術（MVP）と併用する報告もあるが満足なエビデンスはないのが現状である。

手術至適時期の明確な指針はない。

◆ 心室補助人工心臓（VAD）

Bridge to transplantation（BTT）としての役割とともにDestination therapy（DT），Bridge to candidacy（BTC），Bridge to decision（BTD），Bridge to recovery（BTR）として外科的心不全治療の中心的役割を担っている。

わが国では植込み型に関してはBTTとしての使用に限られるため移植適応の判断が求められる。

● 体外設置型VAD

ニプロ（東洋紡）VAD：BTDとして行われる場合（Profile 1）や，腎機能や肝機能障害，感染症，高肺血管抵抗などのためにBTCとして行われる場合（Profile 2）に使用されることが多い。

● 植込み型LVAD

近年では拍動型→定常流型へのシフトに伴い成績の向上が著しい（生存率1年：82% vs 61%，2年：74% vs 43%）。

わが国においても植込み型補助人工心臓EVAHEART，DuraHeart，HeartMate Ⅱ，Jarvik 2000と4機種の定常流デバイスで欧米と比較しても遜色ない成績を達成している。

◆ 心臓移植

5年生存率90％と，現在も重症心不全外科治療のgold standardである。

わが国での特徴：①補助人工心臓からのブリッジが80％と高率
②待機期間が平均で700日以上

I MPORTANT POINT

導入至適時期

植込み型左室補助人工心臓（LVAD）の適応として主にINTERMACS profile*2～3が適応 表1。Profile 3が最も良い適応と考えられ，時期を逃さないことが重要である。

＊INTERMACS profileによる判断は主治医の裁量に委ねられている部分が多いことから，Leitz-Miller, Columbia, Seattle Heart Failure Model, APACHE Ⅱなど，LVAD導入至適時期が模索されている。わが国から発表されたTodai VAD score 表2 では他覚的所見よりscoringし，LVAD導入後の1年生存率が推定できる。VAD導入時期の決定に有用である。

表1 INTERMACS（J-MACS）

レベル	INTERMACS	J-MACS	INTERMACS の ニックネーム	VAD適応決定 までの時間
1	Critical cardiogenic shock	重度の心原性 ショック	Crash and burn	hours
2	Progressive decline	進行性の衰弱	Sliding fast	days
3	Stable but inotrope dependent	安定した強心薬 依存	Dependent stability	few weeks
4	Resting symptoms	安静時症状	Frequent flyer	months
5	Exertion intolerant	運動不耐容	House-bound	
6	Exertion limited	軽労作可能状態	Walking wounded	
7	Advanced NYHA Ⅲ	安定状態		

（日本循環器学会：重症心不全に対する植込型補助人工心臓治療ガイドライン（2011-2012年度合同研究班報告）より引用）

表2 Todai VAD score（TVAD score）

アルブミン	<3.2mg/dL	8点
総ビリルビン	>4.8mg/dL	7点
左室拡張末期径（LVEDD）	<55mm	6点
中心静脈圧（CVP）	>11mmHg	5点

0～8点　：低リスク
9～17点：中リスク
18～26点：高リスク
1年生存率
低リスク：95％
中リスク：54％
高リスク：14％

（Imamura T, et al：Novel risk scoring system with preoperative objective parameters gives a good prediction of 1-year mortality in patients with a left ventricular assist device. Circ J 76：1895–1903, 2012より引用）

V● 疾患別 診断法・治療法

⑦ 肥大型心筋症に対する手術

◆ 病態

閉塞性肥大型心筋症（HOCM）の心不全症状は，左室流出路狭窄が左室流出路-大動脈間の圧較差・加速血流を生むことが原因である。流出路加速血流の引力によって，僧帽弁前尖が収縮期前方運動（SAM）を生じ，その結果僧帽弁閉鎖不全症を引き起こす。そのためHOCMの外科治療は肥大した中隔を切除し，左室流出路狭窄を解除することが基本となる。

◆ 手術適応

NYHA≧Ⅲ度，安静時左室流出路圧較差≧50mmHg，薬物治療不応例。

◆ 術式

HOCMに対する外科治療は，心室中隔心筋切除（septal myectomy），および僧帽弁手術が行われ左室流出路の解剖学的な拡大と，SAMの解除を目的に行う。

● 心室中隔心筋切除（septal myectomy）

septal myectomyは大動脈を切開し大動脈弁越しに切除を行うMorrow手術が一般的である。心尖部肥大型心筋症のように心尖部の中隔切除が必要になる場合は，心尖部アプローチを選択する。この場合は左室内容量を増加させ一回拍出量を増加させることを目的とする。いずれも術中経食道心エコーによって，切除範囲を決定し，切除後の流出路圧較差改善を正確に測定することが必須である。

術後90％以上の症例で左室流出路圧格差の改善を認め，再発はほとんど認めない。70％以上の症例で5年以上の心不全症状改善を認める。術後生存率は1年98％，5年96％，10年83％と良好である。合併症として心房中隔欠損症（VSD，2％），左脚ブロック，完全房室ブロック（5％以下）があり，周術期死亡率は1〜2％である。myectomy単純手術では死亡率0.8％だが，複合手術では3.4％に上昇する。手術死亡の危険因子としてNYHA classⅣ，高齢，女性，

274

冠動脈バイパス術（CABG）合併，心房細動（AF），術前左房径≧46mm，肺高血圧症がある。

● 僧帽弁手術

僧帽弁手術は，

①僧帽弁閉鎖不全症がSAMではなく僧帽弁自体の器質的変化による場合

②中隔の肥大が非典型的な場合（例えば，僧帽弁前尖への異常腱索の付着，びまん性の心筋肥大などで，SAMがないか，あっても左室流出路狭窄に関与していない場合）

③切除の対象となる前方中隔の肥厚が強くない場合（18mm以下）

④心筋切開，切除術で十分な効果が得られない場合

である。

前乳頭筋の肥大やびまん性心筋肥大などには僧帽弁置換術が有効である。僧帽弁手術については，手術死亡は6%程度で，10年生存率は約75%と心筋切除と変わらず，良好な成績を示している。

拡張相肥大型心筋症で重度の心不全に陥った場合には，特発性拡張型心筋症と同様に，補助人工心臓，心臓移植が検討される。

● 第一選択はseptal myectomy

経皮的中隔心筋焼灼術（PTSMA）と比較し確実な治療効果，低い合併症率，良好な長期成績からseptal myectomyが第一選択である。高齢者や合併症患者で手術が高リスクとなる場合にはPTSMAも検討される。

◇参考文献

1) 日本循環器学会：循環器病の診断と治療に関するガイドライン（2011年度合同研究班報告）

2) 日本循環器学会：肥大型心筋症の診療に関するガイドライン（2012年改訂版）

V ● 疾患別　診断法・治療法

8　経皮的中隔心筋焼灼術（PTSMA）

◆ 原理

症状のある，薬物治療抵抗性の閉塞性肥大型心筋症に対して，カテーテルを使用して純エタノールにより閉塞責任中隔心筋を焼灼壊死させる治療法 図1。

図1　閉塞性肥大型心筋症に対する治療法
　　　経皮的中隔心筋焼灼術（PTSMA）

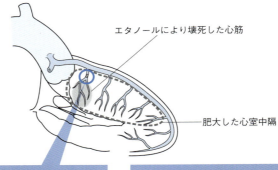

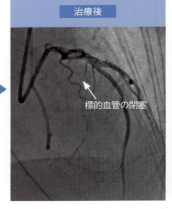

◆ 方法

① 通常のPCIデバイスを用い，責任中隔枝に対して，1.5〜2.0mmのover-the-wire バルーンカテーテルを挿入。

② バルーン拡張により左室 - 大動脈圧較差の減弱を確認。

③ バルーンカテーテルのワイヤールーメンより攪拌した造影剤を注入し，同時に経胸壁心エコーで，肥大した部位に造影剤が入ることを確認（←最も重要）。

④ 部位の確定ができたら，ワイヤールーメンよりエタノール少量（0.5〜2mL程度）をゆっくりと注入。

⑤ エタノール注入後はそのまま10分程度固定する。

⑥ エタノールが混注されないようにワイヤールーメンに陰圧をかけながら，バルーンカテーテルを体外に抜去する。

⑦ もし必要があれば，次枝に同様の手法でアプローチ。

⑧ 最終的に，経胸壁心エコーを施行し，標的部位以外の壁運動に異常のないことを確認する。

● 手技中は，胸痛，嘔吐の出現を防ぐために，適宜，ブプレノルフィン（レペタン®），メトクロプラミド（プリンペラン®）のi.v.を施行する。

● 一過性に房室ブロックの出現を認めることがあり，手技前に一時的ペーシングカテーテルの挿入は必須。一過性ブロックを認めた場合，手技後，ブロックから離脱後も2〜3日は留置しておく。

● 恒久的ペースメーカーを必要とする症例は約5%。

◆ 術後

急性心筋梗塞に準じたフォローが必要。平均クレアチンキナーゼ（CK）の上昇は1,500（IU/L）程度のことが多く，1週間から10日の入院を必要とする。

術後早期は，心筋浮腫などのために正確な評価ができないため，CPX，心エコーによる術後評価は1カ月程度後に行うことが望ましい。

9 弁膜症

◆ 僧帽弁狭窄症（MS）

僧帽弁口の狭小化により拡張期に左房から左室への血液流入が障害され，左房圧が上昇しやがて肺うっ血，肺高血圧をきたす疾患である。著明な左房の拡大により心房細動を合併することが多く，血栓を形成しやすい傾向がある。成人にみられるMSのほとんどはリウマチ性である。近年，リウマチ熱への罹患の減少に伴い，MSの頻度は減少している。予後は症状に依存する。手術を行わない場合の10年生存率は，自覚症状の軽微な群では80％以上と良好であるが，自覚症状が強い場合には0～15％と低い。

● 診断

聴診でⅠ音の亢進，僧帽弁開放音，心尖部拡張中期ランブルを聴取する。

心エコー検査は僧帽弁狭窄症の診断，重症度評価 表1 に必須である。断層エコー法で僧帽弁前尖のドーム形成や，交連部の癒合，弁下組織の変化を認める 図1 。また，左房内血栓の有無の確認のためには経食道心エコーが適応となる。

● 治療

僧帽弁狭窄症（MS）の内科治療の基本は頻脈性心房細動の合併例での徐拍化および左房内血栓予防のための抗凝固療法である。内科的治療により心不全症状を認める場合には，僧帽弁に対するインターベンションを考慮する。適応基準は 図2 に示す。どの指標を使用するかは，心不全の自覚症状（NYHA分類）によって決まる。経皮経静脈的僧帽弁交連切開術（PTMC）が可能かどうかは， 表2 のWilkinsスコアを参考に判断する。PTMC不適応症例は僧帽弁置換術（MVR）を選択する。

表1 僧帽弁狭窄症(MS)の重症度分類

	軽度	中等度	高度
平均圧較差	< 5mmHg	5～10mmHg	> 10mmHg
収縮期肺動脈圧	< 30mmHg	30～50mmHg	> 50mmHg
弁口面積	> 1.5cm²	1.0～1.5cm²	< 1.0cm²

(日本循環器学会, ほか:弁膜疾患の非薬物治療に関するガイドライン(2012年改訂版)より引用)

図1 僧帽弁狭窄症(MS)の心エコー所見

a(傍胸骨長軸像):左房の拡大および拡張期の僧帽弁前尖のドーム形成を認める。
b(短軸像):僧帽弁前尖および後尖の石灰化および癒合により弁口面積が狭小化している。
LV:左室, LA:左房, Ao:大動脈, RV:右室

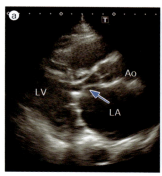
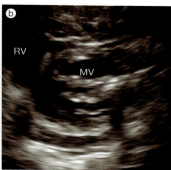

V ● 疾患別 診断法・治療法

図2-1 NYHA心機能分類Ⅰ・Ⅱ度の僧帽弁狭窄症(MS)に対する治療指針

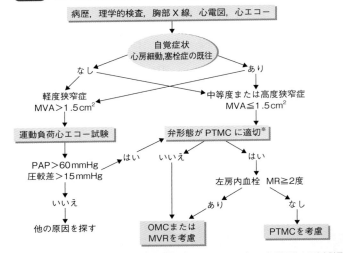

(日本循環器学会ほか：弁膜疾患の非薬物治療に関するガイドライン(2012年改訂版)より改変引用)

図2-2 NYHA心機能分類Ⅲ・Ⅳ度の僧帽弁狭窄症(MS)に対する治療指針

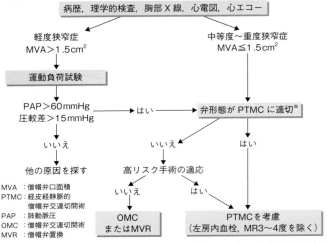

MVA ：僧帽弁口面積
PTMC：経皮経静脈的僧帽弁交連切開術
PAP ：肺動脈圧
OMC ：僧帽弁交連切開術
MVR ：僧帽弁置換

(日本循環器学会ほか：弁膜疾患の非薬物治療に関するガイドライン(2012年改訂版)より改変引用)

※ Wilkins エコースコアを参照 表2

表2 Wilkinsエコースコア

重症度	弁の可動性	弁下組織変化	弁の肥厚	石灰化
1	わずかな制限	わずかな肥厚	ほぼ正常 (4～5mm)	わずかに 輝度亢進
2	弁尖の可動性不良，弁中部，基部は正常	腱索の近位2/3まで肥厚	弁中央は正常，弁辺縁は肥厚 (5～8mm)	弁辺縁の 輝度亢進
3	弁基部のみ可動性あり	腱索の遠位1/3以上まで肥厚	弁膜全体に肥厚 (5～8mm)	弁中央部まで 輝度亢進
4	ほとんど可動性なし	全腱索に肥厚，短縮，乳頭筋まで及ぶ	弁全体に強い肥厚，短縮，乳頭筋まで及ぶ	弁膜の大部分で 輝度亢進

（日本循環器学会ほか：弁膜疾患の非薬物治療に関するガイドライン（2012年改訂版）より引用）

（追記）上記4項目について，1～4点に分類し合計点を算出する。合計8点以下でPTMCのよい適応である。

◆ 僧帽弁閉鎖不全症

僧帽弁の閉鎖が不完全となり収縮期に血液が左室から左房へと逆流し，容量負荷により左心系の拡大をきたし，左房圧上昇をきたす。感染性心内膜炎や粘液変性による弁尖の異常，腱索断裂などによる腱索の異常からなる器質性僧帽弁閉鎖不全症，左室拡大に伴う乳頭筋の偏位や弁輪拡張などに起因する機能性僧帽弁閉鎖不全症に大別される。有症候や左室機能障害がある例では予後は悪いが，外科手術，特に僧帽弁形成術の導入により予後は劇的に改善された。

V ● 疾患別　診断法・治療法

● 診断

聴診では I 音減弱，心尖部汎収縮期雑音，III 音を聴取する。

心エコー検査は僧帽弁閉鎖不全症の診断，重症度評価（表3）に必須である。逆流程度の評価，発生部位や逆流の成因を同定することができる。僧帽弁逸脱症では前尖または後尖が収縮期に弁輪線を越えて左房側にずれ込み，逆流ジェットは逸脱部位と逆方向に吹き付ける（図3）。機能性の場合には逆に弁尖閉鎖位置は左室心尖方向へ偏位する。また，心房細動例で心房内血栓の有無を確認したいときや弁形成術の術前や術中評価，感染性心内膜炎（IE）では経食道心エコーが推奨される。

● 治療

軽度の僧帽弁閉鎖不全症では治療対象とならない。しかし逆流が徐々に進行し悪化することがあるため定期的な経過観察が必要である。内科治療の目標は収縮期血圧の低下による逆流量の減少が首座である。器質的僧帽弁閉鎖不全症の場合，内科的治療には限界があり，手術時期を見逃さないことが非常に重要である。一般的に左心不全症状の出現や左室機能低下を認める場合には外科的治療の適応となる（図4）。適応に応じて僧帽弁形成術，僧帽弁置換術を選択するが，可能な限り形成術を選択するのが望ましい。また，心房細動合併例では施術時Maze手術を併施することにより，術後脳梗塞の発生率低下が認められており，心房細動合併例ではMaze手術などを同時に行うことはClass I として推奨される。

機能性僧帽弁閉鎖不全症は虚血性心疾患や拡張型心筋症などによる左室機能障害を背景にもつため，器質的僧帽弁閉鎖不全症と比較して予後は悪く，病態としては別と考えるべきである。そのため，外科的治療の適応も，別に考慮される（図4）。脚ブロックを伴う左室機能障害例に行われる心室再同期療法（CRT）は，合併するMRを減少させることが報告されている。

また，近年僧帽弁閉鎖不全症に対しMitraClip®を用いたカテーテル治療が新たな治療法として注目されている。いまだ日本では治験が始まっていないが，外科手術群との無作為割り付けを行ったEVEREST II trialでは1年経過時の効果において非劣性が証明された。

表3 僧帽弁逆流の重症度評価

	軽度	中等度	重度
定性評価法			
左室造影グレード分類	1+	2+	3～4+
カラードプラジェット面積	<4cm^{2}または左房面積の20%未満		左房面積の40%以上
vena contracta width	<0.3cm	0.3～0.69cm	≧0.7cm
定量評価法			
逆流量(/beat)	<30mL	30～59mL	≧60mL
逆流率	<30%	30～49%	≧50%
有効逆流弁口面積	<0.2cm^2	0.2～0.39cm^2	≧0.4cm^2
その他の要素			
左房サイズ			拡大
左室サイズ			拡大

(日本循環器学会, ほか：弁膜疾患の非薬物治療に関するガイドライン(2012年改訂版)より引用)

図3 僧帽弁閉鎖不全症の心エコー所見(カラードプラ)

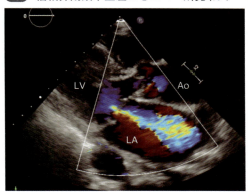

僧帽弁前尖の逸脱に伴う逆流ジェットが左房の前方に向かって認められる。
LV：左室
LA：左房
Ao：大動脈

V● 疾患別 診断法・治療法

図4-1 器質性MRの治療方針

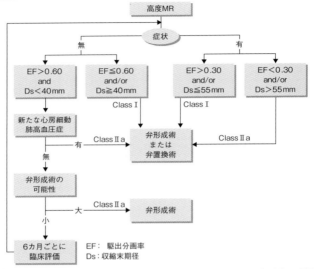

(日本循環器学会, ほか:弁膜疾患の非薬物治療に関するガイドライン(2012年改訂版)より引用)

図4-2 機能性MRの治療方針

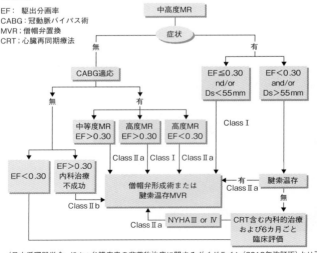

(日本循環器学会, ほか:弁膜疾患の非薬物治療に関するガイドライン(2012年改訂版)より引用)

◆ 大動脈弁狭窄症（AS）

　大動脈弁の開放制限により弁口面積の狭小化をきたし，収縮期に大動脈弁を通過する血液が障害され，左心への圧負荷が増大し，左室の求心性肥大および左房圧の上昇をきたす。リウマチ性，硬化性や大動脈二尖弁による大動脈弁狭窄症（AS）に大別される。高齢化に伴い大動脈弁の退行変性に伴う硬化性大動脈弁狭窄症（AS）が増加している。症候性の高度ASは予後が非常に悪く，狭心症症状出現後の平均余命は5年，失神は3年，心不全は2年といわれている。

● 診断

　聴診は胸骨右縁で粗い収縮期駆出性雑音が特徴であるが，高調な楽音様雑音が心尖部で聴取されることもある。心エコー検査により，大動脈弁狭窄症（AS）の重症度を診断する 表4 図5 。

表4 大動脈弁狭窄症（AS）の重症度評価

	軽度	中等度	高度
連続波ドプラ法による 最高血流速度（m/sec）	<3.0	3.0〜4.0	≧4.0
簡易Bernoulli式による収縮期 平均圧較差（mmHg）	<25	25〜40	≧40
弁口面積（cm^2）	>1.5	1.0〜1.5	≦1.0
弁口面積係数（cm^2/m^2）	—	—	<0.6

（日本循環器学会ほか：弁膜疾患の非薬物治療に関するガイドライン（2012年改訂版）より引用）

図5 大動脈弁狭窄症（AS）の心エコー所見

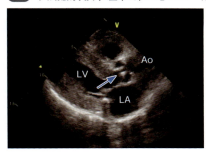

大動脈弁の石灰化に伴うエコー輝度の増強および開放制限を認める。
LV：左室
LA：左房
Ao：大動脈

Ⅴ◉ 疾患別　診断法・治療法

● 治療

　大動脈弁狭窄症（AS）では血行動態が不安定であり十分な内科治療が困難である。基本的には狭心症，失神，あるいは心不全という臨床症状が出現した時点で大動脈弁置換術（AVR）の絶対適応である。また，無症候性でも左室機能低下〔駆出率（EF）50％未満〕を認める場合は絶対適応である。冠動脈バイパス術や大動脈手術を行うことが決まっている場合，大動脈弁狭窄症（AS）が中等度以上あるときは大動脈弁置換術を同時に行う。

　現在，わが国でも経カテーテル的大動脈弁置換術（TAVI）が施行可能となり，超高齢者や手術困難例などのAVR高リスク患者に対する低侵襲的根治的弁置換術として有効性が示されている。欧州の臨床試験では大動脈弁置換術（AVR）に対する非劣性も示され，今後適応の拡大が期待されている。

◆ 大動脈弁閉鎖不全症

　大動脈弁の閉鎖が不完全となり，拡張期に大動脈から左室へ逆流が生じることにより左室への容量負荷，圧負荷が増大し左室は遠心性肥大を伴い拡大する。成因には加齢性，大動脈二尖弁，感染性心内膜炎，大動脈弁輪拡張症，大動脈解離，Marfan症候群などが挙げられる。

● 診断

　聴診では，胸骨左縁大2，3肋間で最強点を有する拡張期灌水様逆流性雑音を聴取する。また重症の大動脈弁閉鎖不全症となり相対的な大動脈弁狭窄をきたした場合は特徴的なto and fro murmurを聴取する。心エコー検査により重症度を評価する **表5** **図6**。

● 治療

　左室収縮機能の低下・内腔の拡大の進行などが認められた場合大動脈弁置換術が考慮される **図7**。近年，弁形態により大動脈弁形成術も可能となり，治療成績の向上が期待される。

表5 大動脈弁閉鎖不全症の重症度分類

	軽度	中等度	重度
定性評価			
大動脈造影 Grade	I	II	III～IV
カラードプラジェット面積	<25% of LVOT		>65% of LVOT
vena contracta幅(cm)	<0.3	0.3～0.6	>0.6
定量評価(カテまたはエコー)			
逆流量RVol(mL/beat)	<30	30～59	≧60
逆流率(%)	<30	30～49	≧50
逆流口面積(cm^2)	0.10	0.10～0.29	≧0.3

LVOT：左室流出路

(日本循環器学会, ほか：弁膜疾患の非薬物治療に関するガイドライン(2012年改訂版)より引用)

図6 大動脈弁閉鎖不全症の心エコー図

大動脈から左室に向かって逆流ジェットを認める。
LV：左室
LA：左房
Ao：大動脈

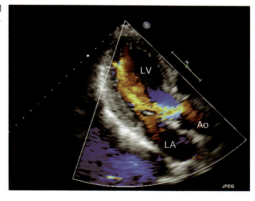

図7 慢性重症大動脈弁閉鎖不全症(AR)の治療戦略

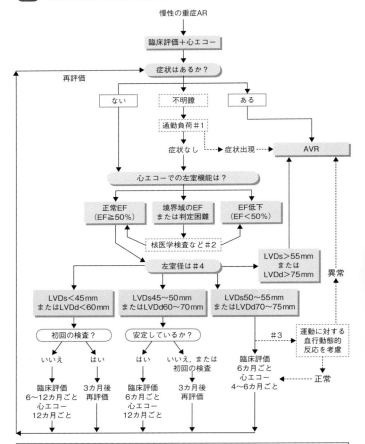

基本的には症状と心エコー検査で経過を追う
#1：臨床症状に乏しい場合には運動負荷時に症状の確認を行うという選択もある。
#2：臨床所見と心エコー検査所見に隔たりがあるときや，境界域のEFの場合には核医学検査や超高速CT, MRI, 左室造影や血管造影を含む心臓カテーテル検査が有用である。
#3：左室の中等度拡大の場合には運動負荷時の反応をみるのも有用である。
#4：左室径については欧米での報告をもとに記載した。しかし，体格の小さな患者では，慎重な臨床的判断により，より小さな値の適用を考慮する必要もある。
AVR：大動脈弁置換術，EF：駆出分画率，LVDd：左室拡張末期径，LVDs：左室収縮末期径

(日本循環器学会，ほか：弁膜疾患の非薬物治療に関するガイドライン(2012年改訂版)より引用)

◆ 感染性心内膜炎(IE)

感染性心内膜炎は弁膜疾患や先天性心疾患，人工弁置換術後例において，齲歯，歯周病などの口腔内感染症や歯科処置などにより一過性の菌血症が生じ，弁膜や心内膜，大血管内膜に細菌集蔟を含む疣贅(vegetation)を形成し，菌血症，血管塞栓，心障害など多彩な臨床症状を呈する全身性敗血症性疾患である。

● 主な原因菌の頻度 表6

表6 主な原因菌の頻度

黄色ブドウ球菌	32%
緑色レンサ球菌	18%
腸球菌	11%
コアグラーゼ陰性ブドウ球菌	11%
グラム陰性桿菌	4%

● 診断

感染性心内膜炎(IE)の診断にあたり，血液中の起因菌を同定し，心エコーにより心内構造への疣贅の付着ならびに同部位の構造的破壊を確認する 表7 図8。最も頻度の高い症状は発熱であり，新たな心雑音を伴う場合，本症を強く疑う必要がある。本症に特徴的である点状出血，Osler結節，Janeway発疹，Roth斑などの末梢血管病変は認められない場合もある。本症の診断において血液培養および心エコーが重要な検査である。

V ● 疾患別　診断法・治療法

表7　感染性心内膜炎（IE）のDuke臨床的診断基準

IE 確診例

Ⅰ. 臨床的基準
大基準2つ，または大基準1つと小基準3つ，または小基準5つ

（大基準）
1. IE に対する血液培養陽性
   A. 2回の血液培養で以下のいずれかが認められた場合
      (i) *Streptococcus viridans, Streptococcus bovis,* HACEK グループ
      (ii) *Staphylococcus aureus* または *Enterococcus* が検出され，他に感染巣がない場合
   B. つぎのように定義される持続性のIE に合致する血液培養陽性
      (i) 12時間以上間隔をあけて採取した血液検体の培養が2回以上陽性
      (ii) 3回の血液培養すべてあるいは4回以上の血液培養の大半が陽性（最初と最後の採血間隔が1 時間以上）
   C. 1回の血液培養でもCoxiella burnetti が検出された場合，あるいは抗phase1 IgG抗体価800倍以上
2. 心内膜が侵されている所見でAまたはBの場合
   A. IEの心エコー図所見で以下のいずれかの場合
      (i) 弁あるいはその支持組織の上，または逆流ジェット通路，または人工物の上にみられる解剖学的に説明のできない振動性の心臓内腫瘤
      (ii) 膿瘍
      (iii) 人工弁の新たな部分的裂開
   B. 新規の弁閉鎖不全（既存の雑音の悪化または変化のみでは十分でない）

（小基準）
1. 素因：素因となる心疾患または静注薬物常用
2. 発熱：38.0 ℃以上
3. 血管現象：主要血管塞栓，敗血症性梗塞，感染性動脈瘤，頭蓋内出血，眼球結膜出血，Janeway 発疹
4. 免疫学的現象：糸球体腎炎，Osler結節，Roth斑，リウマチ因子
5. 微生物学的所見：血液培養陽性であるが上記の大基準を満たさない場合，またはIEとして矛盾のない活動性炎症の血清学的証拠
6. 心エコー図所見：IE に一致するが，上記の大基準を満たさない場合

Ⅱ. 病理学的基準
菌：培養または組織検査により疣腫，塞栓化した疣腫，心内膿瘍において証明，あるいは病変部位における検索：組織学的に活動性を呈する疣贅や心筋膿瘍を認める

IE 可能性例

"確診"の基準には足りないが，"否定的"に当てはまらない所見

否定的例

心内膜炎症状に対する別の確実な診断，または
心内膜炎症状が4 日以内の抗菌薬により消退，または
4 日以内の抗菌薬投与後の手術時または剖検時にIE の病理学所見なし

（日本循環器学会，ほか：感染性心内膜炎の予防と治療に関するガイドライン（2008年改訂版）より改変引用）

図8 感染性心内膜炎（IE）の心エコー所見

僧帽弁の前尖背面に
疣贅の付着を認める。
LV：左室
LA：左房
Ao：大動脈
RV：右室
vegetation：疣贅

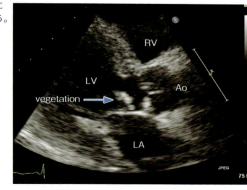

● 合併症

　弁の急激な破壊に伴ってうっ血性心不全を発症することがある。また，炎症が弁膜にとどまらず，弁輪に波及し，膿瘍を形成することもある。弁周囲膿瘍とよばれる。大きさが10mm以上で可動性の高い疣贅は，脳を含めた全身性の塞栓症を起こすリスクが高い。そのほか，感染性動脈瘤を合併することがある。脳血管に感染性動脈瘤が出現し，破裂した場合にはくも膜下出血となる。

V● 疾患別 診断法・治療法

● 治療

　IEの治療の基本は抗菌薬投与である。原因微生物を死滅させるには，高用量の抗菌薬を長期投与する必要 表8〜10 がある。腎機能障害などの副作用予防のため抗菌薬の血中濃度モニタリングを施行しながら適切な投与計画を立てる。適切かつ十分な抗菌薬を投与していても7〜10日以上感染症状が持続ないしは再発する場合は，抵抗性感染と判断するべきである。そのような場合には，外

表8 抗菌薬の選択
　　― 原因菌の判明していない，または血液培養が陰性の場合

	抗菌薬	備考
自己弁	①スルバクタム/アンピシリン＋ゲンタマイシン ±セフトリアキソン ②セフトリアキソン＋ゲンタマイシン ③バンコマイシン＋ゲンタマイシン ±セフトリアキソン(注1)	③メチシリン耐性菌の可能性(特にMRSA)，または β-ラクタム薬にアレルギーの場合
人工弁	④バンコマイシン＋ゲンタマイシン ±リファンピシン ⑤バンコマイシン＋ゲンタマイシン ±リファンピシン＋セフトリアキソン(注1)	リファンピシンはブドウ球菌属を考慮して。 ⑤グラム陰性菌も考慮した場合,もしくは術後1年以上経過症例
	⑥スルバクタム/アンピシリン＋ゲンタマイシン ＋セフトリアキソン	⑥術後1年以上経過，メチシリン耐性菌の可能性が低い場合

注1) β-ラクタム薬にアレルギーの場合セフトリアキソンは使用しない。セフトリアキソンの代わりにその他同等の第3，4世代セフェム系薬でも可。グラム陰性菌に対してはカルバペネム系薬，フルオロキノロン系薬も抗菌活性は高い。

(日本循環器学会，ほか：感染性心内膜炎の予防と治療に関するガイドライン(2008年改訂版)より引用)

表9　抗菌薬の選択ー原因菌が判明している場合（自己弁）

	抗菌薬	投与量	期間（週）	備考
1)ペニシリンG感受性のStreptococcus[連鎖球菌（Streptococcus viridans, Streptococcus bovis, その他の連鎖球菌）]				
[A]	ペニシリンG	2,400万単位（1,200～3,000万単位）を6回に分割、または持続投与	4	高齢者や腎機能低下症例
[B]	ペニシリンG+ゲンタマイシン	ペニシリンG：[A] +ゲンタマイシン60mg or 1mg/kg×2～3/日	2 / 2	ペニシリンG2週間投与については本文参照。ゲンタマイシンの投与回数については本文参照
[C]	アンピシリン+ゲンタマイシン	8～12g/日を4～6回に分割、または持続投与 +ゲンタマイシン60mg or 1mg/kg×2～3/日	4 / 2	
[D]	セフトリアキソン±ゲンタマイシン	2g×1/日+ゲンタマイシン60mg or 1mg/kg×2～3/日	4 / 2	ペニシリン（PC）アレルギーの場合。セフトリアキソンの代わりにセファゾリンまたはイミペネム/シラスタチンでも可
[E]	バンコマイシン	1g×2/日または15mg/kg×2/日4または25mg/kg/日（loading dose）→20mg/kg/日（維持量）を1日1回投与	4	ペニシリンアレルギーの場合。血中濃度：ピーク=25～40μg/mL、トラフ=10～15μg/mL目安
2)ペニシリン低感受性のStreptococcus（連鎖球菌）				
[F]	ペニシリンG+4ゲンタマイシン：[B]	[A] +ゲンタマイシン60mg or 1mg/kg2～3/日	4 / 2～4	
[G]	アンピシリン+ゲンタマイシン	8～12g/日を4～6回に分割、または持続投与 +ゲンタマイシン60mg or 1mg/kg×2～3/日	4 / 2～4	
[H]	バンコマイシン：[E]	[E]	4	ペニシリンアレルギーの場合
3)Enterococcus（腸球菌）				
[I]	アンピシリン+ゲンタマイシン：[C]	8～12g/日を4～6回に分割、または持続投与 +ゲンタマイシン60mg or 1mg/kg×2/日	6 / 4～6	ゲンタマイシンの1日3回投与、また6週間投与については本文参照
[J]	バンコマイシン+ゲンタマイシン：	[E] ±ゲンタマイシン60mg or 1mg/kg×2/日	4～6 / 4～6	ペニシリンアレルギーの場合
4)Staphylococcus-methicillin sensitive（メチシリン感受性ブドウ球菌）				
[K]	セファゾリン+ゲンタマイシン	2g×3～4/日 +ゲンタマイシン60mg or 1mg/kg×2～3/日	4～6 / 1	セファゾリンの代りにスルバクタム/アンピシリンでもよい。その他イミペネム/シラスタチン2～4g/日
[L]	バンコマイシン+ゲンタマイシン：[J]	[E] ±ゲンタマイシン60mg or 1mg/kg×2～3/日	4～6 / 1	β-ラクタム系薬にアレルギーの場合。バンコマイシンがセファゾリンより効果が高いということはない（本文参照）
5)Staphylococcus-methicillin sensitive（メチシリン耐性ブドウ球菌）				
[M]	バンコマイシン±アミノグリコシド系薬	[E] ±アミノグリコシド系薬 e.g. ゲンタマイシン60mg or 1mg/kg×2～3/日	4～6 / 1	テイコプラニンを用いる場合，バンコマイシンよりさらに半減期が長い（TDMが必要）。アミノグリコシド系薬（アルベカシン含む）については本文参照

（日本循環器学会ほか：感染性心内膜炎の予防と治療に関するガイドライン（2008年改訂版）より引用）

表10　抗菌薬の選択ー原因菌が判明している場合（人工弁）

	抗菌薬	投与量	期間（週）	備考
6)Streptococcus[連鎖球菌（Streptococcus viridans, Streptococcus bovis, その他の連鎖球菌）]およびEnterococcus（腸球菌）				
[N]	ペニシリンG+ゲンタマイシン：[B]	ペニシリンG：[A] +ゲンタマイシン60mg or 1mg/kg×2～3/日	4～6 / 2～6	Enterococcusでは[O]、[P]を選択する
[O]	アンピシリン+ゲンタマイシン：[G]	8～12g/日を6～4回に分割、または持続投与 +ゲンタマイシン60mg or 1mg/kg×2～3/日	4～6 / 2～6	
[P]	バンコマイシン+ゲンタマイシン：[J]	[E] +ゲンタマイシン60mg or 1mg/kg×2～3/日	4～6 / 2～6	
Staphylococcus-methicillin sensitive（メチシリン感受性ブドウ球菌）				
[Q]	セファゾリン+ゲンタマイシン：[K] ±リファンピシン	2g×3～4/日 +ゲンタマイシン60mg or 1mg/kg×2～3/日 ±リファンピシン 400～600mg/日 分1～2	6～ / 2 / 2～6	ファゾリンの代りにスルバクタム/アンピシリンでもよい
[R]	バンコマイシン+ゲンタマイシン：[J] ±リファンピシン	[E] +ゲンタマイシン60mg or 1mg/kg×2～3/日 ±リファンピシン450～600mg/日 分1～2	6～ / 2 / 2～6	ペニシリンアレルギーの場合。リファンピシンの効果については本文参照
8)Staphylococcus-methicillin sensitive（メチシリン耐性ブドウ球菌）				
[S]	バンコマイシン±アミノグリコシド系薬：[M] ±リファンピシン	[E] ±アミノグリコシド系薬 e.g. ゲンタマイシン60mg or 1mg/kg×2～3/日 ±リファンピシン450～600mg/日 分1～2	6～ / 2 / 2～6	テイコプラニンを用いる場合，バンコマイシンよりさらに半減期が長い（TDMが必要）。アミノグリコシド系薬（アルベカシン含む）については本文参照

（日本循環器学会ほか：感染性心内膜炎の予防と治療に関するガイドライン（2008年改訂版）より引用）

V● 疾患別　診断法・治療法

科的治療を考慮する 表11 。そのほか,「うっ血性心不全」を合併したり,「感染性塞栓症」を起こした,または起こすことが予測されたりする場合に,手術を考慮する。最近では,比較的早期に外科治療に踏み切り,治療成績が向上してきている。治療方針の決定に外科医とのコミュニケーションが必要である。

表11 感染性心内膜炎の手術適応

自己弁および人工弁心内膜炎に共通する病態
Class Ⅰ
1. 弁機能障害による心不全の発現 2. 肺高血圧(左室拡張末期圧や左房圧の上昇)を伴う急性弁逆流 3. 真菌や高度耐性菌による感染 4. 弁輪膿瘍や仮性大動脈瘤形成および房室伝導障害の出現 5. 適切かつ十分な抗生剤投与後も7〜10日以上持続ないし再発する感染症状
Class Ⅱa
1. 可動性のある10mm以上の疣腫の増大傾向 2. 塞栓症発症後も可動性のある10mm以上の疣腫が観察される場合
Class Ⅱb
1. 弁形成の可能性がある早期僧帽弁感染
Class Ⅲ
上記のいずれにも当てはまらない疣腫
人工弁心内膜炎における病態
Class Ⅰ
1. 急速に進行する人工弁周囲逆流の出現
Class Ⅱa
1. 弁置換後2カ月以内の早期人工弁感染,抗菌薬抵抗性のブドウ球菌,グラム陰性菌による感染 2. 適切かつ十分な抗菌薬投与後も持続する菌血症で他に感染源がない場合

(日本循環器学会ほか:感染性心内膜炎の予防と治療に関するガイドライン2008年版より引用)

● 処方例

血液培養陽性例では標的治療を行い，血液培養陰性または結果未判定例では，エンピリック治療を行い，起炎菌が判明した時点で標的治療に切り替える。

以下に自然弁の感染性心内膜炎について，当院における実際の処方例をいくつか紹介する。

●原因菌が判明している場合（自然弁）

1. ペニシリン感受性（MIC≦0.12μg/mL）緑色レンサ球菌

①ベンジルペニシリンカリウム（ペニシリンGカリウム®）

　2,400万単位/日　持続点滴

　または400万単位　6回点滴静注　4週間

2. ペニシリン低感受性（MIC＞0.12μg/mL）緑色レンサ球菌

①ベンジルペニシリンカリウム（ペニシリンGカリウム注®）

　2,400万単位/日　持続点滴

　または400万単位　6回点滴静注　4週間

　　＋

　ゲンタマイシン（ゲンタシン®）60mg　2〜3回点滴静注　2〜4週間

②アンピシリン（ビクシリン®）2g　4〜6回点滴静注　4週間

　　＋

　ゲンタマイシン（ゲンタシン®）60mg　2〜3回点滴静注　2〜4週間

③セフトリアキソン（ロセフィン®）2g　1回点滴静注　4週間

　　＋

　ゲンタマイシン（ゲンタシン®）60mg　2〜3回点滴静注　2〜4週間

3. 腸球菌

①アンピシリン（ビクシリン®）2g　4〜6回点滴静注　4週間

　　＋

　ゲンタマイシン（ゲンタシン®）60mg　3〜4回点滴静注　2〜4週間

②アンピシリン・スルバクタム（ユナシンS®）3g　4回点滴静注

　4〜6週間

③バンコマイシン（塩酸バンコマイシン®）15mg/kg　2回点滴静注

　4〜6週間

　　＋

　ゲンタマイシン（ゲンタシン®）60mg　2〜3回点滴静注　4〜6週間

V ● 疾患別　診断法・治療法

4. メチシリン感受性黄色ブドウ球菌

①セファゾリン（セファメジンα®）2g　4回点滴静注　4〜6時間

　　+

　ゲンタマイシン（ゲンタシン®）60mg　2〜3点滴静注　1週間

5. メチシリン耐性黄色ブドウ球菌

①バンコマイシン（塩酸バンコマイシン®）15mg/kg　2回点滴静注
4〜6週間

　　+

　ゲンタマイシン（ゲンタシン®）60mg　2〜3点滴静注　1週間

●原因菌が不明の場合

①アンピシリン・スルバクタム（ユナシンS®）3g　4回点滴静注
4〜6週間

　　+

　ゲンタマイシン（ゲンタシン®）60mg　2〜3点滴静注　4〜6週間

②バンコマイシン（塩酸バンコマイシン®）15mg/kg　2回点滴静注
4〜6週間

　　+

　ゲンタマイシン（ゲンタシン®）60mg　2〜3回点滴静注　4〜6週間

　　+

　シプロフロキサシン（シプロキサン®）400mg　2回点滴静注
4週間

● 予防

　2007年に改定されたAHAガイドラインでは抗菌薬の予防投与
は科学的根拠がないと述べている。しかし，抗菌薬を予防的に非
日常的な用法用量で投与することは医療従事者，患者に感染性心
内膜炎に対する特別な関心を喚起することになり，予防，早期診
断に対して有効であると思われる。抗菌薬予防投与を必要とする
手技としてClass Iとされるものは，出血を伴ったり，根尖を超え
るような大きな侵襲を伴う歯科処置，心臓手術，扁桃摘出術・アデ
ノイド摘出術である。歯科，口腔処置に対しての標準的な予防法
は，アモキシシリン（サワシリン®，アモリン®など）の単回経口投
与である。

10 弁膜症の外科治療

わが国では虚血性心疾患に対する手術が年々減少する一方，弁膜症に対する手術は年々増加しており，2013年には全国で21,758例（2012年と比較して4.0％増）も施行されており，循環器内科医にとってもそのエッセンスを知っておくことは重要と思われる。

◆ 大動脈弁狭窄症に対する手術

大動脈弁置換術が基本となるが，弁の選択が問題となる。最近では自己心膜による置換や経カテーテル大動脈弁留置術（TAVI）などの新しい方法も行われている。

● 弁の種類
- 機械弁：現在使用されているのはほとんど二葉弁である 図1a, b。
- 生体弁：ウシ心膜かブタの大動脈弁がステントに固定されている 図1c〜e。
- ステントレス生体弁：ブタの大動脈基部がそのまま製品化されている 図1f。

生体弁を選択する割合は右肩上がりに増加しており，わが国では2013年のそれは78.1％であった。TAVIによるvalve-in-valve implantationの可能性を視野に入れ，この傾向には今後も拍車がかかるであろう。

● prosthesis-patient mismatch（PPM）

PPMは患者の予後に負の影響を及ぼすことが多数報告されており，回避すべきである。一般的にはPibarotらが提唱する以下の基準が広く用いられている。

Severe PPM：EOAI$\leq$0.65cm^2/m^2

Moderate PPM：0.65cm^2/m^2 <EOAI$\leq$0.85cm^2/m^2

No PPM：0.85cm^2/m^2 <EOAI

EOAI：effective orifice area index

図1 おもな大動脈弁位の人工弁

a：Regent®機械弁（St. Jude Medical社）
b：On-X®機械弁（ON-X Life Technologies社）
c：Perimount®生体弁（ウシ心膜由来，Edwards Lifescience社）
d：Epic®生体弁（ブタ大動脈弁由来，St. Jude Medical社）
e：Trifecta®生体弁（ウシ心膜由来，St. Jude Medical社）
f：Freestyle®生体弁（ブタ大動脈基部由来，Medtronic社）

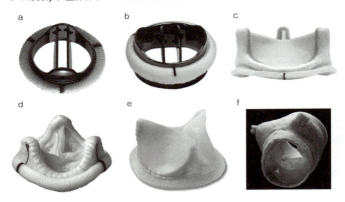

a, d, e：Regent, Epic, Linx, Trifecta, SJM, and St. Jude Medical are trademarks of St. Jude Medical, Inc. or its related companies.
Reprinted with permission of St. Jude Medical, ©2015. All rights reserved.

PPMの回避法として，弁尖がステントの外側に固定され弁口面積が広い新世代の弁（Mitroflow®，Trifecta®など：図1e）やStentless valve 図1f の使用や，Nicks法などの基部拡大術が挙げられる。

● 心室中隔切除術（Morrow手術）

左室流出路で50mmHg以上の圧較差があれば心室中隔切開術あるいは切除術（Morrow手術）の適応である。術後完全房室ブロックに注意。不十分であると僧帽弁収縮期前方運動（SAM）の発症のリスクとなる。

● 新しい外科的治療
● 経カテーテル大動脈弁留置術（TAVI）

従来の大動脈弁置換術では耐術不能，あるいはリスクが高い症

例に対し，より低侵襲な治療として近年開発され，現在急速に発展しつつある。
- わが国ではEdwards Lifesciences社のSapien XT® 図2a が現時点で唯一使用可能。近い将来Medtronic社のCore Valve® 図2b が使用できる見込み。
- 国内で実施するには厳しい施設基準をクリアする必要があり，外科医，内科医，麻酔科医，放射線科医を含めた集学的なheart teamによる緊密な連携が必須である。
- アプローチには大腿動脈，心尖部，上行大動脈，鎖骨下動脈などのオプションがある。
- 以前は周術期死亡率が高率であったが，近年ようやく改善傾向にあり，最新の日本の成績ではAll-cause mortalityが1.2％（大腿動脈アプローチ0.9％，心尖部アプローチ2.2％），ペースメーカ植え込みは3.7％まで減少した。

• Sutureless valve

通常の弁置換術とTAVIの中間的な侵襲の治療法として今後の普及が期待される新しい人工弁である。通常の弁置換術との最大の違いは，弁の固定に縫合が不要でバルーンによる圧着だけだという点である。したがって適切な大きさの弁を植え込め，なおかつ心筋虚血時間が約40％短縮できるというメリットがある 図2c, d 。

図2 TAVIに用いられる人工弁(a, b)ならびにsutureless valve(c, d)

a：Sapien XT®（Edwards Lifesciences社）
b：Core Valve®（Medtronic社）
c：Perceval®（Sorin社）
d：Intuity®（Edwards Lifesciences社）

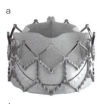

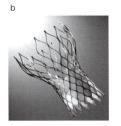

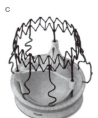

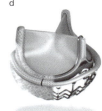

V ● 疾患別　診断法・治療法

● 自己心膜による再建

　自己心膜をグルタールアルデハイド処理し，各々のValsalva sinusの大きさに合わせてトリミングし，弁輪に直接縫着していく方法である。現時点では遠隔成績が不明であり，慎重に適応を決定すべきである。

◉ 術後の投薬その他

①以前は生体弁植え込み後，短期間抗凝固療法を施行したこともあったが，現在ではまったく不要である。抜歯などの観血的治療時に感染性心内膜炎予防に抗菌薬を投与することは言うまでもない。

②機械弁植え込み後，ワルファリンによる抗凝固療法をINR＝2.0～3.0を目標に生涯施行する。抗血栓性を高めた最近の機械弁（On-X®など：**図1b**）ではINR＝1.5～2.0前後での管理も可能である。いわゆるNOAC（novel oral anticoagulants）は現時点で機械弁に対する抗凝固療法としてのエビデンスは得られていない。

③血栓やpannusによる機械弁の開閉障害が疑われる場合は透視下による弁葉の開放角測定が必須である**図3**。

④1970年以前のStarr-Edwards弁ではMRIは禁忌であったが，現在の機械弁はおもにカーボンやチタンで作られており，弁の温度がわずかに上昇する程度で，周囲組織へのartifactを考慮に入れればMRIはまったく問題ない。

◈ 大動脈弁逆流症に対する手術

◉ 背景

　大動脈弁逆流症に対する手術は大動脈弁形成術が基本であるが，いまだ広く普及しているとは言い難い。1970年，1980年代の遠隔成績は惨憺たるものであった。2006年に弁輪から弁尖までの高さ（effective height）を計測することが提唱されて以来成績が向上し，近年急速に広まりつつある。

図3 透視下による機械弁の弁葉の開放角測定

St. Jude Medical 社のRegent®機械弁の場合、開放角は85°、閉鎖角は25mm以下の弁では30°、それ以上の大きい弁では25°である。

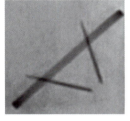
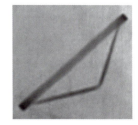
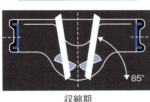
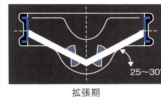

収縮期　　　　　　　　　　　拡張期

● 単独弁形成術

El Khouryらは大動脈弁逆流の成因を3型に分類している 図4。すなわち

Type Ⅰ：弁の動きは正常で、逆流の主因が基部の拡張によるもの、あるいは弁尖の穿孔によるもの(Ia-Id)

Type Ⅱ：弁尖逸脱によるもの

Type Ⅲ：弁尖の可動性制限によるもの

これに対しType Ⅰでは部位に応じて人工血管やリングあるいはsutureによる基部の拡張のsize down、弁尖の穿孔にはパッチ閉鎖を推奨している。Type Ⅱには弁尖縫縮などによる逸脱の補正、Type Ⅲには弁尖を削ったり石灰化を除去することが推奨されている。

Ⅴ● 疾患別　診断法・治療法

図4 El Khouryらによる大動脈弁逆流の成因の分類

Type I Normal cusp motion with FAA dilatation or cusp perforation				Type II Cusp prolapse	Type III Cusp restriction
Ⅰa	Ⅰb	Ⅰc	Ⅰd		

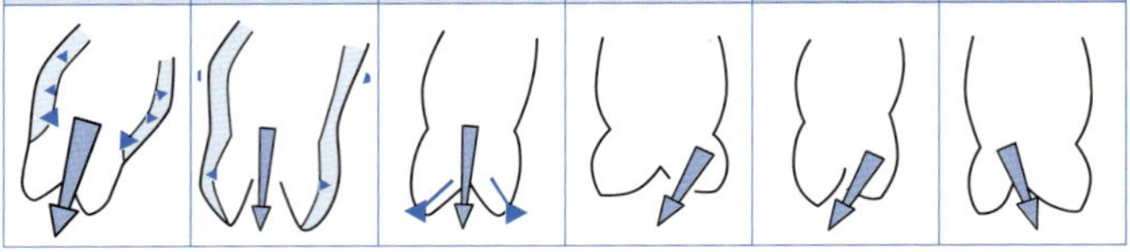

(Boodhwani M, de Kerchove L, Glineur D, et al: Repair-oriented classification of aortic insufficiency: impact on surgical techniques and clinical outcomes. J Thorac Cardiovasc Surg, 137: 286-294, 2009より改変引用)
FAA : functional aortil annulus

● 大動脈弁温存基部置換術

　Valsalva sinusの最大径が40〜45mm以上であると、体格に応じて基部置換術が同時に必要となる。大動脈弁の石灰化が少なく可動性が保たれている場合、大動脈弁温存基部置換術のよい適応である。

　現在Aortic valve reimplantation法（またはDavid法）とAortic root remodeling法（またはYacoub法）が世界的に施行されている**図5**。両者にはそれぞれ一長一短があり、最近ではそれを補う改良術式も行われている。わが国ではreimplantation法が多数を占めるが、remodeling法も徐々に増加している。

● 全基部置換術

　上記のような基部置換術の適応症例で弁の温存が困難である場合、全基部置換術が必要になる。この際に使用するグラフトにより下記のoptionが考えられる。

　①機械弁の弁付きグラフト
　②生体弁の弁付きグラフト
　③ステントレス生体弁
　④ホモグラフト
　⑤自己肺動脈弁（Ross手術）

図5 Aortic valve reimplantation法（またはDavid法）と
Aortic root remodeling法（またはYacoub法）

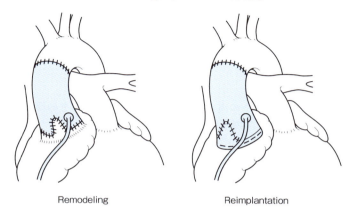

Remodeling　　　　　　　　Reimplantation

◆ 僧帽弁狭窄症に対する手術

● 変遷

僧帽弁狭窄症に対する歴史は意外と古い。

1920年代　　closed commissurotomy
1950年代　　open commissurotomy
1961年　　　弁置換術
1985年　　　経皮的balloon commissurotomy

現在balloon commissurotomyの遠隔成績がopen commissurotomyのそれと遜色ないということが判明し，欧米のガイドラインでもballoon commissurotomyを第一選択として推奨している。

● 形成か置換か？生体弁か機械弁か？

● リウマチ性僧帽弁疾患に対する弁形成術は高度な技術が必要であり，再手術回避率は10年で70〜80%にすぎない。Sellorsの弁下部組織重症度分類やWilkinsのエコースコアを参考にしてその適応を決定する。

● 僧帽弁置換術後の再手術回避率は10年で生体弁70%前後，機械弁で95%である。したがってわが国では僧帽弁位の生体弁：機械弁の割合は2：3である。

- 血栓塞栓症回避率は弁形成術と生体弁では10年で90%以上なのに対し，機械弁では70%と非常に低い。近年欧米では僧帽弁位でもvalve-in-valve implantationが開始されており，生体弁を選択する割合が今後増加していくものと予想される。

● 弁置換のpitfall
- 左室後壁破裂
- 左室流出路狭窄

これらはステントの高さが低い弁を選択すること，弁の固定位置に留意することで回避可能である。
- annulo-papillary continuityを維持することが左室機能に良い影響をもたらすことが知られており，左室機能低下例では前尖の腱索も温存することも考慮する。

◆ 僧帽弁閉鎖不全症に対する手術
● 成因に応じた形成術

僧帽弁閉鎖不全症に対する手術は形成術が圧倒的多数を占める。Carpentierは成因を3種類に分類し，それに応じた形成術を提唱している 図6。

図6 Carpentierによる僧帽弁閉鎖不全症の成因の分類

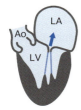 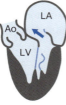 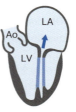 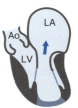

Type Ⅰ　　　　Type Ⅱ　　　　Type Ⅲa　　　　Type Ⅲb

LA：左房，LV：左室，Ao：大動脈

Type Ⅰ	normal leaflet motion
Type Ⅱ	Leaflet prolapse
Type Ⅲ	Leaflet restriction
Type Ⅲa	restricted leaflet opening
Type Ⅲb	restricted leaflet closure

- Type Ⅰに対する形成術はring annuloplastyに代表される。Ringにはopen/ closure, flexible/semi-rigid/rigidと多数の種類が発売されている。
- Type Ⅱに対しては後尖であればtriangular/quadrangular resection+sliding plastyが一般的であるが,腱索再建も行われる。
- Type Ⅲaは主にリウマチ性で,石灰化除去,乳頭筋切除など,弁の可動性を回復させる手技が主になる。
- Type Ⅲbは別名leaflet tentingともいい,虚血や心筋症による左室の壁運動低下や拡張により後乳頭筋が外側に偏位し,腱索が過剰に牽引されることが主因である。したがって主な術式はfull ringによるundersize annuloplastyであるが,chorda-cuttingや乳頭筋の吊り上げ(string)もしくはapproximation(repositioning)などの手技を組み合わせて再発を防ぐ工夫が必要である。
- 僧帽弁形成術後20年の再手術回避率は後尖のみで97%,前尖のみで86%,両尖で83%にも達する。

● その他の形成術

前尖と後尖をその中心部で固定するedge-to-edge technique(double orifice technique)は僧帽弁口面積が50〜70%縮小することなどより広く普及しておらず,主に交連部に応用されている図7。近年経カテーテル的に本法が施行されているが(MitraClip®),遠隔成績は未知数である。オリジナルの術式では弁輪形成なしでは成績が悪く,経カテーテルアプローチでは弁輪拡大のない症例など,適応を厳しく限定する必要がある。

図7 edge-to-edge technique(double orifice technique)

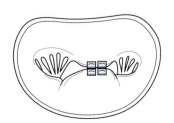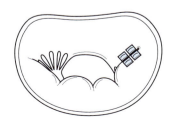

V● 疾患別　診断法・治療法

● 小切開手術

　胸骨正中切開せずに，右小開胸より内視鏡を用いて僧帽弁形成術を行う方法は心筋虚血時間が通常の約2倍に延長するという欠点がある。心房細動や三尖弁閉鎖不全に対する手術を追加するならなおさらである。大腿動脈からの逆行性送血，不十分な空気抜きなどより，脳梗塞のリスクは通常より高く，現時点では広く普及するには至っていない。

● 心房細動

　僧帽弁疾患には高率に心房細動を合併し，合併例では脳梗塞のリスクが高く長期予後が悪く，同時に治療することが推奨されている。現在左房を切開，縫合するMaze手術にいろいろと改良が加えられ，さらに冷凍凝固や高周波を用いる双極デバイスの登場により，切開，縫合なしに安全かつ短時間でこの手術を行えるようになり，全世界に広く普及している。

● 三尖弁閉鎖不全症

　以前は左心系の弁疾患が治療されれば，二次的あるいは機能的三尖弁閉鎖不全は自然に改善するものと信じられてきた。しかし軽度の三尖弁閉鎖不全でも，僧帽弁形成術後に悪化することがわかり，欧米のガイドラインでは肺高血圧例や三尖弁輪拡張例（エコーで40mm）では重度の三尖弁閉鎖不全でなくても僧帽弁手術時の同時治療を推奨している（Class II）。縫合（De Vega法）やopen ringを用いて弁輪を縫縮する。

● 収縮期前方運動（SAM）

　僧帽弁形成術後の4～12％にSAMが発症するといわれている。小さすぎるリング，小さい左室，長い後尖（前尖/後尖<1.5）がリスクファクターである。治療は容量負荷，強心薬の中止，β遮断薬の投与が有効であるが，これでも改善しない場合弁置換が必要となることがある。

11 大動脈疾患

◆ 大動脈疾患の分類
大動脈疾患は疾患の部位・病態によって多様な分類がある。

● 大動脈壁による分類
真性…紡錘状/嚢状
仮性
解離性

● 大動脈瘤の部位による分類
胸部…上行/弓部/下行
胸腹部
腹部…傍腎動脈/腎動脈下

● 大動脈解離 図1
- **偽腔の血流状態による分類**
  偽腔開存型
  ULP型
  偽腔血栓閉塞型
- **病期による分類**
  超急性期
  （発症48時間以内）
  急性期
  （発症2週間以内）
  慢性期
  （発症後2週間経過したもの）

図1 大動脈解離の病態

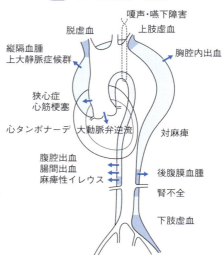

（日本循環器学会：大動脈瘤・大動脈解離診療ガイドライン（2011年改訂版）より引用）

V ● 疾患別　診断法・治療法

● 大動脈疾患には病態による分類もある
Stanford分類
DeBakey分類
Crawford分類

◆ 急性大動脈解離

● 定義
　大動脈解離とは「大動脈壁が中膜のレベルで二層に剥離し，動脈走行に沿ってある長さを持ち二腔になった状態」である。大動脈壁内に血流もしくは血腫が存在する動的な病態である。剥離の長さについては明確な定義はないが，臨床的には1〜2cm以上でなければならない。

● 分類
● 解離範囲によるもの：Stanford分類，DeBakey分類 **図2**
● 偽腔の血流状態によるもの：偽腔開存型，Ulcer like projection（ULP）型，偽腔閉塞型
● 病期によるもの：急性期，慢性期

図2　StanfordおよびDeBakey分類

Stanford分類	A型：上行大動脈に解離がある		B型：上行大動脈に解離がない	
解離の状態	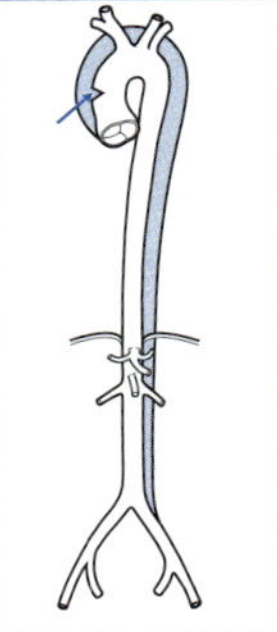	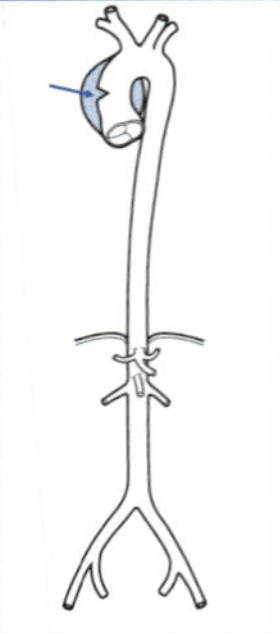	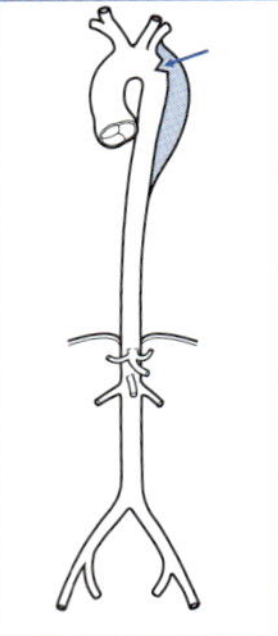	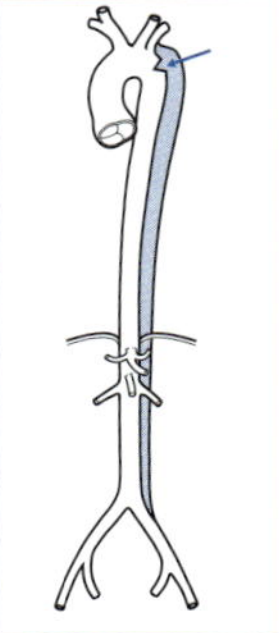
ド ベ ー キ DeBakey分類	I型 内膜の亀裂が上行大動脈に始まり，解離が下行大動脈に及ぶ	II型 内膜の亀裂と解離が上行大動脈・弓部に納まる	IIIa型 内膜の亀裂が下行大動脈に始まり，解離が胸腔内に及ぶ	IIIb型 内膜の亀裂が下行大動脈に始まり，解離が横隔膜以下に及ぶ

診断

臨床症状として90％は突発的な激しい胸痛や背部痛で発症する。CT（造影）で確定診断をつける。

問診（胸背部痛・移動性），胸部X線で上縦隔の拡大，発症形式（ショック・意識障害・心筋梗塞など），四肢血圧差などより疑診することからはじまる。

急性心筋梗塞を初発症状として発症すること（約5％）もあり，画像診断として造影CTが有用だが，その撮影方法に工夫が必要である。

後述するが，急性A型においても血栓閉塞型であれば保存的療法をとる場合があることを留意しておく必要がある。大動脈病変は早期相と遅延相の両方を撮影することによって偽腔の灌流状態を把握できる。ただ，Stanford A型であれば基本的には緊急手術の対象となることが多く，その例外として血栓閉塞型がある。遅延相であれば偽腔灌流の状態も把握でき，早期相のタイミングで心電図同期した冠動脈CTを同時に撮影できれば，一連の胸腹部骨盤CTで冠動脈病変を含めた全身の大動脈解離についても診断可能で緊急手術の際には非常に有用である。また，心電図同期ではmotion artifactを除外できる。

経食道エコーを用いた検査では，術中の心機能・大動脈弁逆流・大動脈評価に加え，エントリー部位の検索，malperfusionチェックにも有用である。

治療

● Stanford A型（DeBakey I・II型 [IIIb]）

発症24時間で約50％が死亡するため，原則として緊急手術の適応である。かつ，心タンポナーデ状態・破裂（切迫破裂）状態・ショックでは超緊急手術の適応である。

手術はエントリー切除を行う人工血管置換術である。手術によってStanford A型→B型へと移行させる。

置換範囲は上行（部分弓部～弓部）である。

● Stanford B型（DeBakey IIIa & b）

原則として降圧療法を中心とした内科的・保存的療法の適応である。しかし，内臓臓器環流異常・下肢血流異常や破裂のときは上記の限りではない。カテーテルによるfenestrationや胸部大動脈ステ

V ● 疾患別　診断法・治療法

ントグラスト内挿術（TEVAR）もある。

●**急性期管理**：降圧の目標は超急性期では100〜120mmHgを一つの基準としてもよいと思われるがエビデンスはない。

●**慢性期管理**：最も大切なことは，良好な血圧コントロールと再解離・破裂の予防である。β遮断薬のみが入院などの解離関連事故を減らし，瘤径の拡大を抑えるエビデンスがある。画像によるフォローアップは，発症後1・3・6・12カ月目，その後発症2年まで半年ごとが望ましい。

◆ 解離性大動脈瘤
● 定義
大動脈瘤のうち真性・仮性でもないもの。急性大動脈解離が2週間以上経過して瘤化したもの。

● 診断，治療
前項に譲る。

大動脈瘤は基本的には無症状でありsilent killerといわれている。解離・切迫破裂の際は激しい疼痛を伴う，さらに解離の場合は疼痛が移動するのが特徴である。

大動脈瘤の破裂がさし迫っていない場合は破裂のリスクを回避するための内科治療を行い，破裂の可能性が増大した瘤では外科治療を優先することが原則である。

◆ 胸部大動脈瘤 図3, 4
● 手術適応（→人工血管置換術）
上行：φ5.5cm，ただし，大動脈二尖弁についてはφ4.5cm
弓部：φ5.5〜6.0cm
下行：φ5.5〜6.0cm
胸腹部：φ6.0cm
瘤径の拡大速度：5mm以上/6カ月
※Marfan症候群や血管型Ehles-Danlos症候群，多発嚢胞腎，Turner症候群には大動脈瘤を併発しやすい。手術適応もやや厳しめに設定したほうが良いとされる。家族歴を問診することは重要である。

図3 Crawford分類

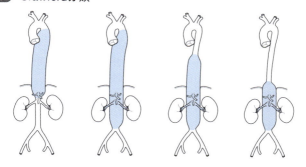

図4 Safiの分類

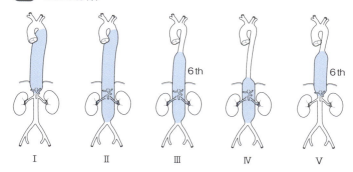

Ⅰ　　　　Ⅱ　　　　Ⅲ　　　　Ⅳ　　　　Ⅴ

● アプローチ
上行～遠位弓部までは胸骨正中切開
遠位弓部～胸腹部は左開胸（+ spiral incision）

● 人工心肺・脳保護・脊髄保護・臓器保護
超低体温循環停止＋選択脳灌流（順行性・逆行性）
対麻痺：胸部下行～胸腹部のレベルでAdamkiewicz動脈の同定（CT）。

脳脊髄液ドレナージ（スパイナルドレナージ），肋間動脈の再建，術中の体性感覚誘発電位（SEP）や運動誘発電位（MEP）のモニタリングを行い，対麻痺発生の予防に努める。左鎖骨下動脈や左内腸

V ● 疾患別　診断法・治療法

骨動脈の灌流維持も重要である。胸腹部大動脈置換の際，腹部分枝（腹腔動脈・上腸間膜動脈腎動脈）への選択的灌流

● 手術リスク評価
①頭頸部：MRI，頸動脈エコーで血管評価・頭蓋内病変チェック
②冠動脈：冠動脈造影（CAG）もしくは冠動脈CT
③弁膜症（特に大動脈弁逆流のチェック）：心エコー

◆ 腹部大動脈瘤
● 手術適応
瘤径 ϕ 4.5〜5.0cm
瘤径の拡大速度：5mm以上/6カ月

● アプローチ
経腹膜アプローチ（腹部正中切開）
後腹膜アプローチ

● 手術リスク評価
①頭頸部：CTや頸動脈エコーで陳旧性脳梗塞・狭窄病変チェック
②冠動脈：腹部大動脈瘤患者は高頻度に虚血性心疾患を合併することが知られている。以下の項目のうち3つ以上該当する場合は心疾患の治療を優先するが，大動脈瘤との病状比較を行うのはいうまでもない。
  1. 不安定・重症狭心症
  2. 心筋梗塞発症1カ月以内
  3. 非代償性心不全（新規発症あるはNYHA Class Ⅳ）
  4. 重症不整脈（房室ブロック，未治療心房細動，新規発症心室頻拍）
  5. 重症弁膜症

◆ 特殊な場合
①末梢への塞栓源となっている瘤は径が小さい瘤に多くみられる。頻回に塞栓症が認められる場合は手術を考える。
②感染性瘤は破裂の可能性が高いため，手術治療を行う。
③凝固異常の原因となっている瘤は手術適応となる。抗トロン

ビンⅢ（AT-Ⅲ）が低下している場合やフィブリン分解生成物（FDP）が20μg/mL以上だと播種性血管内凝固症候群（DIC）のうちconsumption coagulopathyの範疇に入るため，術前にヘパリンやAT-Ⅲ製剤を使用してFDPが低下してから手術をする施設もある。

◆ ステントグラフト

胸部大動脈瘤ステントグラフト内挿術（TEVAR）
腹部大動脈瘤ステントグラフト内挿術（EVAR）

● はじめに ―歴史的背景―

1990年代にはParodiらが腹部大動脈瘤に対して，Dakeらは胸部大動脈瘤に対して血管内手術の一つであるステントグラフト治療の臨床経験を報告した。わが国でも1990年代後半より臨床成績が報告され始め，年々増加傾向にある。

ステントグラフトはデバイスによって異なるが骨格となる金属はナイチノール製，ステンレススチール製などがある。MRI検査が不可能なデバイスがあるのでMRI検査前にはデバイスの確認が必要である。

● 術前検査
● 画像検査

ステントグラフト治療では1mmのスライスの画像を基にミリ単位で大動脈径や治療長を計測する。動脈瘤の角度も重要で同時に計測していく。

● 生理検査

手術前の一般的な検査項目（心電図，四肢血圧，心エコーなど）に加えて，血管エコー（頚動脈や腸骨動脈領域），虚血性心疾患の評価，必要に応じて冠動脈造影を行う。

ステントグラフト治療では，アクセス血管は重要である。アクセス血管とはステントグラフトを挿入する部位の血管のことである。通常は総大腿動脈からアクセスすることが多いが，場合によっては外腸骨動脈，総腸骨動脈，それでも無理なら腹部大動脈からなどさまざまな部位をアクセス血管として評価する必要がある。

V● 疾患別　診断法・治療法

　CTでの評価も可能だが，血管エコーにて大腿動脈から腸骨動脈まで評価することも可能である。

● 適応
● 形態的適応（解剖学的基準）
　ステントグラフトを留置するにあたり，①動脈瘤の形態，②近傍の大動脈主要分枝の形態，③ステントグラフト運搬用のアクセス血管の屈曲や石灰化，狭窄の有無が各ステントグラフトに共通して設けられる基準である。
　これらに加えて，各ステントグラフトのメーカー側が定めている形態的適応がある。

● 臨床的適応
　スケジュールされた外科開胸手術の成績は年々向上してきている一方で，昨今の高齢化社会も手伝い，合併症を抱えた患者などハイリスク症例も増加している。リスクが高い症例や，従来の手術が困難であると予想される症例に対してはステントグラフト内挿術がよい適応となる。

● 治療の限界
　治療の適応が大動脈の形態，すなわち大動脈の解剖に左右される。
　例えば，ランディングゾーンの確保が困難な場合が代表的である。主要分枝と大動脈瘤のmarginが小さく，内挿してもエンドリークが残存してしまうことがある。遠位弓部大動脈瘤に対して，左鎖骨下動脈を閉塞させることもあるが，最近では，右鎖骨下動脈から総頚動脈，左鎖骨下動脈にバイパスを付加しておき，ステントグラフトを内挿することもある。腹腔動脈を閉塞する場合もあるが，いずれにしても閉塞した場合でも血流確保が保障されるかどうかの試験は必要。

● 成績
● 初期成功率
　予定した場所に安全かつ確実に留置できたかが重要である。最近ではデバイス進歩が著しく初期成功率は95％以上である。

● 遠隔期

その耐久性，移動，破損などが遠隔期成績に相当する。

2010年には胸部下行大動脈瘤に対するステントグラフトと開胸人工血管置換術の成績が示され，手術死亡，対麻痺，輸血量，術後肺炎，在院日数などはステントグラフト群で有意に少なかった。

また，腹部大動脈瘤についても，開腹人工血管置換術と比較して，ステントグラフト群で良好な結果が得られている。現時点では術後中期成績まで報告されており，ステントグラフト群での追加処置が多いのは改善する余地がある。

DREAM trial（術後2年の動脈瘤関連死亡は，開腹群で5.7%，EVAR群で2.1%であった）[1]においてもEVAR trial 1（手術死亡は開腹群で4.7%，EVAR群で1.7%と有意差を認めている）[2]とほぼ同様に，術死，動脈瘤関連死はEVAR群で良好であった。

大動脈ステントグラフト治療はまだ発展途上の治療であり，デバイスの進歩とともに遠隔期合併症の解明と治療が当面の課題と思われる。

◇参考文献

1) Blankensteijn JD, de Jong SE, Prinssen M, et al：Two-year outcomes after conventional or endovascular repair of abdominal aortic aneurysms. N Engl J Med 352：2398-2405, 2005.
2) Greenhalgh RM, Brown LC, Kwong GP, et al：Comparison of endovascular aneurysm repair with open repair in patients with abdominal aortic aneurysm (EVAR trial 1), 30-day operative mortality results: randomised controlled trial. Lancet 364：843-848, 2004.

Ⅴ● 疾患別　診断法・治療法

12 Leriche症候群

◆ Leriche症候群とは

　腹部大動脈・腸骨動脈の慢性的閉塞に伴って，虚血に起因した間欠性跛行，末梢動脈触知の消失・減弱，性機能不全などの徴候を生じる症候群を，最初に報告したフランスの外科医René Lericheの名をとって，Leriche（ルリッシュ）症候群という。

　主な原因は動脈硬化であり，閉塞性病変が腹部大動脈に限局することもあれば，腎動脈近傍の腹部大動脈から両側の腸骨動脈にまで及ぶこともある。

◆ 臨床徴候および症状

● 末梢動脈触知の減弱・消失

　閉塞部位より末梢の大腿動脈・膝窩動脈・足背動脈・後脛骨動脈の動脈触知は減弱あるいは消失する。

● 間欠性跛行

　虚血に曝される筋群に対応して腰殿部・大腿部の跛行も生じるが，下腿の跛行のみを訴える患者が多い。大腿膝窩動脈以下の病変が併存する場合でなければ，重症下肢虚血を呈することはまれである。

● 性機能不全

　勃起に関連した動脈は内腸骨動脈から分枝するため，腹部大動脈・腸骨動脈の閉塞性病変による虚血が勃起障害などの性機能不全をきたす。

◆ 診断

●病歴聴取（間欠性跛行，勃起障害）
●理学的所見（末梢動脈触知，下肢筋萎縮）
●足関節上腕血圧比（ankle-brachial pressure index：ABI）

　腹部大動脈および腸骨動脈に及ぶ閉塞性病変であるため，両側ABIの低下を認める。

●Duplexエコー

非侵襲的に閉塞性病変の評価を行うことができるが，腹部大動脈から腸骨動脈領域では十分な観察が難しいこともある。

●造影CT・MR angiography

閉塞範囲・分枝との関係などの解剖学的情報を正確に把握するために必要である。Leriche症候群では，内胸動脈・腹部血管・腰動脈などを介した，下腹部や下肢の動脈への良好な側副血行路を認めることが多い。造影CTやMR angiographyでは，これらの側副血行路の描出・評価も可能となる。ただし，高度の石灰化を伴う閉塞性病変では，内腔の評価が困難であることもある。

●血管造影

◆ 治療

● 外科手術

基本的に，外科手術が第一選択の治療法と考えられてきた。外科手術としては，解剖学的バイパスである大動脈−両側大腿動脈バイパス術，非解剖学的バイパスである腋窩動脈−両側大腿動脈バイパス術がある。後者は，前者と比較して低侵襲であり，周術期死亡率や合併症発生率が低いメリットを有するが，長期開存率の点では劣る。

● 血管内治療（バルーンステント）

デバイスと技術の発展に伴い，Leriche症候群を呈する大動脈・腸骨動脈領域の複雑病変に対する血管内治療においても，高い初期成功率と比較的良好な慢性期成績が得られるようになっている。また，血管内治療が不成功に終わったために外科手術にまわった患者の予後が，最初から外科手術を受けた患者と比較して悪くならないことも報告されており，その低侵襲性を考慮してまず試みてよい治療法と考えられる。

V● 疾患別　診断法・治療法／末梢血管疾患

13 ①末梢動脈疾患（PAD）

◆ 末梢動脈疾患とは

　下肢閉塞性動脈硬化症とは，粥状動脈硬化を原因として下肢動脈に狭窄・閉塞病変をきたす疾患である。

　以前は，下肢に限局した疾患として閉塞性動脈硬化症（ASO）とよばれることが多かったが，下肢閉塞性動脈硬化症のマネージメントに関する国際的なガイドラインであるTASC（Trans-Atlantic Inter-Society Consensus）の発表以後，末梢動脈疾患（PAD）という呼び名が一般化している。本来PADとは，下肢動脈のみならず，頚動脈・鎖骨下動脈・上肢動脈・腹部臓器への動脈など広く末梢動脈を含んだものであるが，日常臨床での頻度の多さから，下肢閉塞性動脈硬化症とほぼ同義の言葉として使われることが多くなっている。

◆ 臨床徴候

●色調不良・冷感・筋萎縮
●安静時疼痛
●潰瘍・壊疽
●間欠性跛行（IC）

　運動によって下肢筋のだるさや痛み，こむら返りを訴え，休憩すると直ちに（10分以内に）軽減する。腓腹部に限局することが最も多いが，大腿部や殿部に及ぶこともある。脊柱管狭窄症でも間欠性跛行を呈することがあるが，PADによる間欠性跛行と比較して，安静にしていても症状軽快まで長い時間を要したり，立位で症状が増悪し，腰椎の屈曲で軽減するなどの相違点があり，鑑別に有用である。

●重症下肢虚血（CLI）

　虚血性安静時疼痛や潰瘍・壊疽などの虚血性皮膚病変を重症下肢虚血という。

318

◆ Fontaine分類とRutherford分類 表1

Fontaine分類のⅢ，およびRutherford分類の4〜がCLIに相当する。

表1 Fontaine分類とRutherford分類

Fontaine分類		Rutherford分類		
重症度	重症度	細分類	臨床所見	客観的基準
Ⅰ	0	0	無症状　血行動態的に有意な閉塞性病変を認めない	運動負荷試験は正常
		Ⅰ	軽度の間欠性跛行	運動負荷試験は可能：負荷後足関節圧は50mmHg未満で血圧より25mmHg以上低い
Ⅱ(a/b)	Ⅰ	2	中等度の間欠性跛行	細分類1と3の間
		3	重症の間欠性跛行	運動負荷試験は終了できないで負荷後足関節圧は50mmHg未満
Ⅲ	Ⅱ	4	安静時痛	安静時足関節圧は40mmHg未満，足関節部や足背部でPVRはほとんど平坦，動脈圧は30mmHg未満
Ⅳ	Ⅲ	5	小範囲の組織欠損　足部全体の虚血に難治性潰瘍・限局性壊死を伴う	安静時足関節圧は50mmHg未満，足関節や足背部でPVRはほとんど平坦，動脈圧は40mmHg未満
		6	広範囲の組織欠損　中足骨部に及び足部の機能回復は望めない	細分類5と同様

◆ 診断

● 足部の潰瘍・壊疽・創傷の有無の診察

潰瘍性病変については，虚血性潰瘍と静脈うっ滞性潰瘍・糖尿病性潰瘍の鑑別が必要である。虚血性潰瘍は足趾や足関節外踝部にできやすいのに対して，静脈うっ滞性潰瘍は下腿末梢特に足関節内踝部に多く，糖尿病性潰瘍は足の荷重部にできやすく，しばしば無痛性という特徴がある。

V● 疾患別　診断法・治療法／末梢血管疾患

● 末梢動脈触知

両側大腿動脈・膝窩動脈・足背動脈・後脛骨動脈の拍動を触診し，正常であるか，減弱あるいは消失しているか評価する。後脛骨動脈の拍動は内顆部で触診するが，足背動脈については，健常人においてもまれに足の甲で触知されないことがあることを知っておく必要がある。そのような場合には，前脛骨動脈末梢が足関節付近で触知できるかを診察する。

● 足関節上腕血圧比（ABI）

最新のガイドライン[1]では，労作時下肢痛・治癒の得られない創傷・65歳以上・50歳以上で喫煙歴あるいは糖尿病の既往のある患者においては，ABIを測定すべきであると記載されている。また，ABIが1.40を超える場合をnoncompressible（圧迫不可能），1.00〜1.40を正常，0.91〜0.99を境界型，0.90以下を異常と定義している。

● 皮膚組織灌流圧（SPP）検査

レーザードプラ法を用いて，皮膚の毛細血管レベルの血流（灌流圧）を測定する検査である。SPP 40mmHg以下が異常と判定され，30mmHg以下の場合には，血流を改善しなければ創傷は治癒しないとされる。重症下肢虚血の診断や治療効果判定，創傷治癒の予測に有用である。

● 下肢動脈エコー

低侵襲な検査法であり，ABIが異常値を示す患者にまず行われることが多い。

● 造影CT，MRI・MRA

病変の局在診断が可能であるだけでなく，大動脈から下肢動脈全体を画像化できるため解剖をつかみやすく，治療戦略の構築にも役立つ。また，同時に大動脈瘤や腸骨動脈瘤の診断も行うことができる。ただし，造影CTは造影剤使用・放射線被ばくを要する。

● 血管造影

◆ 治療

● 禁煙指導
● 薬物療法

　PADは動脈硬化性疾患であり，後述のように心血管イベントによる死亡率の高い患者群である。したがって，PAD患者に対する薬物療法は，下肢局所の症状や徴候の改善のみを目的とするのではなく，動脈硬化進行防止のための危険因子管理をも目的とする必要がある。

●シロスタゾール（プレタール®）：跛行症状改善，ステント内再狭窄抑制
●アスピリン・クロピドグレル（コンプラビン®）：心血管イベント抑制，ステント内血栓症予防
●サルポグレラート（アンプラーク®）：跛行症状改善
●EPA（イコサペント酸）（エパデール®）：心血管イベント抑制
●プロスタグランジン製剤（プロスタグランディン®）：重症虚血肢における創傷治癒促進・肢切断回避
●スタチン（心血管イベント抑制，運動能力改善）

● 運動療法

　間欠性跛行患者において，監視下運動療法によって運動能力の向上や跛行症状の改善が得られる。運動療法は，週3回・1回30〜60分，跛行が生じるのに十分な強度の歩行運動と安静とを繰り返す。

● 血行再建術（血管内治療・外科的バイパス手術）

　間欠性跛行により運動制限がかかり，QOLが低下している患者において，薬物療法・運動療法で症状改善の得られない場合，近位病変の疑われる場合には，血行再建術（血管内治療・外科的バイパス手術）を考慮する。

● 血管内治療

　血管内治療としては，バルーンカテーテルによる拡張，ステント留置が挙げられる。ステントには，バルーン拡張型のステントとナイチノール製の自己拡張型ステントがあり，自己拡張型ステントにパクリタキセルの塗布された薬剤溶出性ステントも存在する。今後，薬剤塗布バルーンも使用可能になる予定である。

V ● 疾患別　診断法・治療法／末梢血管疾患

● **大動脈腸骨動脈病変**

　大動脈腸骨動脈領域の病変については，ステント（バルーン拡張型・自己拡張型）留置の成績がきわめて良好であり，前述のTASC分類において複雑病変と定義されるC・D病変においても外科手術に遜色ない長期成績が得られる。したがって，積極的に血管内治療が選択される。大動脈腸骨動脈病変に対する外科手術には，大動脈−両側大腿動脈バイパス術，腋窩−両側大腿動脈バイパス術，大腿動脈クロスオーバーバイパス術がある。後2者は非解剖学的バイパスとよばれ，長期開存の面で前者にやや劣る。

● **浅大腿動脈・膝窩動脈病変**

　浅大腿動脈・膝窩動脈領域についても，ナイチノール製自己拡張型ステントの登場でバルーン拡張と比較して再狭窄率が低減された。しかしながら，同領域は血管の屈曲や圧迫・ねじれなど機械的な外力が働く部位であり，ステント破損など既存のステントでは克服できない問題点が残されている。TASC分類A・B病変については血管内治療を選択してよいが，C・D病変については血管内治療の成績が不十分であることを認識し，外科手術も念頭に置く必要がある。ただし，欧米からは柔軟性の高い新しいデザインの自己拡張型ステントの有用性も報告されており，それらのデバイスの登場が待たれる。なお，大腿膝窩動脈病変に対する外科手術としては，大腿膝窩動脈バイパス術がある。

● **膝窩動脈以遠の（膝下）動脈**

　膝窩動脈以遠の（膝下）動脈については，基本的に重症下肢虚血の場合にのみ血行再建術の適応となる。血管内治療のさまざまなテクニックが開発され，初期成功率は向上しているが，基本的にバルーンカテーテルのみの治療となるため再狭窄率・再治療率がきわめて高い。薬剤塗布バルーンの登場が待たれるところである。大腿動脈末梢動脈バイパスという選択肢もあり，病変および創傷を評価して，患者ごとに適切な治療法を選択すべきである。

◆ TASC分類[2]による治療方針決定 図1, 2

　治療法の選択に際しては，対象病変のTASC分類を考慮すべきである。TASC分類によって病変はA～D病変に層別化され，A・B病変は基本的に血管内治療で治療されるべき病変，C病変は外科的血行再建術の長期成績が優れているため，手術リスクの高い患者のみ血管内治療で治療されるべき病変，D病変は外科的血行再建術が第一選択と考えられる病変とされる。

図1　大動脈腸骨動脈病変のTASC分類

A型病変
- CIAの片側あるいは両側狭窄
- EIAの片側あるいは両側の短い（≦3cm）単独狭窄

B型病変
- 腎動脈下部大動脈の短い（≦3cm）狭窄
- 片側CIA閉塞
- CFAには及んでいないEIAでの3～10cmの単独あるいは多発性狭窄
- 内腸骨動脈またはCFA起始部を含まない片側EIA閉塞

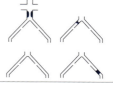

C型病変
- 両側CIA閉塞
- CFAには及んでいない3～10cmの両側EIA狭窄
- CFAに及ぶ片側EIA狭窄
- 内腸骨動脈および／またはCFA起始部の片側EIA閉塞
- 内腸骨動脈および／またはCFA起始部あるいは起始部でない，重度の石灰化片側EIA閉塞

D型病変
- 腎動脈下部大動脈腸骨動脈閉塞
- 治療を要する大動脈および腸骨動脈のびまん性病変
- 片側CIA，EIAおよびCFAを含むびまん性多発性狭窄
- CIAおよびEIA両方の片側閉塞
- EIAの両側閉塞
- 治療を要するがステントグラフト内挿術では改善がみられないAAA患者，あるいは大動脈または腸骨動脈外科手術を要する他の病変をもつ患者の腸骨動脈狭窄

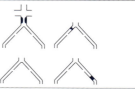

CIA：総腸骨動脈，EIA：外腸骨動脈，CFA：総大腿動脈，AAA：腹部大動脈瘤

（日本循環器学会：末梢閉塞性動脈疾患の治療ガイドライン（2005-2008年度合同研究班報告）より引用）

図2 大腿膝窩動脈病変のTASC分類

A型病変
- 単独狭窄≦10cm長さ
- 単独閉塞≦5cm長さ

B型病変
- 多発性病変（狭窄または閉塞），各≦5cm
- 膝下膝窩動脈を含まない≦15cmの単独狭窄または閉塞
- 末梢バイパスの流入を改善するための脛骨動脈に連続性をもたない単独または多発性病変
- 重度の石灰化閉塞≦5cm長さ
- 単独膝窩動脈狭窄

C型病変
- 重度の石灰化があるかあるいはない，全長>15cmの多発性狭窄または閉塞
- 2回の血管内インターベンション後に，治療を要する再発狭窄または閉塞

D型病変
- CFAまたはSFA（>20cm，膝窩動脈を含む）の慢性完全閉塞
- 膝窩動脈および近位三分枝血管の慢性完全閉塞

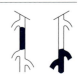

CFA：総大腿動脈，SFA：浅大腿動脈
(日本循環器学会：末梢閉塞性動脈疾患の治療ガイドライン（2005-2008年度合同研究班報告）より引用)

予後

PAD患者の予後は，生命予後と下肢局所の予後に分けて考える必要がある。

下肢局所の予後

大半の跛行患者において，跛行症状は安定していることが多く，病状が進行して重症下肢虚血に至り，下肢切断を余儀なくされることは比較的まれである。ただし，重症下肢虚血患者においては，1年間で25%が下肢切断に至ると報告されている[3]。

生命予後

PADは，全身に及ぶ動脈硬化の一部分症であるため，冠動脈・脳

動脈など他の動脈床における動脈硬化性病変を併発することが多く，心筋梗塞や脳卒中といった心血管イベントの発生率が高い。跛行患者の5年間の死亡率は15〜30%とされ，そのうち約75%が心血管イベントによるものであるとされる。さらに重症下肢虚血患者の生命予後は劣悪であり，1年間で25%が心血管イベントで死亡するとされる。前述のとおり，約25%が下肢切断に至ることから，両下肢の切断なく1年間生存できるのは約50%の患者にすぎない[3]　図3 。

図3　アテローム硬化による下肢PAD患者群の自然経過

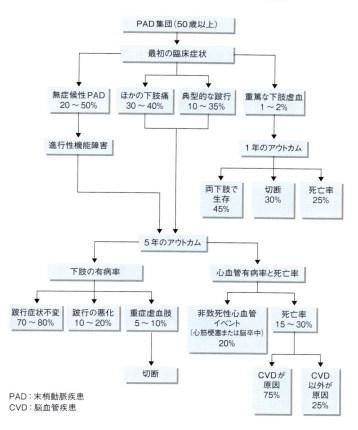

PAD：末梢動脈疾患
CVD：脳血管疾患

V ● 疾患別　診断法・治療法／末梢血管疾患

◆ アテローム血栓症

　PAD・脳梗塞・心筋梗塞は, 異なる臓器において発生するものの, 発症の基盤にあるのは, 動脈硬化性プラークの成長と破綻, それに引き続く血小板血栓の形成という共通のプロセスである。そこで, 近年は, PAD・脳血管疾患(CVD)・冠動脈疾患(CAD)を包括したアテローム血栓症(ATIS)という新しい概念が提唱されている。

　PAD・CVD・CADを有する患者, ATISの危険因子を複数有する患者を44カ国から67,888名集めた国際前向き観察レジストリーであるREACH(The Reduction of Atherothrombosis for Continued Health)registryによると, PAD・CVD・CADの間には高頻度にオーバーラップが存在し, なかでもPAD患者においては, 他の動脈床にも疾患を有するpolyvascular disease(PVD)の割合が61.5%と高率であった(図4)[4]。1年間の予後調査において, それらPVD患者では心血管イベントの発生率が有意に高率であり, 予後不良であることが示された(表2, 図5)[5]。これらの結果は, 前述のPAD患者の不良な予後を説明しうるものである。

図4　PAD・CVD・CAD各疾患の間のオーバーラップ

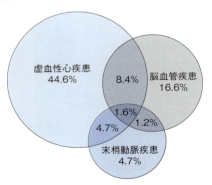

表2 1つの動脈床に疾患を有する患者とpolyvascular disease患者の1年間の心血管イベント

Event	Overall single disease bed (n=42,716)	CAD alone (n=28,867)	CVD alone (n=10,603)	PAD alone (n=3,246)	CAD+CVD (n=5,339)
All-cause mortality	2.45 (2.23～2.68)	2.42 (2.17～2.68)	2.55 (2.18～2.91)	2.39 (1.82～2.96)	3.61 (3.05～4.17)
CV death	1.58 (1.39～1.76)	1.58 (1.38～1.79)	1.62 (1.32～1.91)	1.37 (0.93～1.81)	2.04 (1.93～2.85)
Nonfatal MI	1.12 (0.97～1.28)	1.37 (1.17～1.57)	0.51 (0.35～0.67)	1.00 (0.61～1.39)	1.72 (1.31～2.13)
Nonfatal stroke	1.54 (1.36～1.73)	0.86 (0.72～1.00)	3.60 (3.10～4.09)	0.81 (0.49～1.14)	3.54 (2.93～4.14)
CV death, MI, or stroke	4.07 (3.78～4.36)	3.64 (3.34～3.94)	5.54 (4.98～6.09)	3.06 (2.41～3.71)	7.35 (6.53～8.17)
CV death, MI, stroke, or hospitalization for atherothrombotic event(s)	12.58 (12.12～13.04)	13.04 (12.52～13.57)	9.87 (9.24～10.50)	17.44 (16.10～18.75)	19.81 (18.66～20.94)

Event	CAD+PAD (n=3,264)	CVD+PAD (n=939)	CAD+CVD+PAD (n=1,132)	Overall polyvascular disease (n=10,674)
All-cause mortality	4.58 (3.75～5.40)	3.58 (2.34～4.80)	5.37 (3.98～6.73)	4.08 (3.61～4.55)
CV death	3.23 (2.52～3.93)	2.15 (1.19～3.09)	3.93 (2.72～5.12)	2.78 (2.39～3.18)
Nonfatal MI	1.49 (1.02～1.95)	1.08 (0.34～1.81)	1.83 (0.98～2.67)	1.60 (1.30～1.90)
Nonfatal stroke	1.24 (0.79～1.69)	4.93 (3.42～6.42)	4.39 (3.03～5.74)	3.07 (2.63～3.51)
CV death, MI, or stroke	5.54 (4.64～6.42)	7.76 (5.93～9.55)	9.21 (7.38～11.01)	7.05 (6.42～7.67)
CV death, MI, stroke, or hospitalization for atherothrombotic event(s)	23.11 (21.63～24.56)	21.95 (19.43～24.40)	26.29 (23.80～28.70)	21.68 (20.80～22.59)

CAD：冠動脈疾患，CV：心血管，CVD：脳血管疾患，MI：心筋梗塞，PAD：末梢

（文献5

図5 症候性疾患を有する動脈床数と1年間の心血管イベント発生率

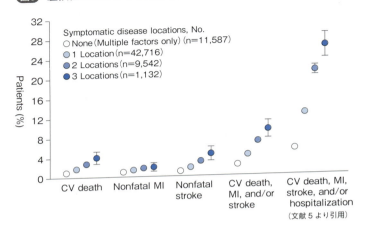

(文献5より引用)

◆ PAD患者の予後改善のためには

　PAD患者の診療においては，合併する血管疾患を積極的に疑って診断し，適切かつ早期の介入に結び付けることが重要である．例えばCVDについては，一過性脳虚血発作を疑うようなエピソードがなかったか，脳梗塞の既往がないかなどの病歴聴取とともに，頚動脈エコーによる頚動脈スクリーニング，頭部CT・頭部MRI・MRAによる頭蓋内評価を行うべきである．CADについては，虚血性心疾患を疑う自覚症状がないかを聴取するが，PAD患者においては運動機能低下のために自覚症状が出にくく，糖尿病患者において自覚症状がマスクされる可能性もあり，症状のみでCADを除外することはできない．安静時12誘導心電図や心エコー図検査のみならず，負荷心電図・負荷心筋シンチグラフィ・冠動脈CTでの精査を考慮すべきである．下肢動脈造影を施行する患者においては，腎機能やアプローチ部位などの条件が許せば，冠動脈造影時に行うことも一策である．

◇参考文献

1) Rooke TW, Hirsch AT, Misra S, et al：Management of patients with peripheral artery disease (compilation of 2005 and 2011 ACCF/AHA Guideline Recommendations)： a report of the American College of Cardiology Foundation/American Heart Association Task Force on Practice Guidelines. J Am Coll Cardiol 61：1555-1570, 2013.
2) 日本脈管学会編：下肢閉塞性動脈硬化症の診断・治療指針Ⅱ. p84-85, メディカルトリビューン, 2007.
3) Hirsch AT：ACC/AHA 2005 Practice Guidelines for the management of patients with peripheral arterial disease (lower extremity, renal, mesenteric, and abdominal aortic)：a collaborative report from the American Association for Vascular Surgery/ Society for Vascular Surgery, Society for Cardiovascular Angiography and Interventions, Society for Vascular Medicine and Biology, Society of Interventional Radiology, and the ACC/AHA Task Force on Practice Guidelines (Writing Committee to Develop Guidelines for the Management of Patients With Peripheral Arterial Disease)：endorsed by the American Association of Cardiovascular and Pulmonary Rehabilitation：National Heart, Lung, and Blood Institute：Society for Vascular Nursing：TransAtlantic Inter-Society Consensus：and Vascular Disease Foundation. Circulation 113：e463-654, 2006.
4) Bhatt DL：International prevalence, recognition, and treatment of cardiovascular risk factors in outpatients with atherothrombosis. JAMA 295：180-189, 2006.
5) Steg PG：One-year cardiovascular event rates in outpatients with atherothrombosis. JAMA 297：1197-1206, 2007.

13 ②Buerger病

Buerger病は，閉塞性血栓血管炎（TAO）ともよばれ，四肢の中小動脈に閉塞性の血管炎をきたす疾患である．下肢動脈に好発するが，上肢動脈や表在静脈にも炎症をきたし，まれに大動脈や内臓動脈をも侵す．

◆ 疫学

発症年齢は男女とも30〜40歳代が最も多く，圧倒的に男性に多い．また，ほぼ全例が喫煙者である．地中海沿岸・中近東・アジアが好発地域である．わが国においては1970年代から初発患者数は著しく減少してきており，全国推計患者数は約8,000人とされている．

◆ 病因

病因は今なお不明であるが，その発症と進行には喫煙が強く関与している．他に，慢性の反復外傷，血液凝固系異常，血管攣縮，ホルモン異常，細菌・真菌・ウイルス感染，抗好中球細胞質抗体・抗内皮細胞抗体などの自己抗体，血管内皮細胞上の細胞接着因子の関与する免疫応答など種々の関与が疑われている．

Buerger病患者において歯周病罹患率が非常に高いこともあり，近年歯周病菌の関与も指摘されている．ただし，非Buerger病患者においても喫煙者では歯周病罹患率が高く，Buerger病患者の多くが喫煙者であることとの交絡をみている可能性がある．

◆ 臨床徴候

2肢以上が侵されることが多く，冬季の発症が多い．

● 手指・足趾虚血

疼痛・色調不良に始まり，虚血性潰瘍や壊疽に進行しうる．

● Raynaud症状

● 肢跛行

疾患の進行とともにより中枢側の動脈が侵されると，足部・ふく

らはぎ・大腿・手・腕の跛行を呈することがある。

● 表在性血栓性静脈炎

● 遊走性静脈炎

再発性かつ移動性の静脈炎であり，軟らかい腫瘤が静脈の走行に沿って出現する。皮下腫瘤を認めた場合には，組織学的診断をつけるために生検を行うべきである。

◆ 診断
● 喫煙習慣に関する聴取

● 動脈拍動の触知

● 四肢血圧測定

病変が足関節以遠の動脈に限局する場合には四肢血圧は正常となるため，本検査で異常がない場合でも本疾患を否定できない。足趾血圧の測定が必要である。

上肢動脈にも病変が存在する場合には，手首と上腕の血圧比を測定すべきである。

● 血管造影

動脈硬化や血栓塞栓源を認めず，正常部に分節状の閉塞病変が散在している。途絶型・先細り型の動脈閉塞を認め，コルクの栓抜き（コークスクリュー）状・樹根状・橋状の側副血行路の発達が特徴的である **図1** [1]。

病変は複数肢に及ぶことが多いため，たとえ1肢のみに臨床徴候を呈する場合でも，両上下肢の動脈を造影すべきである。

● 血液検査

血算，肝腎機能・血糖を含む生化学，炎症反応（血沈・CRP），免疫系（抗核抗体・リウマチ因子・補体など），凝固線溶系をチェックするが，本疾患に特異的な異常所見はない。

図1 Buerger病の動脈閉塞様式

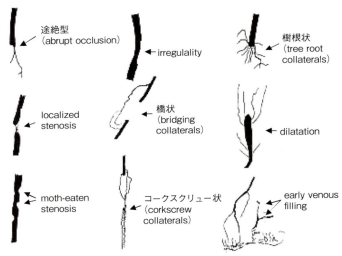

(文献1より改変引用)

● 造影CT・造影MRI

手足の血管の詳細な解剖を評価するには空間解像度が不十分。

● 血管エコー

小動脈の閉塞とコークスクリュー状の側副血行路の発達を描出できることがある。

◆ 診断基準

塩野谷の臨床診断基準
①50歳未満の若年発症
②喫煙者
③下腿動脈閉塞
④上肢動脈閉塞、または遊走性静脈炎の存在または既往
⑤喫煙以外の閉塞性動脈硬化症の危険因子がない

上記5項目を満たし、鑑別すべき疾患が否定されたときに確定診断となる。

◆ 治療

● 禁煙

本疾患の進行を抑制し，肢切断術を避けるための唯一の方法。

● 薬物療法

● プロスタグランジンE_1（PGE_1），PGE_1誘導体，PGI_2

● カルシウム拮抗薬：血管攣縮の予防

● 血行再建術（外科的バイパス術）

遠位部にバイパスに適した血管のないことが多く，また禁煙が達成されればほとんどの症例で病状は安定化するため，血行再建術の必要となることはまれである。なお，虚血性潰瘍の創傷治癒は促進されるが，長期開存率が低いため，間欠性跛行例への適用は制限されるべきである。

● 交感神経切除術

● 血管新生療法

◆ 予後

心血管イベントの発生率の高い末梢動脈疾患と異なり，本疾患患者の生命予後は一般人口と差がないとされている。

その一方で，Cooperらの報告[2]では，肢切断術（あるいは大切断術）に至るリスクが5年で25％（11％），10年で38％（21％），20年で46％（23％）とされている。また，平均10.6年のフォローアップで，110例のうち47例において108件の肢切断術（大切断術13例16肢，小切断術34例）が必要となったというわが国の報告[3]もある。喫煙の継続と肢切断術の間の有意な相関関係も示唆されている。

◇参考文献

1) 循環器病の診断と治療に関するガイドライン（2005 – 2008年度合同研究班報告）末梢閉塞性動脈疾患の治療ガイドライン　XⅢ. Buerger病.

2) Cooper LT, Tse TS, Mikhail MA, et al：Long-term survival and amputation risk in thromboangiitis obliterans (Buerger's disease). J Am Coll Cardiol 44：2410-2411, 2004.

3) Ohta T, Ishioashi H, Hosaka M, et al：Clinical and social consequences of Buerger disease. J Vasc Surg 39：176-180, 2004.

V ● 疾患別 診断法・治療法／末梢血管疾患

13 ③ 腎動脈硬化症

　腎動脈硬化症は，腎動脈における粥状動脈硬化が原因で生じる。それが原因で腎動脈内腔が狭窄すると，動脈硬化性腎動脈狭窄症（ARAS）に至り，高血圧・虚血性腎症・心不全・不安定狭心症など多彩な臨床像を呈する。

◆ 疫学
　腎動脈狭窄症は，高血圧や心血管疾患を有する患者においてまれならず認められることが報告されている。わが国では欧米と比較して有病率が低いと考えられていたが，山下らは，心臓カテーテル検査が行われた患者の7%に腎動脈狭窄を認めたことを報告しており[1]，決して無視できない頻度である。

◆ 自然歴と予後
　腎動脈狭窄症は進行性の疾患であり，放置すると腎動脈閉塞に至り，腎萎縮をもきたす。また，無症状であっても，腎動脈狭窄が存在すると生命予後が悪化することが示されている。

◆ 臨床徴候
● 高血圧（腎血管性高血圧）
　腎動脈狭窄による腎灌流低下で，レニン・アンジオテンシン・アルドステロン系が賦活化され，動脈系の収縮・ナトリウム利尿の抑制が生じ，血圧が上昇する。

● 腎機能障害（虚血性腎症）
　長期に腎低灌流が続くと，腎萎縮・線維化をきたして腎機能が低下する。

● うっ血性心不全（電撃型肺水腫）
　血圧上昇による後負荷増大と体液貯留傾向が心不全増悪因子になる。心機能が保持されているにもかかわらず，心不全増悪を繰り返すことがある。

● 不安定狭心症

腎動脈狭窄が後負荷増大をきたし，心筋虚血が誘発される。心負荷の程度が一定でないために内服治療ではコントロール困難な不安定狭心症を呈する。

腎動脈狭窄に起因したうっ血性心不全や不安定狭心症をcardiac disturbance syndromeという。

◆ 腎動脈狭窄の存在を疑うべき患者・徴候[2]

①30歳未満あるいは55歳以降での高血圧発症
②増悪傾向，薬剤抵抗性あるいは悪性高血圧
③アンジオテンシン変換酵素（ACE）阻害薬あるいはアンジオテンシンⅡ受容体拮抗薬（ARB）開始後の腎機能悪化
④原因不明の腎萎縮あるいは1.5cmを超える腎サイズの左右差
⑤突然で原因不明の肺水腫
⑥原因不明の腎機能悪化
⑦冠動脈多枝病変
⑧原因不明のうっ血性心不全
⑨薬剤不応性の不安定狭心症

◆ 診断

腎動脈狭窄の重症度は，解剖学的と機能的（生理学的）両面から評価することが重要である。

● 解剖学的評価

腎動脈狭窄の狭窄度が70〜80％に至ると腎血流が低下してくるとされ，70％以上が有意狭窄と判定される。

血管造影がgold standardとされるが，多検出器コンピュータ断層撮影（MDCT）や核磁気共鳴血管造影（MRA）も解剖学的評価に有用である。ただし，ARASは入口部病変で，かつ狭窄後拡張を呈することが多いため，対照血管径を設定することが困難で狭窄度を評価しづらい。血管造影上の狭窄度と機能的重症度の間の相関が芳しくないことが報告されている。

Ⅴ● 疾患別　診断法・治療法／末梢血管疾患

● 機能的(生理学的)評価

　腎動脈エコーは無侵襲であり，腎動脈狭窄のスクリーニング法として汎用されている。腎動脈狭窄部における収縮期最大血流速(PSV)とPSVと大動脈血流速の比(RAR)を計測し，PSV＞180～200cm/秒，RAR＞3.5の場合には機能的に有意な狭窄と判定する。

　侵襲的な評価法としては，狭窄病変前後の圧較差測定がある。一般的に収縮期圧較差20mmHg以上または平均圧較差10mmHg以上を機能的に有意と判定する。

◆ 治療

● 薬物療法

　前述のように，腎動脈狭窄は進行性で予後不良な動脈硬化性疾患である。したがって，進行予防のためには血圧・糖代謝・脂質の厳密な管理が重要である。また，無症候であっても，有意狭窄でなくとも，定期的に腎動脈エコーでフォローアップしていくことが肝要である。

● 腎動脈ステント留置術

　腎動脈ステント留置術の適応となるのは，腎動脈狭窄が機能的に有意で，かつそれに起因する臨床徴候が存在する場合のみである **表1** [2]。適切な患者選択のもとで腎動脈ステント留置術を行えば，多剤抵抗性の高血圧・進行性の腎機能障害・繰り返す肺水腫に対して劇的な効果が得られる。

　一方で，本来治療適応のない患者への腎動脈ステント留置術は，患者がその恩恵を被れないばかりか，合併症によるデメリットを与えるリスクがあり，厳に慎むべきであろう。

表1 腎動脈狭窄に対する経皮的血行再建術の適応

臨床症候	Class	エビデンスレベル	
無症候性腎動脈狭窄	IIb	C	・無症候性の両側腎動脈狭窄あるいは有意狭窄を有する単腎への経皮的血行再建術を考慮してもよいかもしれない ・無症候性の片側腎動脈有意狭窄に対する経皮的血行再建術の有用性は十分に確立されておらず，現在臨床的には妥当性が証明されていない
高血圧	IIa	B	増悪する高血圧・薬剤抵抗性高血圧・悪性高血圧・説明不可能な片側腎の萎縮を伴う高血圧・降圧剤内服不可能な高血圧を呈する血行動態的に有意な腎動脈狭窄に対する経皮的血行再建術は妥当である
腎機能温存	IIa	B	進行性の慢性腎臓病を有する片側腎動脈狭窄あるいは機能的片腎の腎動脈狭窄患者に対する経皮的血行再建術は妥当である
	IIb	C	片側腎動脈狭窄を有する慢性腎機能障害患者に対する経皮的血行再建術は考慮してもよいかもしれない
うっ血性心不全と不安定狭心症	I	B	血行動態的に有意な腎動脈狭窄を有し，再燃する原因説明不可能なうっ血性心不全あるいは突然の原因説明不可能な肺水腫を呈する患者に対する経皮的血行再建術は良い適応である
	IIa	B	血行動態的に有意な腎動脈狭窄を有する不安定狭心症患者に対する経皮的血行再建術は妥当である

（ACC/AHAガイドライン, 2005より引用）

◇参考文献

1) Yamashita T, Ito F, Iwakiri N, et al：Prevalence and predictors of renal artery stenosis in patients undergoing cardiac catheterization. Hypertens Res 25：553-557, 2002.

2) Hirsch AT, Haskal ZJ, Hertzer NR, et al：ACC/AHA 2005 Practice Guidelines for the management of patients with peripheral arterial disease (lower extremity, renal, mesenteric, and abdominal aortic)：a collaborative report from the American Association for Vascular Surgery/Society for Vascular Surgery, Society for Cardiovascular Angiography and Interventions, Society for Vascular Medicine and Biology, Society of Interventional Radiology, and the ACC/AHA Task Force on Practice Guidelines (Writing Committee to Develop Guidelines for the Management of Patients With Peripheral Arterial Disease)；endorsed by the American Association of Cardiovascular and Pulmonary Rehabilitation；National Heart, Lung, and Blood Institute；Society for Vascular Nursing；TransAtlantic Inter-Society Consensus；and Vascular Disease Foundation. Circulation 113：e463-654, 2006.

V ● 疾患別　診断法・治療法／末梢血管疾患

13 ④頚動脈硬化症

　頚動脈硬化症は，頚動脈に粥状動脈硬化が生じることによって起きる。頚動脈硬化症の有無は，体表面エコーで非侵襲的にスクリーニング可能であり，全身動脈硬化の進展度合いの評価，危険因子に対する薬物療法の効果判定を行うことができる。頚動脈硬化が進行して頚動脈狭窄に至ると，一過性脳虚血発作（TIA）や一過性黒内障，さらには脳梗塞の原因となる。したがって，頚動脈硬化症および頚動脈狭窄症を正確に診断し，適切な介入を行う必要がある。

◆ 頚動脈硬化の危険因子

　頚動脈硬化の原因は粥状動脈硬化であり，その危険因子は虚血性心疾患など他の動脈硬化に起因する疾患と共通している。すなわち，加齢・性別（男性）・高血圧・糖尿病・脂質異常症・喫煙・慢性腎臓病・冠動脈疾患の家族歴・動脈硬化性疾患（冠動脈疾患・末梢動脈疾患・非心原性脳梗塞）の既往である。

◆ 頚動脈狭窄の臨床徴候

● **無症候**
　高度狭窄であっても無症候であることもある。
● **一過性脳虚血発作**
● **一過性黒内障**
● **脳梗塞**

◆ 診断

　頚部での血管雑音は必ずしも聴取されない点に注意が必要。
　狭窄度が強くない場合や，逆に亜完全閉塞・完全閉塞を呈している場合には雑音は聴取されない。

頸動脈エコー

非侵襲的検査であり、スクリーニング目的でも行われる。観察するポイントは、動脈硬化の有無の観察・プラーク性状の評価・頸動脈狭窄度の測定である。

動脈硬化の程度については、頸動脈の内中膜複合体厚(IMT)を計測して評価する。1.0 mm以下を正常、1.1 mm以上を肥厚と判定し、頸動脈プラークとする。IMT肥厚を認める症例では心血管イベントの発生率が高いとされ、頸動脈IMTを測定することで、心血管イベントのリスク評価を行うことができる。また、高血圧や脂質異常症に対する薬物療法の効果判定にもIMTが有用である。

プラーク性状については、低エコー輝度や潰瘍形成を伴うものでは脳梗塞発症リスクが高いと判断される。

頸動脈硬化が進行して狭窄を認める場合には、重症度評価を行う。NASCET(North American Symptomatic Carotid Endarterectomy Trial)法、ECST(European Carotid Surgery Trial)法 図1 など複数の測定法があるが、過去の臨床研究ではNASCET法を採用しているものが多い。NASCET法で70～99%を高度狭窄、50～69%を中等度狭窄とする。

図1 頸動脈狭窄の狭窄率測定法

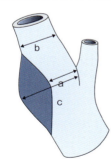

$$\text{NASCET}: \frac{b-a}{b} \times 100\%$$

$$\text{ECST}: \frac{c-a}{c} \times 100\%$$

V● 疾患別　診断法・治療法／末梢血管疾患

● 造影CT，MRI・MRA

多列検出器を有する昨今のCTは空間分解能に優れている。CT・MRIとも頚動脈狭窄の狭窄度評価のみならず，頚動脈プラークの性状評価や大動脈弓部の解剖や動脈硬化の程度を評価することができ，頚動脈ステント留置術の術前検査としても有用である。

またMRIについては，脳梗塞の正確な診断や，MRAによる頭蓋内動脈の評価を同時に行える利点がある。

● 血管造影

● 脳血流シンチグラフィ

血行再建術後の合併症として，過灌流症候群がある。術前に薬物負荷脳血流シンチグラフィを行い，頭蓋内血管予備能を評価しておく必要がある。

◆ 治療

頚動脈狭窄を呈する患者は，心筋梗塞など他の動脈床でのイベントを発症するリスクがある。そこで，抗血小板療法および動脈硬化危険因子の厳密な管理のために薬物療法を行う必要がある。一方で，塞栓源・脳血流不全の原因となる頚動脈狭窄を解除して，脳梗塞などの脳虚血症状を予防する血行再建治療も重要である。

● 薬物療法
●抗血小板療法〔アスピリン（バファリン®），クロピドグレル（プラビックス®），シロスタゾール（プレタール®）〕
●降圧薬（カルシウム拮抗薬，ARB）
●脂質降下薬（スタチン）
●経口糖尿病薬〔ピオグリタゾン（アクトス®）〕

● 頚動脈内膜剥離術（CEA）

頚部を切開して，プラークで肥厚した狭窄部の内膜を剥離・摘除する手術である。CEAは，中等度以上の症候性頚動脈狭窄のみならず，無症候性頚動脈高度狭窄においても薬物療法に対する優位性が示されている。ただし，無症候性頚動脈狭窄については，スタチンをはじめとする薬物療法の進歩とともに脳梗塞発症率が低下

してきており，血行再建術の適応には慎重になるべきである。

● 頚動脈ステント留置術（CAS）

　大腿動脈あるいは上肢動脈から挿入したカテーテルを通した血管内治療である。脳動脈への血栓・プラークの塞栓を予防する種々の塞栓保護デバイスを使用しながら，頚動脈狭窄部に自己拡張型ステントを留置する低侵襲な治療法である。

　日本脳卒中学会のガイドラインでは，中等度以上の症候性頚動脈狭窄・無症候性の頚動脈高度狭窄のいずれについても，CEAのハイリスク群のみCASの適応であるとされている。しかし，最新のエビデンスを踏まえた米国のガイドラインではCASの適応が拡大されており，症候性頚動脈狭窄については，CEAハイリスクのみならず，CEA標準リスク患者もCASを考慮してよいとされている。

Ⅴ● 疾患別　診断法・治療法

14 肺高血圧症

◆ 肺高血圧症の定義

● 安静時に右心カテーテル検査を用いて実測した肺動脈平均圧（mean PAP）が25mmHg以上の場合を肺高血圧症と定義する（mean PAPの正常上限は20mmHgと報告されており，20〜25mmHgの臨床的意義は不明）。

● 肺高血圧症例中で特に肺動脈楔入圧（PCWP）が15mmHg以下の場合を肺動脈性肺高血圧症（PAH）と定義する。

● 心エコー法により肺動脈圧などを非侵襲的に推定することができるが，少なくとも初診時や治療法の変更時には正確な病態評価を行うため，右心カテーテル検査を用いた肺血行動態の直接測定が必要である。

◆ 肺高血圧症の臨床分類

　肺高血圧症はいわゆる肺動脈性肺高血圧症のほか，心疾患や肺疾患に伴うもの，その他の全身疾患に伴うものなど多岐にわたる。発症機序に加え，治療方針の違いなどを反映するような臨床分類が複数回の専門家会議で提唱されている。2013年ニースで開催された第5回肺高血圧症ワールド・シンポジウムで提唱された改訂版の臨床分類を 図1，表1 に示す。

◆ 肺高血圧症の症状・身体所見

　自覚症状としては労作時呼吸困難，息切れ，易疲労感，動悸，胸痛，失神，咳嗽，腹部膨満感などがあり，症状が出現したときには，すでに高度の肺高血圧症が認められることが多い。

　身体所見としては右室肥大に伴う傍胸骨拍動，Ⅱ音肺動脈成分の亢進，三尖弁閉鎖不全症に伴う胸骨左縁下部の汎収縮期雑音（吸気時に増強し，Rivero-Carvallo徴候とよばれる），肺動脈弁閉鎖不全症に伴う第Ⅱ肋間胸骨左縁での拡張早期雑音（Graham Steel雑音），収縮期早期のclick音，右室由来のⅢ音，Ⅳ音を聴取する。さらに進行例では頚静脈怒張，肝腫大，下腿浮腫，腹水などを認める。

図1 肺高血圧症（PH）の診断・鑑別

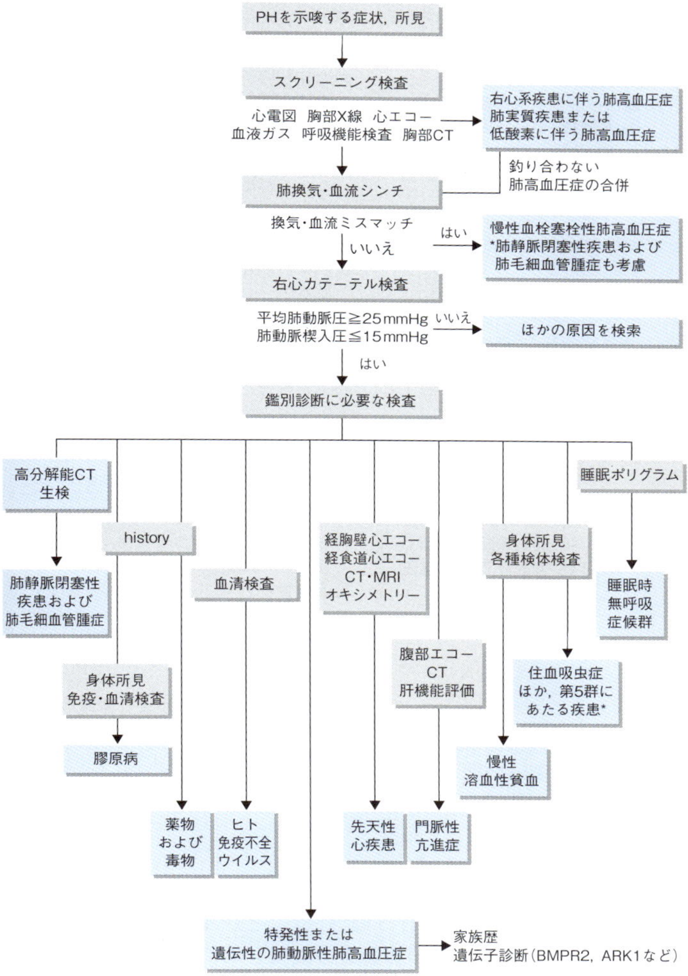

PHを示唆する症状, 所見

スクリーニング検査
心電図　胸部X線　心エコー
血液ガス　呼吸機能検査　胸部CT
→ 右心系疾患に伴う肺高血圧症
肺実質疾患または
低酸素に伴う肺高血圧症

釣り合わない
肺高血圧症の合併

肺換気・血流シンチ
換気・血流ミスマッチ
いいえ
はい → 慢性血栓塞栓性肺高血圧症
*肺静脈閉塞性疾患および
肺毛細血管腫症も考慮

右心カテーテル検査
平均肺動脈圧≧25mmHg　いいえ → ほかの原因を検索
肺動脈楔入圧≦15mmHg
はい

鑑別診断に必要な検査

高分解能CT
生検

history

血清検査

経胸壁心エコー
経食道心エコー
CT・MRI
オキシメトリー

身体所見
各種検体検査

睡眠ポリグラム

肺静脈閉塞性
疾患および
肺毛細血管腫症

身体所見
免疫・血清検査

膠原病

腹部エコー
CT
肝機能評価

住血吸虫症
ほか, 第5群に
あたる疾患*

睡眠時
無呼吸
症候群

慢性
溶血性貧血

薬物
および
毒物

ヒト
免疫不全
ウイルス

先天性
心疾患

門脈性
亢進症

特発性または
遺伝性の肺動脈性肺高血圧症
→ 家族歴
遺伝子診断（BMPR2, ARK1など）

(Galie N, Hoeper MM, Humbert M, et al : Guidelines for the diagnosis and treatment of pulmonary hypertension: the Task Force for the Diagnosis and Treatment of Pulmonary Hypertension of the European Society of Cardiology (ESC) and the European Respiratory Society (ERS), endorsed by the International Society of Heart and Lung Transplantation (ISHLT). Eur Heart J 30 : 2493-2537, 2009 より改変引用)

V ● 疾患別 診断法・治療法

表1 肺高血圧症の臨床分類

第1群. 肺動脈性肺高血圧症（PAH）

1) 特発性肺動脈性肺高血圧症
   （idiopathic PAH：IPAH）
2) 遺伝性肺動脈性肺高血圧症
   （heritable PAH：HPAH）
   1. BMPR2
   2. ALK1, endoglin, SMAD9,
      CAV1
   3. 不明
3) 薬物・毒物誘発性肺動脈性
   肺高血圧症
4) 各種疾患に伴う肺動脈性
   肺高血圧症
   （associated PAH：APAH）
   1. 結合組織病
   2. エイズウイルス感染症
   3. 門脈肺高血圧
   4. 先天性心疾患
   5. 住血吸虫症

第1'群. 肺静脈閉塞性疾患

第1'群. 肺静脈閉塞性疾患
   （PVOD）および/または
   肺毛細血管腫症（PCH）
第1''群. 新生児遷延性肺高血圧
   症（PPHN）

第2群. 左心性心疾患に伴う肺高血圧症

1) 左室収縮不全
2) 左室拡張不全
3) 弁膜疾患
4) 先天性/後天性の左心流入路/流出路閉塞

第3群. 肺疾患および/または低酸素血症に伴う肺高血圧症

1) 慢性閉塞性肺疾患
2) 間質性肺疾患
3) 拘束性と閉塞性の混合障害を伴う他の肺疾患
4) 睡眠呼吸障害
5) 肺胞低換気障害
6) 高所における慢性暴露
7) 発育障害

第4群. 慢性血栓塞栓性肺高血圧症（CTEPH）

第5群. 詳細不明な多因子のメカニズムに伴う肺高血圧症

1) 血液疾患（慢性溶血性貧血, 骨髄増殖性疾患, 脾摘出）
2) 全身性疾患（サルコイドーシス, 肺ランゲルハンス細胞組織球症, リンパ脈管筋腫症, 神経線維腫症, 血管炎）
3) 代謝性疾患（糖原病, ゴーシェ病, 甲状腺疾患）
4) その他（腫瘍塞栓, 線維性縦隔炎, 慢性腎不全）
   区域性肺高血圧

（日本循環器学会：肺高血圧症治療ガイドライン（2012年改訂版）より引用）

◆ 検査

● 心電図・胸部X線

　肺高血圧症では右室負荷を反映する右軸偏位やV_1のR増高, V_5, V_6の深いS波, 右房負荷に伴う肺性P波などがみられる。

　胸部X線では両側中枢側肺動脈の拡張と末梢肺動脈の急峻な狭小化, 右房の拡張と心胸比拡大が認められる。右心不全が進行すれば胸水貯留が現れることがある。

344

● 心エコー

　肺高血圧症が疑われる症例には必須の検査で，非観血的に肺動脈圧を推定することができる。肺動脈圧の推定には連続ドプラ法を用いた三尖弁逆流速度から簡易Bernoulli式〔推定肺動脈収縮期圧＝4×（三尖弁逆流速度）^{2}＋推定右房圧〕を用いて推定する。推定右房圧はエコーより推定できる 表2 。ただし確定診断には右心カテーテル検査が必要である。

　そのほか，右室流出路血流波形での駆出加速時間の短縮や右室の拡張と左室の扁平化を認める。また二次性肺高血圧の原因疾患検索も重要であり，先天性心疾患の診断や左心系疾患の評価を行う。

表2 心エコーによる下大静脈所見より推定される右房圧

下大静脈径	呼吸性変動	推定右房圧
小（<15mm）	虚脱	0〜5mmHg
正常（15〜25mm）	>50%	5〜10mmHg
正常（15〜25mm）	<50%	10〜15mmHg
拡大（>25mm）	<50%	15〜20mmHg
拡大＋肝静脈拡大	不変	>20mmHg

（日本循環器学会：循環器病の診断と治療に関するガイドライン（2011年度合同研究班報告）より引用）

● CT・MRI

　CTは主に二次性肺高血圧の原因疾患の評価に用いられる。間質性肺疾患や肺気腫の評価や造影CTで慢性血栓塞栓性肺高血圧症（CTEPH）の診断および血栓の存在部位の評価を行う。

　MRIでは両心機能と右室肥大の評価が可能である。

● 肺換気−血流シンチグラム

　二次性肺高血圧の原因検索として肺血流シンチグラムはCTEPHの診断に有用であるが，無気肺，肺気腫，肺炎などの肺実質病変部位でも血流欠損を生じるため，換気シンチグラムを同時に撮像する。CTEPHや血管炎など肺血管の狭窄や閉塞がある場合には，血流障害部位のみが楔状血流欠損像として描出される。肺動脈性肺高血圧症（PAH）では肺換気−血流シンチグラムは正常の場合が多

いが，換気−血流ミスマッチを伴う末梢の小さな血流欠損や血流の小斑状不均一分布（mottled pattern）を認める。

心臓カテーテル検査

右心カテーテルで肺動脈圧（PAP）測定を行い，mean PAPが25 mmHg以上で肺高血圧症と診断される。さらに肺動脈楔入圧（PCWP）を測定し，15 mmHg以下の場合を肺動脈性肺高血圧症とする。肺高血圧では有意な三尖弁逆流を伴うことが多く，熱希釈法により得られた心拍出量（CO）は誤差が大きいため，Fick法により測定する。病態が進むとPAPの上昇に続き，COは低下する。

また病態把握には肺血管抵抗の算出が重要である。肺循環系の血管抵抗には全肺抵抗（TPR = mean PAP/CO）と肺血管抵抗（PVR = mean PAP-PCWP/CO）がある。左心系疾患による肺高血圧ではTPRは上昇しているが，PVRは正常範囲である場合が多い。また重症肺高血圧症の場合には右室機能低下のため肺動脈圧は低下するが，それ以上に心拍出量が低下するためPVRが増加する。

そのほか，シャント性疾患の除外，評価のため酸素飽和度ステップアップの有無をチェックする。

＊急性肺血管反応性試験

右心カテーテル検査中にエポプロステノール（フローラン®）持続静注，アデノシン（アデノスキャン®）静注，NO吸入のいずれかを行い，血行動態の変化の有無を観察する。Mean PAPが10 mmHg以上減少して40 mmHg以下になれば陽性と判断される。本試験は特発性肺動脈性肺高血圧症（IPAH）か遺伝性肺動脈性肺高血圧症（HPAH）において行われる。

運動負荷試験

6分間歩行距離と歩行中の酸素飽和度低下は予後規定因子として報告されている。また簡便な方法であることから，主に治療効果判定などに用いられている。心肺運動負荷試験（CPX）における最大酸素消費量の低下も予後予測因子として報告されている。

◆ 肺高血圧症の重症度分類

臨床症状に基づく重症度分類としてNYHA機能分類とWHO肺高血圧症機能分類の両者が用いられている（表3）。

表3 肺高血圧症の重症度分類

NYHA心機能分類	
Ⅰ度	通常の身体活動では無症状
Ⅱ度	通常の身体活動で症状発現，身体活動がやや制限される
Ⅲ度	通常以下の身体活動で症状発現，身体活動が著しく制限される
Ⅳ度	どんな身体活動あるいは安静時でも症状発現

WHO肺高血圧症機能分類	
Ⅰ度	身体活動に制限のない肺高血圧症患者 普通の身体活動では呼吸困難や疲労，胸痛や失神など生じない
Ⅱ度	身体活動に軽度の制限のある肺高血圧症患者 安静時には自覚症状がない 普通の身体活動で呼吸困難や疲労，胸痛や失神などが起こる
Ⅲ度	身体活動に著しい制限のある肺高血圧症患者 安静時に自覚症状がない 普通以下の軽度の身体活動では呼吸困難や疲労，胸痛や失神などが起こる
Ⅳ度	どんな身体活動もすべて苦痛となる肺高血圧症患者 これらの患者は右心不全の症状を表している 安静時にも呼吸困難および/または疲労がみられる どんな身体活動でも自覚症状の増悪がある

（日本循環器学会：肺高血圧症治療ガイドライン（2012年改訂版）より引用）

◆ 診断手順

肺高血圧症の診断は肺高血圧の存在診断，肺高血圧を主徴とする疾患の鑑別，さらに肺動脈性肺高血圧症と確定した際の構成疾患の詳細な鑑別の3段階に分かれる。手順を図2に示す。

V● 疾患別　診断法・治療法

図2　肺高血圧症に対する診断手順

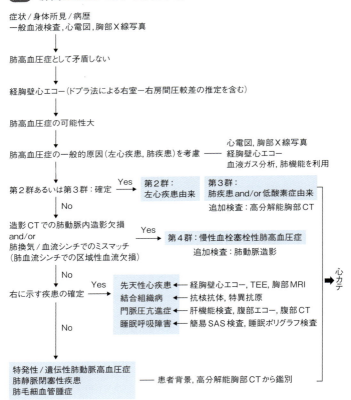

(日本循環器学会：肺高血圧症治療ガイドライン（2012年改訂版）より引用)

◆ 治療適応と治療法

特発性肺動脈性肺高血圧症(IPAH)・遺伝性肺動脈性肺高血圧症(HPAH)の治療概略を図3に示す。他疾患に伴う肺高血圧症では肺動脈性肺高血圧症治療のほかに原疾患に伴う治療が必要となるが，

図3 肺動脈性肺高血圧症に対する治療手順

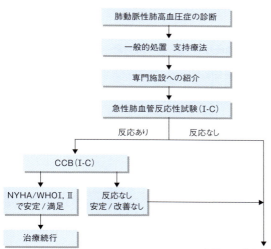

ERA：エンドセリン受容体拮抗薬(アンブリセンタン, ボセンタン)，
PDE5-I：ホスホジエステラーゼ5阻害薬(シルデナフィル, タダラフィル)

(日本循環器学会：肺高血圧症治療ガイドライン(2012年改訂版)より引用)

Ⅴ● 疾患別　診断法・治療法

それらの治療に関してはそれぞれの疾患のガイドラインなどを参照されたい。肺動脈性肺高血圧症に対する治療はまず 表4, 5 に示す一般的対応と支持療法を開始する。IPAH/HPAHでは急性肺血管反応性試験を行い，陽性例ではカルシウムチャネル拮抗薬（CCB）を投与する。血管反応試験陰性例，CCB効果不十分例では特異的PAHを開始し，多剤併用まで行われているが併用療法の詳細は未確立である。

表4　肺動脈性肺高血圧症に対する一般対応

Class Ⅰ	1. 監視下運動療法（Level A） 2. 心理的・社会的支援（Level C） 3. 過激な身体的活動の回避（Level C） 4. 避妊（Level C） 5. インフルエンザ・肺炎球菌の予防接種（Level C）

（日本循環器学会：肺高血圧症治療ガイドライン（2012年改訂版）より引用）

表5　特発性PAH/遺伝性PAHに対する支持療法

Class Ⅰ	1. 右心不全，体液貯留患者に対する利尿薬（Level C） 2. SaO2＜60mmHgのPAHに対する長期酸素療法（Level C）
Class Ⅱa	1. IPAH，HPAH，食欲抑制剤に伴うPAHに対する抗凝固療法（Level C）
Class Ⅱb	1. 他疾患に併発するPAHに対する抗凝固療法（Level C） 2. 心房性の頻脈に対するジゴキシン（Level C）

（日本循環器学会：肺高血圧症治療ガイドライン（2012年改訂版）より引用）

● 特異的PAH治療薬の種類と投与量
①エンドセリン受容体拮抗薬
● ボセンタン〔トラクリア®（62.5mg）錠〕投与開始後4週間は62.5mgを1日2回，5週目より125mgを1日2回。
● アンブリセンタン〔ヴォリブリス®（2.5mg）錠〕5mgを1日1回，その後必要に応じて10mgまで増量。

②ホスホジエステラーゼ5阻害薬

● シルデナフィル〔レバチオ®(20mg)錠〕20mgを1日3回投与する。
● タダラフィル〔アドシルカ®(20mg)錠〕40mgを1日1回投与する。

③プロスタサイクリン関連薬

● エポプロステノール〔フローラン®(0.5mg, 1.5mg)静注用〕1〜2ng/kg/分から開始し，忍容性を考慮しながら1〜2ng/kg/minずつ増量する。通常20〜40ng/kg/分程度で増量の必要がなくなる量に達する。急な中止はreboundから死に至る可能性があるため決して行ってはならない。
● ベラプロスト〔ドルナー®(20μg)錠〕180μgを1日2回投与する。

肺塞栓症

◆ 疾患の概要

　肺高血圧を呈する1つの疾患として肺塞栓症があるが，急性肺塞栓症と慢性血栓塞栓性肺高血圧症(CTEPH)とは病態を異にする。また肺梗塞は末梢肺動脈の病変などで起こりやすい肺組織の出血性梗塞である。肺組織は肺動脈と気管支動脈の両方から酸素供給を受けており，肺動脈のみの閉塞では肺梗塞には至らない。本症の塞栓源の多くは下肢，骨盤内静脈の血栓であり，深部静脈血栓症と一連の病態として静脈血栓塞栓症(VTE)とよばれる。また血栓性素因関連の有無は重要であり，本症の診断症例ではスクリーニングが行われることが必要である。

● 急性肺塞栓症

　わが国での発生頻度は100万人あたり28〜62人程度との報告があり，これは米国の約1/8である。わが国での急性肺塞栓症の死亡率は14%程度(心原性ショック例で30%，非ショック例で6%)と報告されている。

Ⅴ● 疾患別 診断法・治療法

📌 症状

特異的な症状がないことが本症の診断を難しくする1つの理由であるが，呼吸困難，胸痛，頻呼吸のいずれかはほとんどの症例でみられる。特に呼吸困難は最多の症状であり，原因不明の呼吸困難では必ず本症を鑑別する必要がある。

📌 身体所見

頻呼吸，頻脈が最も高頻度に認められる。肺血圧にかかわる聴診所見ではⅡp音亢進が主である。右心不全をきたすと頸静脈の怒張や右心性Ⅲ，Ⅳ音を認める。合併する深部静脈血栓症のために下腿浮腫やHomans徴候などを認めることがある。

📌 検査

● 心電図・胸部X線

心電図では右室負荷に伴う所見としてSⅠQⅢTⅢのパターンのほか，右側胸部誘導の陰性T，右脚ブロック，ST低下（初期にはST上昇），肺性P，右軸偏位などを認める。

胸部X線上は心拡大や右肺動脈下行枝の拡張，肺野の透過性亢進を認める。

● 動脈血液ガス

低酸素血症，低二酸化炭素血症，呼吸性アルカローシスをきたす。

＊Dダイマー

本症へは迅速診断が可能であれば診断の除外のために有用である。検査前確率が高くない場合にDダイマーが陰性であれば急性の血栓塞栓症はほぼ否定できる。検査前確率が高い場合やDダイマー陽性の際は追加検査を行う。

● 心エコー

閉塞血管床が大きい場合には右室負荷を認め，右室拡大や右室自由壁の運動低下，左室の圧排所見を認める。推定右室圧・肺動脈圧は上昇する。

心臓カテーテル検査

肺動脈造影は診断のgold standardであったが侵襲が大きく，簡便に行えないことから近年は造影CTをまず行って診断することが多くなっている。カテーテル治療などを同時に行う際には有用であり，カテーテルから得られる肺動脈圧や心拍出量は重症度判定に有用である。

肺シンチグラフィ

換気・血流シンチグラフィを行い，換気に異常がない部位の血流欠損を認めれば同部位の肺塞栓である可能性がきわめて高い。特異度が低く，また換気シンチグラフィは緊急で行えない場合が多く，診断ツールとしての意義は薄れてきている。

CTに関してはp111〜121を参照。

◆ 治療法

図4のアルゴリズムのようにまず呼吸循環の安定を図ることが重要。

以下に血栓塞栓症に対する特異的な治療を記載する。

薬物治療
● 抗凝固療法
●未分画ヘパリン

治療の第一選択。80単位/kgあるいは5,000単位を静注した後18単位/kg/時程度の持続静注を開始する。以降，活性化部分トロンボプラスチン時間（APTT）がコントロールの1.5〜2.5倍になるよう調節。そのほか，単回静注後に1日2回の皮下注射で投与する方法もある。未分画ヘパリンはワルファリンのコントロールが安定するまで継続する。

低分子ヘパリン〔ダルテパリン（フラグミン®）静注，エノキサパリン（クレキサン®）皮下注〕やフォンダパリヌクス（アリクストラ®皮下注）も使用可能である。

●ワルファリン

ヘパリンでの初期治療と同時に通常ワルファリン（ワーファリン®錠，顆粒）が開始される。わが国ではワルファリンはPT-INR1.5

353

V ● 疾患別　診断法・治療法

図4　急性肺塞栓症の治療アルゴリズム

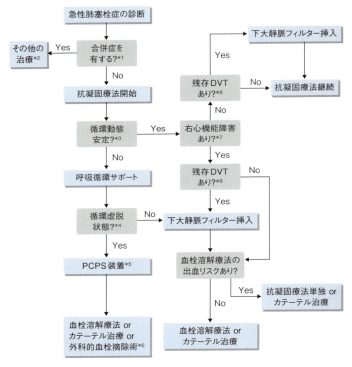

*1 高度な出血のリスクがある場合
*2 病態に応じた施行可能な治療を行う
*3 循環動態不安定とは、ショックあるいは遷延する低血圧状態を示す
*4 心肺蘇生を要する状態、あるいは高度なショックが遷延する状態
*5 施設の設備や患者の状態により、装着するか否かを検討する
*6 施設の状況や患者の状態により、治療法を選択する
*7 心エコーによる右室拡大や肺高血圧の存在により評価
*8 遊離して再塞栓をきたした場合、重篤化する危険性のある深部静脈血栓

治療のアルゴリズムを示すが、あくまでの一例であり、最終的な治療選択は各施設の医療資源に応じて決定することを、妨げるものではない。
DVT：深部静脈血栓症
PCPS：経皮的心肺補助

(日本循環器学会：肺塞栓症および深部静脈血栓症の診断，治療，予防に関するガイドライン(2009年改訂版)より引用)

～2.5でのコントロールが推奨されている。ワルファリンの継続期間は原因となる可逆的な危険因子が除去されていれば3カ月間とし，先天性凝固異常症を持つ症例や原因不明の場合には少なくとも3カ月以上とする。後者ではそれ以降の継続は症例ごとにリスクとベネフィットを考慮して決定する。原因となる危険因子が長期間存続する場合や血栓塞栓症の再発例では積極的に長期の抗凝固療法を検討する。

● 血栓溶解療法

わが国ではモンテプラーゼ（クリアスター®静注用）のみが保険適応となっている。抗凝固療法と比較して長期的な予後改善効果は明確でないが，早期の血行動態改善効果には優れる。また出血のリスクは高まるため，右心機能障害を有する場合に出血のリスクを勘案して使用を検討する。血圧低下を認める際にはより積極的に使用する。モンテプラーゼの使用量は13,750～27,500単位/kgを約2分間で静脈内投与する。

● カテーテル治療

カテーテルを用いた治療は明確なエビデンスはなく，ほかの治療を行ったにもかかわらず血行動態が不安定な患者に対して行われる。肺動脈内から単純に血栓溶解薬を投与した場合の効果は全身投与と差がないとされており，カテーテルによる血栓吸引術と血栓破砕術との組み合わせで治療する。

● 外科的治療

外科的治療は低血圧が持続する症例や血行動態が不安定であるが，血栓溶解療法が行えない症例などで検討される。肺塞栓症の循環虚脱は急速に発生するため多くはまず経皮的心肺補助装置（PCPS）によるサポートを要することが多く，積極的な循環補助下で手術を行うことになる。

Ｖ● 疾患別　診断法・治療法

● 下大静脈フィルター

　下大静脈フィルターは永久留置型と非永久留置型に二分される。下大静脈フィルターに関しては十分なエビデンスがないのが現状であるが，それぞれ現在の適応を 表6,7 に示す。近年一時留置型の回収型フィルターが多用されているが，フィルターの長期留置による合併症も知られるようになっており（血管損傷・穿孔，フィルターの移動・迷入，血栓症など），可能な限り不要となったフィルターは抜去することが望ましいとされている。

● 慢性血栓塞栓性肺高血圧症（CTEPH）

　器質化血栓により肺動脈が閉塞し，この肺循環動態の異常が6カ月以上固定したもので肺高血圧症の定義を満たしたものをCTEPHという。肺高血圧症臨床分類 表1 の第4群である。急性肺塞栓症からCTEPHへの移行率は0.1〜3.8％程度と報告されている。

　CTEPHの診断基準を 表8 に示す。

　治療としては唯一エビデンスが確認されているものとして外科的肺動脈血栓内膜摘除術がある。

　内科的治療としては低酸素血症に対する酸素療法，右心不全に対する利尿薬投与や強心薬治療のほか，ワルファリンによる（PT-INR1.5〜2.5）終生の抗凝固療法が勧められている。肺血管拡張薬に関しては肺動脈性肺高血圧症（PAH）に準じて投与する。末梢側の肺動脈が閉塞している症例や高齢，合併症などのために外科的治療の適応がないと判断された場合に経皮的な肺動脈バルーン拡張術（BPA）が行われている。治療アルゴリズムを 図5 に示す。

表6 永久留置型下大静脈フィルターの適応

Class I	静脈血栓塞栓症を有する症例のうち， ・抗凝固療法の禁忌例 ・抗凝固療法の合併症ないし副作用発現例 ・十分な抗凝固療法中の静脈血栓塞栓症再発例 ・抗凝固療法の維持不能例
Class IIa	静脈血栓塞栓症を有する症例のうち， ・骨盤腔内静脈・下大静脈領域の静脈血栓症 ・近位部の大きな浮遊静脈血栓症 ・血栓溶解療法ないし血栓摘除を行う肺血栓塞栓症 ・心肺機能予備能のない静脈血栓塞栓症 ・フィルター留置後の肺血栓塞栓症再発 ・抗凝固薬の合併症ハイリスク例（運動失調，頻繁な転倒など） ・血栓内膜摘除術を行う慢性肺血栓塞栓症
Class IIb	静脈血栓塞栓症を有しない症例で， ・静脈血栓塞栓症ハイリスクの外傷例 ・静脈血栓塞栓症ハイリスクの手術例 ・静脈血栓塞栓症ハイリスクの病態を有する例
Class III	・右心不全および深部静脈血栓がない抗凝固療法施行中の急性肺血栓塞栓症 ・抗凝固療法施行中の末梢性深部静脈血栓症
禁忌	大静脈へのアクセスルートがない例，フィルターを留置する部位がとれない例

※数週間以内でフィルターが不要になる病態には，非永久留置型下大静脈フィルターの使用も考慮される。

（日本循環器学会：肺塞栓症および深部静脈血栓症の診断，治療，予防に関するガイドライン（2009年改訂版）より引用）

表7 非永久留置型下大静脈フィルターの適応

Class I	なし
Class IIa	・永久留置型下大静脈フィルターの適応のうち，数週間の間，急性肺血栓塞栓症が予防できればよい病態
Class IIb	・回収可能型フィルターの永久留置
Class III	・右心不全および深部静脈血栓がない抗凝固療法施行中の急性肺血栓塞栓症 ・抗凝固療法施行中の末梢性深部静脈血栓症

※フィルターの永久留置は静脈血栓症を増加するため，回収可能型下大静脈フィルターは極力抜去することが勧められる。

（日本循環器学会：肺塞栓症および深部静脈血栓症の診断，治療，予防に関するガイドライン（2009年改訂版）より引用）

Ⅴ● 疾患別　診断法・治療法

表8　慢性血栓塞栓性肺高血圧症（CTEPH）の診断基準

慢性血栓塞栓性肺高血圧症は，器質化した血栓により肺動脈が慢性的に閉塞を起こし，肺高血圧症を合併し，臨床症状として労作時の息切れなどを強く認めるものである。本症の診断には，右心カテーテル検査による肺高血圧症の診断とともに，ほかの肺高血圧症をきたす疾患の除外診断が必要である

主要症状および臨床所見

① 労作時の息切れ
② 急性ености にみられる臨床症状（突然の呼吸困難，胸痛，失神など）が，以前に少なくとも1回以上認められている
③ 下肢深部静脈血栓症を疑わせる臨床症状（下肢の腫脹および疼痛）が以前に少なくとも1回以上認められている
④ 肺野にて肺血管性雑音が聴取される
⑤ 胸部聴診上，肺高血圧症を示唆する聴診所見の異常（Ⅱ音肺動脈成分の亢進，Ⅳ音，肺動脈弁弁口部の拡張期心雑音，三尖弁弁口部の収縮期心雑音のうち少なくとも1つ）がある

検査所見

① 右心カテーテル検査で
　1. 肺動脈圧の上昇（安静時の肺動脈平均圧が25mmHg以上，肺血管抵抗で240dyne・sec・cm^{-5}以上）
　2. 肺動脈楔入圧（左房圧）が正常（15mmHg以下）
② 肺換気・血流シンチグラム所見
　換気分布に異常のない区域性血流分布欠損（segmental defects）が血栓溶解療法または抗凝固療法施行後も6カ月以上不変あるいは不変と推測できる
　推測の場合には，6カ月後に不変の確認が必要である
③ 肺動脈造影所見
　慢性化した血栓による変化として，1.pouch defects 2.webs and bands 3.intimal irregularities 4.abrupt narrowing 5.complete obstructionの5つのうち少なくとも1つが証明される
④ 胸部造影CT所見
　造影CTにて，慢性化した血栓による変化として，1.mural defects 2.webs and bands 3.intimal irregularities 4.abrupt narrowing 5.complete obstructionの5つのうち少なくとも1つが証明される

認定基準

以下の項目をすべて満たすこと
① 新規申請時
　1）診断のための検査所見の右心カテーテル検査所見を満たすこと
　2）診断のための検査所見の肺換気・血流シンチグラム所見を満たすこと
　3）診断のための検査所見の肺動脈造影所見ないしは胸部造影CT所見を満たすこと
　4）除外すべき疾患のすべてを除外できること
② 更新時
　手術例と非手術例に大別をして更新をすること
　1）手術例
　　肺血栓内膜摘除術例においては，肺高血圧症の程度は改善していても，手術日の記載があり，更新時において肺換気・血流シンチグラム所見ないしは胸部造影CT所見のいずれかの所見を有すること
　2）非手術例
　　肺血管拡張療法などの治療により，肺高血圧症の程度は新規申請時よりは軽減もしくは正常値になっていても，内科的治療継続が必要な場合
　　a）参考とすべき検査所見の中の心臓エコー検査の所見を満たすこと
　　b）診断のための検査所見の肺換気・血流シンチグラム所見，胸部造影CT所見のいずれかを有すること
　　　なお，肺換気・血流シンチグラムないしは胸部造影CT検査は，新規申請時に使用した検査と同一のものでないこと
　　c）除外すべき疾患のすべてを除外できること

（日本循環器学会：肺高血圧症治療ガイドライン（2012年改訂版）より引用）

358

図5 慢性血栓塞栓性肺高血圧症(CTEPH)の治療アルゴリズム

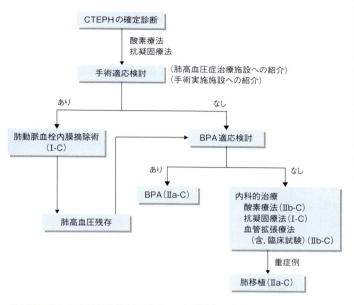

(日本循環器学会:肺高血圧症治療ガイドライン(2012年改訂版)より引用)

※Ⅰ,Ⅱa,ⅡbはそれぞれClass分類を示す。Cはレベルを示す。
CTEPH:慢性血栓塞栓性肺高血圧症
BPA:バルーン肺動脈形成術

V ● 疾患別　診断法・治療法

15 急性下肢虚血

◆ 疾患の概要

　急性下肢虚血（ALI）とは，なんらかの原因で下肢への血流が急激に減少し，下肢の生存性が脅かされる疾患である。迅速かつ的確な診断・治療を行わなければ，下肢を失うのみならず，生命の危機にも瀕しうるため，適切なマネージメントにつき十分習熟しておく必要がある。

◆ 急性下肢虚血はなぜ怖いのか

　突然に動脈が閉塞すると組織は急性虚血に陥り，虚血部位での嫌気代謝によって乳酸・ピルビン酸が産生される。次第に細胞破壊が起こると，カリウム・ミオグロビン・CPK・AST・ALT・LDHが細胞外に流出する。そのため，虚血範囲が広範である場合や虚血時間が長い場合には，虚血部位に多量の酸性物質や壊死物質が蓄積される。このような場合に時期を逸して血行再建を行うと，それらの物質が体循環へ流入して代謝性アシドーシス・高カリウム血症・尿細管障害が生じ，心停止・腎不全・呼吸不全など多臓器不全に至ることがある（筋代謝性腎症候群：MNMS）。この致死的な病態を防ぐためには，虚血肢の状態の正確な評価と適切な治療方針決定が欠かせない。

◆ 原因

　急性下肢虚血の原因は多岐にわたるが 表1 ，局所で血栓が形成されて動脈が閉塞する血栓症と，飛来した塞栓子によって動脈が閉塞する塞栓症とに大別される。血栓症は，動脈硬化の進展した動脈において起こることが多い。一方で塞栓症は健常な動脈においても起き，塞栓源としては，心房細動患者における左房内血栓や心筋梗塞患者における左室内血栓など心原性が多い。

表1 急性下肢虚血の原因

血栓症	塞栓症	外傷
動脈硬化 バイパスグラフト 　（自家静脈・人工血管） 末梢動脈瘤 　（特に膝窩動脈瘤） 膝窩動脈捕捉症候群 凝固異常 低流流状態 　（低左心機能・高度狭窄）	心原性 　心房細動 　僧帽弁狭窄症 　急性心筋梗塞 　心室瘤 　低左心機能 　人工弁 　感染性心内膜炎 　左房粘液腫 血管性 　大動脈瘤 　動脈硬化 奇異性塞栓	動脈損傷 医原性（シース挿入・カテーテル操作による内膜フラップ・動脈解離形成，止血デバイス関連など）

◆ 時間経過と組織への影響

　虚血肢の神経は4～6時間，筋肉は6～8時間，皮膚は8～12時間で不可逆変化を生じるといわれている。そこで，塞栓症や外傷による急性下肢虚血では，発症から6～8時間が血行再建のゴールデンタイムと考えられている。しかし，血栓症では，併存する動脈硬化性病変による慢性的虚血によって側副血行路が発達している場合があり，時間が経過していても組織の生存性が保たれていることもある。したがって，時間経過のみにとらわれずに，患肢の状態をしっかりと評価することが必要である。

◆ 診断

● 症状

　急性下肢虚血の症状としては，疼痛（pain）・蒼白（pallor）・脈拍消失（pulselessness）・冷感・変温性（poikilothermia）・感覚鈍麻（paresthesia）・運動麻痺（paralysis）の，いわゆる6Psが有名である。

● 病歴聴取のポイント

　塞栓症では症状が突然に発症することが多いが，血栓症では側副血行路の存在を反映して比較的緩慢に発症することが多い。自覚症状の出現のしかたは，急性下肢虚血の原因を示唆してくれるため詳細に聴取すべきである。発症前の間欠性跛行，心房細動や

V ● 疾患別　診断法・治療法

心筋梗塞の既往，末梢動脈に対するステント留置やバイパス手術の既往の有無も，原因の鑑別に有用な情報である。

● 注目すべき身体所見

視診では皮膚の色調，斑紋状チアノーゼの有無，潰瘍・壊死の有無をみる。触診では，疼痛部位，冷感の有無，浮腫・水疱の有無を確認する。また，触覚・温痛覚の評価，筋力評価，筋硬直の有無の評価を行う。患肢のみならず健常側の診察も同様に行い，左右差の有無に注目すると，異常所見を検出しやすい。動脈触知についても，両側の鼠径部（大腿動脈）・膝裏（膝窩動脈）・足背（足背動脈）・内踝（後脛骨動脈）の触知を確認する。触知不良・困難である場合にはドプラ血流計を用いて血流が検出されるかを確認する。健常側でも動脈触知が不良であれば，もともと動脈硬化性病変が潜在していることを示唆する大きなヒントになる。

● 検査
①血液検査

特に筋原性酵素（CPK・ミオグロビンなど），血清カリウム値，血清クレアチニン値，血液ガス分析（pH）に注目する。

②血管エコー

閉塞部位や範囲の同定，併存する動脈硬化性病変の評価に有用な非侵襲的検査法である。膝窩動脈瘤や膝窩動脈外膜嚢腫，膝窩動脈捕捉症候群など特殊な基礎疾患の存在を除外することもできる。

③造影CT・MRA
④下肢動脈造影

◆ 急性下肢虚血の重症度評価と治療計画

主に末梢動脈の血流がドプラ血流計で検出可能か否か，感覚低下や筋力低下があるかないかで虚血肢の重症度を評価する 表2 。ステージⅠ・Ⅱaについては血行再建まで時間的猶予があるため，画像診断やリスク評価を行ったうえで血行再建を行う。ステージⅡbの場合には血行再建を急ぐ必要があるため，画像診断を行うまでに時間を要する場合にはこだわりすぎるのは得策でない。ステージⅢについては救肢が不可能であるばかりか，再還流障害の

表2 急性下肢虚血の臨床分類

Stage		予後	所見		ドプラ信号	
			感覚消失	筋力低下	動脈	静脈
Ⅰ. 生存可能		即時に危機はなし	なし	なし	聴取可能	聴取可能
Ⅱ. 危機的	Ⅱa. 境界型	ただちに治療すれば救肢可能	（足趾に）軽度またはなし	なし	聴取不可能	聴取可能
	Ⅱb. 即時型	即時の血行再建により救肢可能	足趾以外にもあり安静時疼痛を伴う	軽度,中等度	聴取不可能	聴取可能
Ⅲ. 不可逆的		大量の組織欠損または恒久的な神経障害が不可避	重度,感覚消失	重度,麻痺（筋硬直）	聴取不可能	聴取不可能

リスクを高めるおそれがあり，血行再建の適応はない。下肢切断術を考慮すべきである。

◆ 治療
● 抗凝固療法

急性下肢虚血の診断がついたら，血栓の増大や虚血の進展を抑制するために，まずヘパリンを静注し，持続点滴静注を開始する。検査・治療計画を立てることに没頭してヘパリンの投与が遅れることは避けなければならない。

● 血管内治療
● カテーテル血栓溶解療法（CDT）

多数の側孔のついたカテーテルを閉塞部に留置し，直接局所に血栓溶解薬（組織プラスミノーゲン活性化因子（tPA）〔アルテプラーゼ（アクチバシン®，グルトパ®），モンテプラーゼ（クリアクター®）〕・〔ウロキナーゼ（ウロナーゼ®，ウロキナーゼ「ベネシス®」など）〕）を投与する。

V● 疾患別 診断法・治療法

● 経皮血栓吸引療法

壁厚が薄く内腔径の大きなカテーテルを用い，注射器で陰圧をかけて血栓を除去する。血管径の大きな下肢動脈において，冠動脈用の血栓吸引カテーテルの効果は十分でない。より管腔径の大きなシースやガイディングカテーテルを用いると，効率よく吸引することが可能となる。なお，末梢塞栓による事態の悪化・複雑化を予防する必要があり，末梢保護の併用を考慮すべきである。

● 経皮機械的血栓摘出術

特殊なカテーテルの先端で起こされた流体力学的な渦巻きで，血栓が捕捉・溶解・排出される。

● バルーン拡張術，ステント留置術

カテーテル血栓溶解療法や血栓吸引療法の後に，動脈硬化性狭窄・閉塞病変の存在が判明した場合，バルーン拡張術やステント留置術で追加治療を行う。

● 外科的治療

Fogartyカテーテルを用いたカテーテル血栓摘出術である。閉塞部が鼠径靭帯より近位である場合や，発症からある程度時間が経過している症例ではよい適応とされる。従来，脛骨動脈など末梢の細い血管については適さないと考えられていたが，ガイドワイヤーに沿わせてデリバリーできるタイプのFogartyカテーテルもあり，そのような末梢血管についても治療対象となることがある。

なお，外科的血栓摘出術を行う場合にも，少なくとも術後にはルーチンで下肢動脈造影を行い，残存血栓・併存する動脈硬化性疾患の評価，血管損傷の除外を行うべきである。造影なしのFogartyカテーテルは成績が悪いという認識を共有する必要がある。

❙ MPORTANT POINT

しばしば"血管内治療vs.外科治療"という議論がなされるが，多くの場合に双方の治療は相補的なものである。「どのようにすれば安全かつ迅速に血行再建することができるのか」という点が本質である。

● 急性下肢虚血に対するハイブリッド治療

　従来，Fogartyカテーテルを用いた外科的血栓塞栓除去術のエンドポイントは，血栓除去後の良好なバックフロー，末梢動脈触知の回復，下肢所見の改善などをもって決定されてきた。しかしながら，このような手技は，膝下動脈の不十分な血行再建，併存する動脈硬化性病変，合併症としての血管損傷を見逃すリスクをはらんでおり，治療血管の長期開存率や下肢救済率の悪化要因になると考えられる。

　近年，外科的血栓塞栓除去術を施行後に下肢動脈の確認造影を行い，必要であれば血管内治療を追加するハイブリッド治療の有効性が報告されている[1]。予後不良な疾患である急性下肢虚血患者を救うためには，血管外科医と循環器内科医の緊密な連携が不可欠なのである。

◇参考文献

1) de Donato G, Setacci F, Sirignano P, et al：The combination of surgical embolectomy and endovascular techniques may improve outcomes of patients with acute lower limb ischemia. J Vasc Surg 59：729-36, 2014.

Ⅴ ● 疾患別　診断法・治療法

16　下肢静脈瘤

◆ 概要

●静脈瘤とは静脈が拡張，蛇行している病態であり，静脈弁機能不全による一次性静脈瘤や深部静脈血栓による二次性静脈瘤がある。

●無症状患者も多いため，"静脈瘤"という病気は軽視されがちである。しかしいったん症状が重篤化すると，うっ滞性皮膚炎，潰瘍を生じ，治療に難渋することがある。

●症状，診断，検査によって下肢静脈瘤を系統的に分類する方法として，CEAP分類がある。CEAP分類に基づき，病態の把握をし，専門医に紹介することが重要である（C：clinical manifestations，E：etiologic factors，A：anatomic distribution of disease，P：pathophysiologic findings）表1。

●"静脈瘤＝弾性ストッキング"と思われがちであるが，無症状や軽症状においては，弾性ストッキングは不要なことが多い。必要性については十分に検討し，ストッキングを使用する場合はいつまで使用継続するかを患者に伝え，その必要性を周知させることが重要。

◆ 解剖　図1, 2

●下肢静脈の種類を図2に示す。深部静脈，表在静脈（大伏在静脈・小伏在静脈），深部静脈と表在静脈をつないでいる静脈は穿通枝という。穿通枝（交通枝ともよばれる）にはDodd穿通枝，Boyd穿通枝，Cockett穿通枝がある。

●静脈瘤ができるのは，表在静脈に多い。

表1 CEAPの臨床分類と病因分類

臨床分類（clinical classification）

C0：視診・触診で静脈瘤なし
C1：クモの巣状（径1mm以下）あるいは網目状静脈瘤（径3mm以下の静脈瘤）
C2：静脈瘤（立位で径3mm以上の静脈瘤）
C3：浮腫
C4：皮膚病変（C4a：色素沈着・湿疹，C4b：脂肪皮膚硬化・白色萎縮）
C5：潰瘍の既往
C6：活動性潰瘍

病因分類（etiological classification）

Ec：先天性静脈瘤
Ep：一時性静脈瘤
Es：二次性静脈瘤
En：病因静脈瘤

(Ekilöf B, Rutherford RB, Bergan JJ, et al：Revision of the CEAP classification for chronic venous disorders: consensus statement. J Vasc Surg 40：1248-1252, 2004より引用)

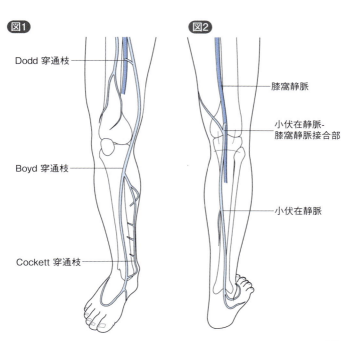

V● 疾患別　診断法・治療法

◆ 病態分類 表3

表3　分類

分類	原因
一次性静脈瘤	静脈弁機能不全
二次性静脈瘤	深部静脈血栓症による静脈血還流障害
先天性下肢静脈瘤	動静脈瘻による静脈瘤

一次性静脈瘤の分類	特徴
大伏在型静脈瘤	大伏在-大腿静脈接合部直下の大伏在静脈弁不全による静脈の拡張
小伏在型静脈瘤	下腿後面の小伏在静脈の拡張や分枝静脈の拡張
側枝静脈瘤	伏在静脈以外の表在静脈が拡張・蛇行
網目状静脈瘤	径2～3mmの静脈が青く網目状に生じる
クモの巣状静脈瘤	径1mm以下の細かい紫紅色静脈が生じる

◆ 症状

● 静脈瘤の自覚症状。下肢の鈍重感，易疲労感，熱感，緊満感，浮腫，夜間の筋肉けいれん。進行すると出血や色素沈着，さらには湿疹，うっ滞性皮膚炎から難治性皮膚潰瘍を生じる。

● 特徴的な表現として，"午後にふくらはぎがだるくなる"，"以前は，よく足がつった"，静脈瘤を指して"ピリピリした痛みがある"。

● 下腿潰瘍を生じて皮膚科を初診することがある。
　下腿潰瘍の鑑別診断：深部静脈血栓症，虚血性潰瘍（閉塞性動脈硬化症，Buerger病），糖尿病性潰瘍，Livedo血管炎。

● うっ滞性皮膚炎は，"色素沈着"，"脂肪皮膚硬化症"，"湿疹"のいずれかを特徴として，重篤化すると治療に難渋するため，早期に静脈瘤治療を検討する。

◆ 検査 表4

表4 検査

理学検査	Trendelenburg test	大，小伏在静脈および穿通枝の弁機能を評価
	Perthes test	深部静脈の開存と穿通枝の弁機能を評価
非侵襲的検査	ドプラ聴診検査	大小伏在静脈の逆流の有無をドプラ音で評価
	下肢カラードプラエコー検査	表在静脈のみならず，穿通枝不全の有無や深部静脈の状況も詳細に検索可能
	下腿静脈脈波検査	下腿の容積（ふくらみ）変化を測定し，静脈還流機能を評価
侵襲的検査	下肢静脈造影検査	大腿静脈系の形態学的変化と弁機能評価
	造影CT検査	深部静脈の状態を把握し，二次性静脈瘤の評価
	MRI静脈撮影	静脈のみを描出させ，静脈の形態を詳細に評価可

●理学検査は，いずれも弁機能評価のみで弁機能不全部の詳細な同定はできない。
●現在の主流な検査は，下肢カラードプラエコー検査である。

◆ 治療方法
●静脈瘤の治療決定は患者要望を十分に反映させる。
●潰瘍・うっ滞性皮膚炎の場合には，皮膚治療のみならず，静脈瘤の治療介入をしなければ再発する。
●静脈瘤治療方法には，圧迫療法，外科療法〔高位結紮，静脈抜去（以下ストリッピング），穿通枝の結紮〕，血管内治療法（ラジオ波やエンドレーザー法），硬化療法がある。

● 圧迫療法
●圧迫圧の指標。足関節部の圧迫圧による最適な治療圧を把握する。治療に最適なストッキングを選択する。
　20mmHg未満（弱圧）：深部静脈血栓症予防
　20〜30mmHg（弱中圧）：軽度静脈瘤

Ⅴ ● 疾患別　診断法・治療法

30〜40mmHg（中圧）：下肢静脈瘤術後（硬化療法術後含）

40〜50mmHg（強圧）：下腿潰瘍を伴う下肢静脈瘤，DVT後遺症，
　　　　　　　　　　　リンパ浮腫

50mmHg以上：高度リンパ浮腫

● 外科治療

高位結紮：大，小伏在静脈が深部静脈へ流入する合流部分で伏
　　　　　　在静脈を結紮切離する。

ストリッピング：高位結紮術を併施して，ストリッピングワイ
　　　　　　　　　　ヤを用いて静脈瘤を抜去する。

不全穿通枝の処理：不全穿通枝を筋膜レベルで結紮，切離する。

外科療法のなかで再発が少ないのは，ストリッピングである。

● 高位結紮およびストリッピング手術適応

①大小伏在静脈のほぼ全長に静脈瘤

②表在性静脈炎の反復する静脈瘤

③下肢うっ血に伴う愁訴の強いもの

④うっ滞性皮膚炎を合併しているもの

⑤潰瘍合併症例は，保存療法で病状軽快させ手術を行う

● ストリッピング，高位結紮手術における禁忌項目

①全身に重篤な合併症を有する場合

②深部静脈閉塞

③動脈血行障害のある患肢

④経口避妊薬服用例

⑤重篤な皮膚感染症の存在

⑥出血傾向妊娠中の静脈瘤は産後に軽快または消失することが
　多いので保存療法で経過観察とする

● 血管内治療法

　ストリッピング治療に比し，低侵襲である。ラジオ波やエンド
レーザー法（血管内レーザー）にて静脈瘤壁に熱変化を加えるこ
とで内腔を癒着閉塞させる。2011年レーザー治療（波長980nm）が
保険適用され，現在自費診療と保険診療のレーザー治療がある。
2014年には波長1,470nmレーザーも保険適応となった。

硬化療法

●硬化療法とは，硬化剤の静脈瘤内への注入により血管内皮を傷害させ，血栓閉塞・線維化・退縮を引き起こし，その結果として静脈瘤の器質化・消失を起こすことである。現在，硬化剤としてはポリドカノール（ポリドカスクレロール®）を用いる。

●本法の適応は，手術適応とならないものや術後の遺残静脈瘤，皮下細小静脈の拡張病変部。

●手技が容易かつ効果的で，外来治療が可能である。3週間程度の圧迫療法が必要。ストリッピング手術との併用・高位結紮との併用により再発を減らすことができる。

深部静脈弁形成術

静脈うっ滞性下肢病変のなかで，深部静脈弁輪部拡大による弁逆流に対して深部静脈弁形成術がある。術式には，internal法，external法がある。

internal法：深部静脈を切開して弁を直視下に形成する。
external法：静脈を開けずに外から弁胴部を形成し弁逆流を制御する。

◆ 再発とその他

●再発は，残存分枝血管による静脈瘤が再発する場合，手術刺激による新生血管が静脈瘤を形成する場合がある。

●先天性下肢静脈瘤，母斑，患肢肥大を三主徴とする先天性静脈形成異常に加え，動静脈瘻があるものがKlippel-Trenaunay syndromeである。弁不全ではなく，血管腫であるため，高位結紮術・ストリッピングは，効果なし。病状初期は硬化療法，静脈瘤増大時には広範囲静脈切除が必要。

17 先天性心疾患

◆ 現在の成人先天性心疾患の頻度・概要

新生児に占める先天性心疾患患者の割合は約1%とされており,毎年約10,000人の新規患児が出生している。近年は外科治療,内科管理ともに進歩したため,乳児期を過ぎた心疾患患児の90%以上が成人になっている。2007年には成人先天性心疾患患者は400,000人を超え,そのうち約1/3が綿密な経過観察を要する中等症以上である。

チアノーゼ性心疾患や治療を要する疾患の多くは小児期に指摘,診断,治療をなされており,成人の循環器診療のなかで検査・診断から行う先天性心疾患は頻度の高い疾患に限られている。最も多い疾患は心房中隔欠損症であり,次に短絡量が少なく小児期に発見されなかった心室中隔欠損症や動脈管開存症が続く。

◆ 心房中隔欠損症(ASD)

● 頻度と解剖

ASDは心房中隔の領域を問わない孤立性または多発性の欠損であり,先天性心疾患の約10%を占める。そのうち約75%が二次孔欠損心房中隔欠損である。約2:1の割合で女性が多い。

解剖学的分類は図1に示すとおりである。

図1 ASDおよびVSDの解剖学的分類

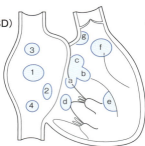

心房中隔欠損症(ASD)
1:二次孔欠損
 (約75%)
2:一次孔欠損
 (15〜20%)
3:静脈洞型
 (5〜10%)
4:冠静脈洞型
 (1%以下)

心室中隔欠損症(VSD)
a:膜性部流入部
b:膜性部肉柱部
c:膜性部流出部
d:筋性部流入部
e:筋性部肉柱部
f:筋性部流出部
g:肺動脈弁下部

症状

息切れや疲れやすさ，倦怠感，浮腫などの心不全症状のほか，不整脈や塞栓症などの合併症による症状。年齢とともに左室のコンプライアンスが上昇すると左–右シャントが増大し，また20歳代過ぎから肺血管病変も進行するため30～40歳代以降に症状が出現する。無症状の症例では健診や他疾患での受診時に発見される場合も多い。

身体所見

聴診所見では左右短絡量が中等症以上になると相対的肺動脈狭窄による駆出性雑音とⅡ音の固定制分裂を聴取する。短絡量の増加のため，相対的三尖弁狭窄を生じた場合は胸骨左縁下部で拡張期ランブルを聴取する。

検査

心電図・胸部X線

成人期では心房細動や心房粗動がきっかけで発見されることもある。右軸偏位，右脚ブロックやその他の右室負荷所見。胸部X線では右心容量負荷を反映して心胸郭比の拡大，左肺動脈の拡張による左第2弓の拡大も認める。

心エコー

経胸壁エコーで短絡血流の直接同定を行い診断する。右心系の拡大や右室の拡張期容量負荷による心室中隔の奇異性運動を判定する。三尖弁逆流からドプラ法による右室・右房圧格差を推定する。またパルスドプラ法を用いて肺体血流比を測定することができる。

心房中隔付近の十分な画像が得られないときは経食道心エコーで観察を行う。経食道心エコーでは欠損孔の部位や大きさ，短絡方向などの正確な評価のほか，肺静脈還流異常などの合併奇形の検索も行う。

経皮的デバイス治療のためには欠損孔辺縁の評価も必須である。

V● 疾患別　診断法・治療法

● CT・MRI

　CTでは欠損孔の評価のほか，部分肺静脈還流異常などの合併奇形の検索に優れ，また成人期では同時に冠動脈の評価を行えることにも有用である。

　MRIの空間分解能はCTに劣るものの右室駆出率や拡張末期容積などの右心機能評価を行うことが可能である。

● 心臓カテーテル検査

　右心カテーテルにより肺血管抵抗の評価を行い，肺高血圧の有無を確認する。高度の肺高血圧が存在する場合は純酸素投与やアデノシンなどの血管拡張薬投与により肺血管病変の可逆性も評価する。心内各部の酸素飽和度から，短絡血流量や肺体血流量比（Qp/Qs）の測定を行い，また他の短絡部位が見落とされていないか確認する（特に部分肺静脈還流異常）。また成人期では冠動脈疾患合併の有無の確認も重要である。

● 治療適応と治療法

　心房中隔欠損症の治療適応は議論のあるところである。エコーで5mm以上の欠損孔がある場合やカテーテル検査でQp/Qs＞1.5で閉鎖治療を検討する。加えて有症状である場合，60歳以上でQp/Qs＞2.0の場合，右室圧上昇（＞40mmHg）を認める場合や奇異性塞栓を発症した場合も治療を考慮する。

　Eisenmenger症候群化した症例に対しては通常の心不全治療とともに肺高血圧症に対しては 表1 に示す先天性心疾患に伴う肺動脈性肺高血圧症患者の治療指針に則って治療する。

● カテーテルによるデバイス閉鎖術

　欠損孔の閉鎖術を行う場合，径が38mm未満である二次孔欠損でかつ前縁を除く欠損孔周囲に5mm以上のマージンがある症例ではカテーテルによるデバイス閉鎖術を考慮する 図2 。

表1　先天性心疾患に伴う肺動脈性肺高血圧症の内科的治療指針

1. 内科治療

先天性心疾患に伴うPHの治療は特発性肺動脈性肺高血圧症の治療と同様に，酸素療法と薬物療法を組み合わせて行う。

NYHA Ⅱ度以下では経口薬にて管理することが可能である。

1) 慢性期の治療（NYHA Ⅰ～Ⅱ度）

Class Ⅰ

　a. 在宅酸素療法（鼻カニューラにて1～4l／分）（Level B）
　b. 抗凝固，抗血小板療法（Level B）
　　　ワルファリンPT INR　1.5～2.0で維持
　　　ジピリダモール2～4mg/kg/日
　c. 強心薬（Level B）
　　　ジゴキシン
　d. 利尿薬（Level B）
　　　フロセミド，スピロノラクトン など

Class Ⅱa

　e. 経口血管拡張薬（Level B）
　　　ベラプロスト　60～180μg/日
　　　ボセンタン　125～250mg/日
　　　シルデナフィル　25～100mg/日 など

2) 心不全増悪期の治療（NYHA Ⅲ～Ⅳ度）

Class Ⅰ

　a. 酸素吸入（Level B）
　b. カテコラミン，ホスホジエステラーゼ（PDE）Ⅲ阻害薬（Level B）

Class Ⅱa

　c. プロスタサイクリン（PGI2）の持続静注療法（Level B）
　d. 一酸化窒素（NO）吸入（Level C）

（日本循環器学会：成人先天性心疾患診療ガイドライン（2011年改訂版）より引用）

V ● 疾患別 診断法・治療法

図2 心房中隔欠損症（ASD）の診断から治療までのフローチャート

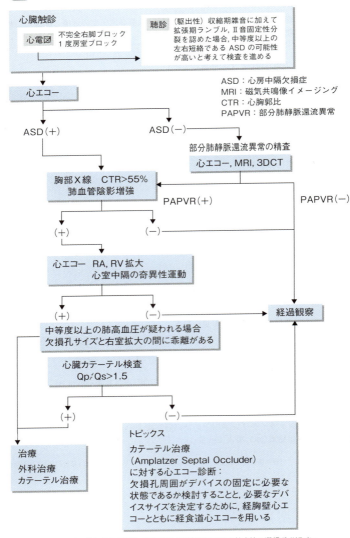

(日本循環器学会：先天性心疾患の診断, 病態把握, 治療選択のための検査法の選択ガイドライン (JCS2009)より引用)

◆ 心室中隔欠損症（VSD）

● 頻度と解剖

　VSDは先天性心疾患のなかで最も頻度が高く約30%を占める。欠損孔の位置は解剖学的に膜性部，筋性部および肺動脈弁下部に分類される**図1**。肺動脈弁下部欠損は東洋人に多く，近接する大動脈弁の逸脱と変形により閉鎖不全をきたすことがある。近年，症状を伴う中～大欠損は乳幼児期に開心術を施行されていることがほとんどであり，成人期の問題は指摘されていなかった小欠損心室中隔欠損と合併する感染性心内膜炎や大動脈弁逆流，Valsalva洞動脈瘤破裂である。

● 症状

　成人期に心雑音などで発見されるVSDは小欠損で無症状のことが多い。そのほか感染性心内膜炎など合併症に伴う症状は多彩である。

● 身体所見

　聴診所見では心室中隔欠損に伴う汎収縮期雑音が聴取され，胸骨左縁第3‐4肋間が最強である。肺動脈下部欠損では最強点が1肋間ほど高くなる。大動脈弁閉鎖不全を合併する場合は動脈管開存とは異なり連続性雑音ではなく，汎収縮期と胸骨左縁中部から下部に拡張早期雑音を聴取する。

● 検査

● 心電図・胸部X線

　VSDに特異な所見はないが心電図では左室負荷に伴い左室肥大所見を認め，また左房負荷性P波を伴うことも少なくない。また肺高血圧の進行に伴い右軸偏位や右室肥大所見を認める。膜性部中隔瘤を伴う場合，上室頻拍や房室結節性調律や房室ブロックを認めることがある。

　小欠損孔では胸部X線上は異常を認めないことが多い。中等度以上では左室拡大や肺動脈突出，肺血管陰影増強を認める。さらに肺高血圧が進行すると左室拡大は減弱し，肺血管陰影も減少する。

V ● 疾患別　診断法・治療法

● **心エコー**

短絡血流の直接同定を行い，欠損孔の部位，個数，大きさ，シャントの方向などを判定する。右室圧や肺動脈圧の推定，左心系の容量負荷の程度の評価，左心系の拡大に伴う僧帽弁逆流の有無や大動脈弁の逸脱・逆流の有無などを判定する。心尖方向の筋性部欠損は見落とされやすいため注意を要する。

エコーでの肺体血流比の測定は確定的なものではないが，エコーで有意な病態を示唆する所見があればカテーテルでの評価を行う。

経食道心エコーはVSDの場合はエコーウィンドウの悪い患者で有用である。

● **心臓カテーテル検査**

心内各部位の酸素飽和度と圧を測定する。酸素飽和度は右心室から肺動脈でステップアップし，左室造影では肺動脈が造影されることで診断される。肺体血流比，短絡量を測定し，肺動脈圧の測定値などから治療方針を決定する。高度肺高血圧の場合は肺血管病変の反応性を確認する。

● **治療適応と治療法**

エコーで5mm以上の欠損孔がある場合や左室拡大，右室圧の上昇所見があれば外科的治療を検討する。カテーテル検査の結果よりQp/Qs＞1.5で手術を検討し，それ以下では通常手術適応はない。Qp/Qs＞2.0の場合は通常手術適応となる。高度肺高血圧の場合は肺血管床の反応性があれば外科治療を考慮する。

Eisenmenger化した際は心房中隔欠損症（ASD）の項と同様である **図3**。

図3 VSDの診断から治療までのフローチャート

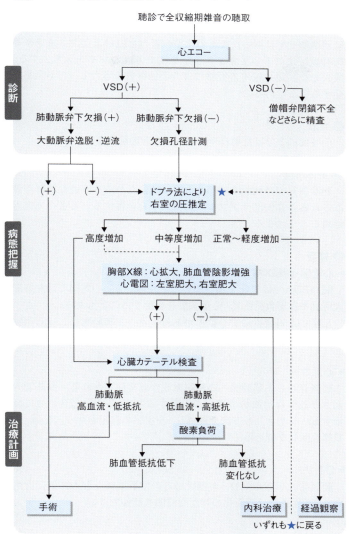

(日本循環器学会:先天性心疾患の診断,病態把握,治療選択のための検査法の選択ガイドライン (JCS2009)より引用)

V● 疾患別　診断法・治療法

◆ 動脈管開存（PDA）

● 解剖

　胎生期に主肺動脈から下行大動脈に血液を流す経路である動脈管が閉鎖せずに開いたままの状態のものをPDAとよぶ。太さや体肺動脈圧比によってさまざまな程度や方向のシャントを生ずる。成人では長期持続する短絡により心筋障害をきたし，心不全を発症することもある。

● 症状

　中等度以上では息切れや易疲労感などの症状を呈する。

● 身体所見

　聴診所見では胸骨左縁第2肋間に最強点がある連続性雑音が聴取される。心尖部ランブルや肺高血圧を合併するとⅡ音の亢進も認めるようになる。

● 検査

● 心電図・胸部X線

　細いPDAでは異常を示さないことが多いが，心電図では左室肥大所見や左房負荷所見，心房細動を合併することもある。

　X線では50歳以降で心拡大が進行する。主肺動脈はしばしば拡張しており，動脈管部に石灰化を認めることがある。

● 心エコー

　動脈管から主肺動脈への短絡血流が直接同定される。動脈管の太さと長さは治療法の選択に影響するためCTなどと合わせて評価する。シャントの方向を確認し，右室圧の推定も行う。左房，左室拡大所見を認める。

● CT

　動脈管の形態や気管，大動脈弓との位置関係などの評価に有用である。手術時は石灰化の程度や範囲も評価できる。

● 心臓カテーテル検査

カテーテル治療を前提とした際や肺動脈圧の評価を行う際に施行する。造影では大動脈造影で動脈管から肺動脈が造影されるが，現在はCTが発達して形態的評価には優れる。酸素飽和度から短絡量を算出するが，左右の肺動脈で血流量が異なり，正確な算出は難しい。

● 閉鎖術の適応と治療法

左室容量負荷所見を認めるもの，左右短絡が有意で肺高血圧を伴う症例は治療適応である。無症候の小さいPDAでは心内膜炎の予防効果と治療のリスクを勘案して決定する。治療法の選択は他のリスクを考慮して，PDA単独ではまず経カテーテル的閉鎖を考慮する。2mm未満ではコイル塞栓が可能であり，それ以上では現在はAmplatzer duct occluderによる閉鎖が行われている。他の疾患との合併手術時や動脈管瘤などでカテーテル治療が困難な際は外科的閉鎖術の適応となる。

V ● 疾患別　診断法・治療法

18 心臓リハビリテーション

◆ 目的

"リハビリテーション"とは"re-habilis(re=再び, habilis=get fit)"を語源にもつ。その目的は, 心疾患を保有する患者が心疾患のリスクを是正しながら, 再び自立して自分らしい生活を送れるように手助けすることである。医学的な評価のもとに適切な運動処方, 教育およびカウンセリングからなる多職種による包括的医療介入である図1。ここではその中でも中心的役割を果たす運動療法の実践について述べる。

図1 心大血管リハビリテーションの包括的医療介入

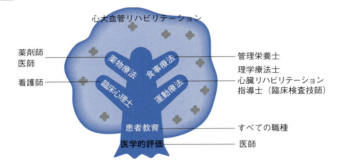

◆ 運動療法の適応

- **心大血管疾患リハビリテーション料算定で認められているもの (150日以内, 必要があれば延長可能)**
  - 急性心筋梗塞, 狭心症
  - 開心術後, 大血管疾患(大動脈解離, 解離性大動脈瘤, 大血管術後)
  - 慢性心不全[脳性ナトリウム利尿ペプチド(BNP)≧80 pg/mL, 左室駆出率(LVEF)≦40%, 最大酸素摂取量≦基準値の80%のいずれか満たす]
  - 末梢動脈閉塞性疾患(間欠性跛行あり)

- **心臓リハビリテーションとして健康保険で認められていないが効果があるもの**
  - ・脂質異常症，高血圧，糖尿病，肥満
  - ・慢性腎臓病（CKD）
  - ・心房細動のレートコントロール

◆ 運動療法の効果

運動療法の効果は主に **表1** に示すとおり，非常に多岐にわたるpleiotropic effectがある。PCIが局所の血管を治療するのに対し，

表1 運動療法の効果

項目	内容
運動耐容能	最高酸素摂取量増加，嫌気性代謝閾値増加
症状	心筋虚血閾値上昇による狭心症症状の軽減 同一労作時の心不全症状の軽減
呼吸	最大下同一負荷強度での換気量減少 呼吸中枢 CO_2 感受性改善
心臓	最大下同一負荷強度での心拍数減少 最大下同一負荷強度での心仕事量（二重積）減少 左室リモデリングの抑制 左室拡張機能改善 心筋代謝改善
冠動脈	冠狭窄病変の進展抑制 心筋還流の改善 冠動脈血管内皮依存性，非依存性拡張反応の改善
中心循環	最大動静脈酸素較差の増大
末梢循環	安静時，運動時の総末梢血管抵抗減少
末梢動脈	血管内皮機能の改善
炎症性指標	C反応性蛋白（CRP），炎症性サイトカインの減少
骨格筋	ミトコンドリアの増加 骨格筋参加酵素活性の増大 骨格筋毛細血管密度の増加 II型からI型への筋線維型の変換
冠危険因子	収縮期血圧の低下 高比重リポ蛋白（HDL）コレステロール増加，中性脂肪減少
自律神経	交感神経緊張の低下 副交感神経緊張亢進 圧受容体反射感受性の改善
血液	血小板凝集能低下 血液凝固能低下
予後	冠動脈性事故発生率の減少 心不全増悪による入院の減少 生命予後の改善（全死亡，心臓死の減少）

（日本循環器学会，ほか：心血管疾患におけるリハビリテーションに関するガイドライン（2012年改訂版）より改変引用）

V● 疾患別　診断法・治療法

リハビリテーションは血管全体，全身に作用し改善させるものである。

◆ 運動処方の仕方

①リハビリ開始時（心肺運動負荷試験未施行）：安静時心拍数＋20
②Karvonen式：処方心拍数＝（最大心拍数※－安静時心拍数）×k
　＋安静時心拍数
　※：運動負荷未施行では220－年齢を用いる
おおよそk＝0.4－0.6を用いる。状態により適宜増減
③Borg scale 表2：12〜14で調節
④嫌気性代謝閾値（AT）レベルの心拍数，運動強度

　徐脈作用を有する薬剤（β遮断薬，Ca拮抗薬，ジギタリスなど）を内服している場合には目標心拍数を調整する必要がある。例えばkを少なめにするなど。

● 心肺運動負荷試験（CPX）

　リハビリを行う際には，可能であれば心肺運動負荷試験を行っ

表2　Borg scale（自覚的運動強度）

20		
19	非常にきつい（exhausted）	
18		
17	かなりきつい（very hard）	RCP
16		
15	きつい（hard）	
14		
13	ややきつい（somewhat hard）	AT レベル
12		
11	楽（fairly light）	
10		
9	かなり楽（very light）	
8		
7	非常に楽（very, very light）	
6		安静時

（日本循環器学会，ほか：心血管疾患におけるリハビリテーションに関するガイドライン（2012年改訂版）より改変引用）

ておくのが望ましい。なぜなら，運動負荷中の虚血や不整脈，血圧心拍反応に関する情報が前もって得られることと，リハビリ強度の目安になるAT（嫌気性代謝閾値）が求められるからである。ATを基準にした運動強度は，長時間持続することが可能で，運動強度の増加に対する心収縮能の応答も保たれ，アシドーシスも生じず安全に運動療法を行うことができる（CPXによるAT決定法などは成書参照）。

◆ 運動の頻度と時間

1回30〜60分の有酸素運動（あるいは＋レジスタンス運動）を週3回以上行うことが推奨されている。1回あたりの時間を15分×2回など分けてもかまわない。週2回では効果がない。

ウォーミングアップ5〜10分，本運動（有酸素運動，レジスタンス運動）30〜60分，クールダウン5〜10分の順に行う。ウォーミングアップとクールダウンを省いてはならない。水分補給も大切であり，運動後にはコップ一杯程度の水分補給を行う。

◆ 運動の種類

有酸素運動：ウォーキング，トレッドミルでのウォーキング，固定型自転車，水中ウォーキング，水泳

レジスタンス運動：上肢，下肢，体幹の大筋群を使う運動を数種類　1セット8〜15回，2〜4セット，週2〜3日で行う。強度は1RM（repetition maximum）の30〜60％程度 **表3**

表3　心筋梗塞，開胸術後レジスタンストレーニング*の参加基準

1. 心筋梗塞あるいは開胸術後5週以上経過後，うち4週間は監視型運動療法に参加していること

2. PCIから3週経過後，うち2週間の監視型運動療法に参加していること

3. 以下の状態がないこと
   - 急性心不全
   - コントロールされない不整脈
   - 重度弁膜症
   - コントロール収縮期血圧（SBP）＞160あるいは拡張期血圧（DBP）＞100の場合は適切な加療のもとに行うこと
   - 不安定な症状

* 1RMの50％以上で行うもの（AACVPRガイドライン）

Ⅴ● 疾患別　診断法・治療法

◆ 運動療法の禁忌（運動負荷試験の禁忌と同じ）

　日本循環器学会「心血管疾患におけるリハビリテーションに関するガイドライン（2012年改訂版）」を参考にして示す。

絶対禁忌	1. ＊2日以内の急性心筋梗塞 2. 内科治療により安定していない不安定狭心症 3. 自覚症状または血行動態異常の原因となるコントロール不良の不整脈 4. 症候性の高度大動脈狭窄症 5. コントロール不良の症候性心不全 6. 急性の肺塞栓または肺梗塞 7. 急性の心筋炎または心膜炎 8. 急性大動脈解離 9. 意志疎通の行えない精神疾患
相対禁忌	1. 左冠動脈主幹部の狭窄 2. 中等度の狭窄性弁膜症 3. 電解質異常 4. 重症高血圧（SBP＞200mmHg and/or DBP＞110mmHg） 5. 頻脈性不整脈または徐脈性不整脈 6. 肥大型心筋症またはその他の流出路狭窄 7. 運動負荷が十分行えないような精神的または身体的障害 8. 高度房室ブロック

＊非ST上昇型心筋梗塞（STEMI）患者で再還流されており，繰り返す虚血性胸部症状や心不全症状，重篤な不整脈がない場合，入院早期（12時間〜）のベッド上安静の解除が推奨される。

◆ 運動負荷の中止基準（＝運動療法の中止基準）

　日本循環器学会「心血管疾患におけるリハビリテーションに関するガイドライン（2012年改訂版）」を参考にして示す。

1. 症状	狭心痛, 呼吸困難, 失神, めまい, ふらつき, 下肢疼痛（跛行）
2. 徴候	チアノーゼ, 顔面蒼白, 冷汗, 運動失調
3. 血圧	収縮期血圧の上昇不良ないし進行性低下, 異常な血圧上昇（225mmHg以上）
4. 心電図	明らかな虚血性ST-T変化, 調律異常（著明な頻脈ないし徐脈, 心室頻拍, 頻発する不整脈, 心房細動, R on T, 心室期外収縮など）, Ⅱ〜Ⅲ度の房室ブロック

◆ 急性心筋梗塞に対するリハビリテーション

心臓血管研究所付属病院での急性心筋梗塞（AMI）に対するリハビリの進行は**図2**のようである。

図2 心筋梗塞リハビリテーション指示書

心筋梗塞リハビリテーション指示書

ID：＿＿＿＿＿＿　患者名＿＿＿＿＿＿＿＿＿＿　発症日　20　年　　　　月　　　　日

stage	Ⅰ	Ⅱ	Ⅲ	Ⅳ	Ⅴ
病日（目安）	2	3〜4	5	6〜7	8〜
日付	／	／	／	／	／
負荷試験	立位・足踏み	病室内歩行	80m歩行	200m歩行	階段昇降
負荷試験時主治医立ち会い	要・不要	要・不要	要・不要	要・不要	要・不要
リハビリ場所	ICU	ICU/病棟	病棟	リハビリ室	
リハビリ		病室内歩行	病棟廊下	エルゴメータ	
排泄・安静度	ポータブルトイレ	室内トイレ	病棟内フリー	院内フリー	
入浴	清拭	清拭、部分介助	自立清拭	シャワー	入浴可
特別検査			（　　）頚動脈エコー（　　）ABI/PWV	（　　）CPX	
教育		パンフレット	（　　）栄養指導	服薬指導	退院前運動指導
実施者サイン					
クリア確認Dr					

プログラム適応基準

（　）心不全：Killip分類Ⅰ
（　）梗塞範囲：max CPK 3000IU/l以下
（　）不整脈：3連発以上の心室性不整脈なし
（　）虚血：高度狭窄による残存狭窄なし
＊基本的にすべてクリアしたものをプログラム適応とする。

負荷テスト　クリア基準

・収縮期血圧30mmHg以上の上昇がない。
・収縮期血圧20mmHg以上の低下がない。
・安静時心拍数が120bpm以上の増加がない。
・運動中心拍数が20bpm以上の増加がない。
・虚血性ST変化がない
・重篤な不整脈発作がない

V ● 疾患別　診断法・治療法

　基本的にPCI後の安静解除後，クレアチンキナーゼ(CK)値が
ピークアウトしてからリハビリを開始する。

　プログラムの適応基準や進行速度については個々の症例の状態
を把握しながら，適宜柔軟に進めるべきである。**図2**中のステップ
アップ基準(負荷テストクリア基準)は独自のものであるため，以
下に日本循環器学会「心血管疾患におけるリハビリテーションに
関するガイドライン(2012年改訂版)」より急性心筋梗塞急性期リ
ハビリのステップアップ判定基準を抜粋する。

● 急性心筋梗塞に対する急性期リハビリテーション負荷試験の判定基準

1. 胸痛，呼吸困難，動悸などの自覚症状が出現しないこと。
2. 心拍数が120bpm異常にならないこと，または40bpm以上増加しないこと。
3. 危険な不整脈が出現しないこと。
4. 心電図上1mm以上の虚血性ST低下，または著明なST上昇がないこと。
5. 室内トイレ使用時までは20mmHg以上の収縮期血圧上昇・低下がないこと
　(ただし2週間以上経過した場合は血圧に関する基準は設けない)。

　負荷試験に不合格の場合は，(薬物追加などの対策を実施したのち)翌日に再度同じ
　負荷試験を行う。

◆ 心不全に対する心臓リハビリテーションプログラム

● 急性心不全

　心臓血管研究所付属病院では，急性・慢性心不全に対してもでき
るだけ早期から理学療法・運動療法を取り入れ，他職種による患者
教育プログラムを実施している。原則として，肺うっ血や低心拍
出症候群のために安静時にも症状がある場合では介入はできない
が，静注薬投与中でも安静時の症状がなく，数日間の経過で安定
しているようであれば関節拘縮，筋萎縮予防のため他動的屈伸運
動をはじめ，床上でゴムボールを使用したトレーニングやチュー
ブを用いての低強度のレジスタンストレーニングや座位，立位訓
練などを行う。施行前には循環器内科医による運動療法が可能な
状態であるか評価がなされるべきである。

● 慢性心不全

　急性心不全と同様，運動療法開始前に必ず循環器内科医より適
応を吟味されるべきである。

適応：少なくとも過去1週間において心不全の自覚症状および身体所見の増悪がない，コントロールされた心不全でNYHA II～IIIであること。

● 心不全に対するリハビリテーションの禁忌

日本循環器学会「心血管疾患におけるリハビリテーションに関するガイドライン（2012年改訂版）」より示す。

I. 絶対的禁忌	1）過去1週間以内における心不全の自覚症状（呼吸困難，易疲労性など）の増悪 2）不安定狭心症または閾値の低い［平地ゆっくり歩行（2METs）で誘発される］心筋虚血 3）手術適応のある重症弁膜症，特に大動脈弁狭窄症 4）重症の左室流出路狭窄（閉塞性肥大型心筋症） 5）未治療の運動誘発性重症不整脈（心室細動，持続性心室頻拍） 6）活動性の心筋炎 7）急性全身性疾患または発熱 8）運動療法が禁忌となるその他の疾患（中等症以上の大動脈瘤，重症高血圧，血栓性静脈炎，2週間以内の塞栓症，重篤な他臓器障害など）
II. 相対的禁忌	1）NYHA IV度または静注強心薬投与中の心不全 2）過去1週間以内に体重が2kg以上増加した心不全 3）運動により収縮期血圧が低下する例 4）中等症の左室流出路狭窄 5）運動誘発性の中等症不整脈（非持続性心室頻拍，頻脈性心房細動など） 6）高度房室ブロック 7）運動による自覚症状の悪化（疲労，めまい，発汗多量，呼吸困難など）
III. 禁忌とならないもの	1）高齢 2）左室駆出率低下 3）補助人工心臓（LVAS）装着中の心不全 4）植え込み型除細動器（ICD）装着例

Ⅴ● 疾患別　診断法・治療法

◈ 運動療法の強度と頻度

　状態が安定して，病棟内を200m程度歩行できるようになれば心臓リハビリテーション室で運動療法を行っている。はじめは極低強度（自転車エルゴメーターであれば10W程度），時間も5〜10分程度で行い，これを10〜20分程度の休憩をはさんで2回行う程度から開始し，徐々に同じ強度で時間を増やしていく。同強度で20分以上できるようになれば，負荷量を徐々に上げていく。状態が許せば，1〜2分程度の間隔から強度の高い負荷（例えば+5〜10W）を挿入するインターバルトレーニングを用いてもよい。レジスタンス運動については，500g〜2kg程度のダンベルを用いた四肢の屈伸運動や極低強度でのleg extensionなどを週2回程度より開始する。以下に運動療法を継続する際に注意する点を日本循環器学会のガイドラインより抜粋する。

◈ 運動負荷量が過大であることを示唆する指標

①自覚症状（倦怠感持続，前日の疲労感の残存，同一負荷量におけるBorg指数の2以上の上昇）
②体重増加傾向（1週間で2kg以上増加）
③心拍数増加傾向（安静時または同一負荷量における心拍数の10bpm以上の上昇）
④血中脳性ナトリウム利尿ペプチド（BNP）上昇傾向（前回よりも100pg/mL以上の上昇）

　図3は心臓血管研究所付属病院において心不全，術後症例に用いている病棟でのリハビリの進行表である。

　大血管疾患についても図3の進行表に基づいて行っている。特に保存的治療をなされている大動脈解離症例については，収縮期血圧が130mmHg以下を保つように降圧薬による加療を強化しながら病棟でリハビリを行っている。

図3 負荷テスト

負荷テスト

負荷テスト	予定日	指示Dr	ECG	実施日	実施者サイン	クリア確認Dr	酸素	検査時	食事	保清	排泄・活動度
Bed上安静	2013年						SpO2 95%以上にて適時酸素減量可能	介助	介助	清拭全介助	カーテテル
体交のみ											
bed up 45°					要・不要						Bed上
bed up 90°					要・不要						
端座位					要・不要			車椅子		清拭部分介助	ポータブル
立位・足踏み					要・不要						室内
病室内歩行					要・不要				自立	自力清拭	一般
40m歩行					要・不要						棟内free
80m歩行					要・不要						
120m歩行					要・不要						
200m歩行					要・不要			歩行			院内free
階段昇降(2階分)					要・不要						
シャワー負荷					要・不要					シャワー	
入浴負荷					要・不要					入浴	

病棟看護師による心臓リハビリ

実施日	実施看護師サイン		実施日	実施看護師サイン		実施日	実施看護師サイン	
	AM	PM		AM	PM		AM	PM

参考

Mets	日常活動	運動
1	座って/寝転がってテレビを見る, 読書	
2	軽いオフィスワーク, 料理, 洗濯, シャワー, 家の中の歩行, 皿洗い	
3	ヨガ, ストレッチ, ゴミ捨て, キャッチボール, ゆっくりの歩行(4km/時), 船釣り, 掃除機をかける	50Wのエルゴメーター, ボーリング, 軽い体操
4	風呂掃除, 歩行(6km/時), 高齢者の介護	ゴルフ(カート使用), 水中運動
5	草むしり, 芝刈り機で芝刈り	バドミントン, ゴルフ(自分でクラブを運ぶ), バレエ, ソフトボール, ドッジボール
6	家具の移動, スコップで雪かき	100Wのエルゴメーター, ジョギングと歩行の組み合わせ, ゆっくりとした水泳
7		エアロビクス, ジョギング, サッカー, テニス, 背泳ぎ, スケート, スキー
8	重荷の運搬, 農作業, 階段を上がる	1～2kgの荷物を背負って山登り, ランニング(8km/時), クロール, サイクリング(20km/時)
9	荷物を上の階へ運ぶ	
10		ランニング(10km/時), 柔道, 空手, キックボクシング, ラグビー, 平泳ぎ
11		バタフライ, 速いクロール
15		ランニングで階段を上がる

VI

よく使う薬剤の
使用方法

※編集の都合により，内服薬の項目に一部，静注薬の記載があります．
また，逆に，静注薬の項目に一部，内服薬についての記載があります．

VI● よく使う薬剤の使用方法／内服薬

1 降圧薬

◆ 概要

●血圧治療で大切なのは，降圧薬の種類よりもいかに血圧を下げるかである。

　日本における高血圧有病者数は約4,300万人といわれる。70歳以上の高血圧患者における治療率は70%であるが，治療により血圧コントロール[収縮期血圧（SBP）＜140，拡張期血圧（DBP）＜90]されている人の割合はそのうち約3～4割にとどまる。EPOCH JAPAN（わが国の10コホートのメタアナリシス）では全心血管病死亡の50%，脳卒中罹患の50%が至適血圧（SBP＜120かつDBP＜80）を超える血圧高値に起因するとされ，特にⅠ度高血圧（140＜SBP＜159かつまたは90＜DBP＜99）からの発生が多かった。高血圧は喫煙に並んで，日本人の死亡に強く関与する重要なリスク因子である。

●降圧目標：140/90mmHg未満
　糖尿病，蛋白尿陽性，慢性腎臓病（CKD）　130/80mmHg未満
　後期高齢者 150/90mmHg未満　可能であれば140/90mmHg未満
●Ca拮抗薬，アンジオテンシン変換酵素（ACE）阻害薬，アンジオテンシンⅡ受容体拮抗薬（ARB），少量利尿薬，β遮断薬のなかから，病態や合併疾患に合わせ薬剤を選択する。積極的適応がない場合は，Ca拮抗薬，ACE阻害薬，ARB，少量利尿薬より選ぶ 表1 。

●降圧目標に達成しない場合は，2～3種類の薬剤を併用する。
　図1 はその組み合わせの推奨度合いを示す。

　「他の降圧薬」としては，K保持性利尿薬（抗アルドステロン薬），α遮断薬，αβ遮断薬，中枢性交感神経作動薬がある。

394

表1 疾患と薬剤の選択

(日本高血圧学会：高血圧治療ガイドライン2014より改変引用)

		Ca拮抗薬	ARB/ACE阻害薬	サイアザイド系利尿薬	β遮断薬
左室肥大		○	○		
心不全			○	○	○
頻脈		○			○
狭心症		○			○
心筋梗塞後			○		○
慢性腎臓病	蛋白尿−	○	○	○	
	蛋白尿＋		○		
脳血管障害慢性期		○	○	○	
糖尿病/MetS			○		
骨粗鬆症				○	
誤嚥性肺炎			○		

MetS：メタボリックシンドローム

図1 降圧薬の組み合わせ

(ESC高血圧ガイドライン2013より改変改変)

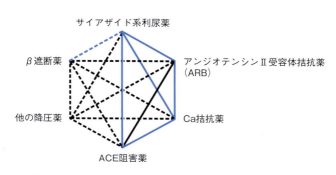

青実線：推奨される組み合わせ
黒実線：推奨しない
青点線：ときに有効
黒点線：考慮してもよいがエビデンスは少ない

Ⅵ●よく使う薬剤の使用方法／内服薬

◆ 妊娠中の降圧療法

降圧薬療法の開始基準についてはまだ明確ではない。日本高血圧学会のガイドラインでは，血圧コントロールの目標値を収縮期血圧160mmHg，拡張期血圧110mmHg未満としている。欧州心臓病学会では明確なエビデンスはないものの140/90以上で治療を考慮するとしている。

第一選択
メチルドパ（アルドメット®），ヒドララジン（アプレゾリン®），
ラベタロール（トランデート®）
2剤併用の場合：妊娠20週以内
　　　　　　　　メチルドパとヒドララジン
　　　　　　　　もしくはラベタロールとヒドララジン
　　　　　　　　妊娠20週以降
　　　　　　　　メチルドパもしくはラベタロールとヒドララ
　　　　　　　　ジンもしくは徐放性ニフェジピン

◆ 脳血管障害時の降圧療法
● 脳梗塞
●脳梗塞の超急性期（発症24時間以内）で血栓溶解療法後。治療後24時間以内　180/105mmHg未満
●脳梗塞発症後血栓溶解療法の適応とならない超急性期，急性期（発症2週間以内）は収縮期血圧220mmHg，拡張期血圧120mmHgを超える場合，降圧前値の85～90%を目安とする。
●脳梗塞慢性期
　　降圧目標　140/90mmHg未満
　　　　　　　130/80mmHg未満：ラクナ梗塞，抗血栓薬服用者

● 脳出血
●超急性期，急性期，亜急性期：収縮期血圧180mmHg，平均血圧130mmHgを超える場合に前値の80%を目安に降圧。

● くも膜下出血
●破裂動脈瘤によるものでは，収縮期血圧160mmHgを超える前に前値の80%を目安に降圧。

● 脳血管障害急性期に用いられる降圧薬

● ニカルジピン，ジルチアゼム，ニトログリセリン/ニトロプルシドの微量点滴静注
（高血圧を伴った急性心不全においてもそうであるが，ニトログリセリン舌下錠やスプレーも有用）
● 用法用量は 表2 ～ 表7 参照

　ACE阻害薬は基本的に腎排泄のため，腎機能低下時には減量を要する。ARBは肝代謝のため，Ca拮抗薬と同様腎機能低下時や透析時にも用いやすい。

表2　降圧静注薬

一般名	ニトログリセリン	硝酸イソソルビト	ニカルジピン	ジルチアゼム
商品名	ミオコール®，ミリスロール®原液で	ニトロール®原液（あるいは希釈）	ペルジピン®原液（あるいは希釈）	ヘルベッサー®例：粉末150mg（3A）を50mLで希釈
投与量	血圧を見ながら0.1～0.2γずつ増加	1.5～8mg/hrで	急速降圧が必要な場合：10-30μg/kg I.V.維持投与量　1γよりスタート10γまで	3mL＝3mg/hr＝1γ
体重50kg	0.6mL（0.3mg）/hr＝0.1γ公式（1mg/2mLの濃度のバイアル）BW×0.012mL/hr＝0.1γ		3mL＝3mg/hr＝1γ	1mL/hr＝1γ＊陰性変時作用のため降圧薬としては使用に注意が必要。緊急降圧薬としてはあまり使われない

Ⅵ● よく使う薬剤の使用方法／内服薬

表3 Ca拮抗薬

分類	一般名	商品名	用法・用量 (mg)	半減期	最大 血中濃度 到達時間	徐脈 作用	房室 伝導 抑制
ジヒドロピリジン系	ニフェジピン	アダラート®(5mg, 10mg)カプセル	30(分3)	2.6	1	×	×
		セパミット-R®(2%)細 (10mg, 20mg)カプセル					
		アダラート®L(10mg, 20mg)錠	20-40 (分2)	3.5	2.5		
		アダラート®CR(10mg, 20mg, 40mg)錠	10-80 (分1-2)		4.2-5.4		
	ニカルジピン	ペルジピン®(10%)散, (10mg, 20mg)錠, (2mg 2mL, 10mg 10mL, 25mg 25mL)注射液	30-60 (分3)	0.8-1.5	0.5-1.0		
		ペルジピンLA®(20mg, 40mg)カプセル	40-80 (分2)	1.9-2.2	4.5-5.6		
	ニルバジピン	ニバジール®(2mg, 4mg)錠	4-8 (分2)	10.9	1.0-1.5		
	ニソルジピン	バイミカード®(5mg, 10mg)錠	5-10 (分1)	2.4	2.2		
	ニトレンジピン	バイロテンシン®(5mg,10mg)錠	5-10 (分1)	2-3	10		
	マニジピン	カルスロット®(5mg, 10mg, 20mg)錠	5-20 (分1)	7.3	3.6		
	ベニジピン	コニール®(2mg, 4mg, 8mg)錠	2-8 (分1-2)	1.7	2.5		
	バルニジピン	ヒポカ®(5mg, 10mg, 15mg)カプセル	5-15 (分1)	11	6.5		
	アムロジピン	アムロジン®(2.5mg, 5mg, 10mg)錠, (2.5mg, 5mg, 10mg)OD錠	2.5-10 (分1)	3-39.4	6.0-8.0		
		ノルバスク®(2.5mg, 5mg, 10mg)錠, (2.5mg, 5mg, 10mg)OD錠					
	エホニジピン	ランデル®(10mg, 20mg, 40mg)錠	20-60 (分1-2)	1.7-2.1	1.4-22		
	シルニジピン	アテレック®(5mg, 10mg)錠	5-20 (分1)	21-25	1.8-20		
	アラニジピン	サプレスタ®(2%)顆粒, (5mg, 10mg)カプセル	5-10 (分1)	1.1-3.3	3.8-5.0		
	アゼルニジピン	カルブロック®(8mg, 16mg)錠	8-16 (分1)	11.2	3		
	フェロジピン	スプレンジール®(2.5mg, 5mg)錠	5-20 (分2)	1.9-27	1.0-1.4		
		ムノバール®(2.5mg, 5mg)錠					
ベンゾジアゼピン系	ジルチアゼム	ヘルベッサー®(30mg, 60mg)錠, (10mg, 50mg, 250mg)注射用	90-180 (分3)	4.4	3.0-5.0	○	○
		ヘルベッサーR®(100mg, 200mg)カプセル	100-200 (分1)	7.3	13.8		

398

表4 β遮断薬

β選択性	ISA有無	一般名	商品名	用法・用量(mg)	プロプラノロールを1としたときのβ作用の強さ	水・脂溶性	
β1非選択性	ISA+	アルプレノロール	スカジロール®(25mg, 50mg)カプセル	75-150(分3)	1	脂溶性	
		ピンドロール	カルビスケン®(5mg)錠	3-15(分3)	15-20	脂溶性	
		カルテオロール	ミケラン®(1%)細粒, (0.2%)小児用細粒, (5mg)錠	10-30(分3)	5-15	水溶性	
			ミケラン®LA(15mg)カプセル	15-30(分1)			
	ISA−	プロプラノロール	インデラル®(10mg, 20mg)錠, (2mg 2mL)注射液	30-120(分3)	1	脂溶性	
			インデラル®LA(60mg)カプセル	60(分1)			
		ナドロール	ナディック®(30mg, 60mg)錠	30-60(分1)	5	水溶性	
		ニプラジロール	ハイパジール®(3mg, 6mg)錠	6-18(分2)	3	脂溶性	α遮断作用なく血管拡張作用がある
		チリソロール	セレカル®(10mg)錠	10-30(分1)	>5	水溶性	
β1選択性	ISA+	アセブトロール	アセタノール®(100mg, 200mg)カプセル	200-600(分1-3)	0.1	水溶性	
		セリプロロール	セレクトール®(100mg, 200mg)錠	100-400(分1)	0.3	水溶性	
	ISA−	メトプロロール	ロプレソール®(20mg, 40mg)錠	60-240(分2-3)	1.8	脂溶性	
			セロケン®(20mg, 40mg)錠	60-240(分2-3)		脂溶性	
			ロプレソール®SR(120mg)錠	120(分1)			
			セロケンL(120mg)錠	120(分1)			
		アテノロール	テノーミン®(25mg, 50mg)錠	50-100(分1)	1	水溶性	
		ビソプロロール	メインテート®(0.625mg, 2.5mg, 5mg)錠	5(分1)	4-5	水溶性	心不全の場合は0.625mgの少量より開始
		ベタキソロール	ケルロング®(5mg, 10mg)錠	5-20(分1)	4	脂溶性	

脂溶性：中枢移行があるため抑うつなどの副作用がある。また，肝で代謝を受けるため血中濃度に個人差が大きい。水溶性は代謝されにくく安定した血中濃度が得られるが，腎機能に影響を受ける。ISA：内因性交感神経刺激作用。β遮断薬自体がβ受容体刺激作用を有する。カテコラミンやβ受容体刺激薬の存在下ではアンタゴニストとして働くが，非存在下ではアゴニストとして働く。狭心症や心筋梗塞の2次予防には適さないが，高齢者にとっては心収縮力や心拍数抑制力が弱く用いやすい。

Ⅵ● よく使う薬剤の使用方法／内服薬

表5　α β 遮断薬

一般名	商品名	用法・用量	水・脂溶性	α：β	β遮断効力比（プロプラノロールを1）
ベバントロール	カルバン®（25mg, 50mg, 100mg）錠	100-200（分2）	脂溶性	1：14	<1
カルベジロール	アーチスト®（1.25mg, 2.5mg, 10mg, 20mg）錠	10-20（分1）	脂溶性	1：8	3-5 心不全に用いる場合は1.25mgなどの低用量より開始する。分2での処方する場合もある
ラベタロール	トランデート®（50mg, 100mg）錠	150-450（分3）	脂溶性	1：3	0.3
アロチノロール	アロチノロール®S塩酸塩（5mg, 10mg）錠	20-30（分2）	水溶性	1：8	5
アモスラロール	ローガン®（10mg）錠	20-30（分2）	水溶性	1：1	0.25

表6　α 遮断薬

一般名	商品名	用法・用量	代謝経路	最大血中濃度到達時間	血中半減期
プラゾシン	ミニプレス®（0.5mg, 1mg）錠	1.5-6.0mg（分2-3）	肝	1.2	2
ブナゾシン	デタントール®（0.5mg, 1mg）錠	1.5-6.0mg（分2-3）	肝	1	2
	デタントール®R（3mg, 6mg）錠	3.0-9.0mg（分1）	肝	5	12
ドキサゾシン	カルデナリン®（0.5mg, 1mg, 2mg, 4mg）錠	1.0-4.0mg（分1）	肝	1.6	10-16
テラゾシン	バソメット®（0.25mg, 0.5mg, 1mg, 2mg）錠	0.5-4.0mg（分2）	肝腎	1	12
ウラピジル	エブランチル®（15mg, 30mg）カプセル	30-120mg（分2）	肝	3.6-4.7	2.7-3.8

400

表7 アンジオテンシン変換酵素阻害薬/アンジオテンシンⅡ受容体拮抗薬

	一般名	商品名	用法・用量 (mg)	排泄経路	最大血中濃度到達時間	血中半減期	その他
ACE阻害薬	カプトプリル	カプトリル®(5%)細粒, (12.5mg, 25mg)錠	37.5-150 (分3)	腎	1.13h	0.43h	
		カプトリル®R (18.75mg)カプセル	18.75-37.5 (分2)		1.25h	2.1h	
	アラセプリル	セタプリル®(12.5mg, 25mg, 50mg)錠	25-75 (分2)		2h	7.2h	
	エナラプリル	レニベース®(2.5mg, 5mg, 10mg)錠	5-10 (分1)		4h	14h	心不全の場合は血圧,腎機能により2.5mgから開始することもある。最大20mgまで
	デラプリル	アデカット®(7.5mg, 15mg, 30mg)錠	15-120 (分2)		1.6h	1.1h	
	シラザプリル	インヒベース®(0.25mg, 0.5mg, 1mg)錠	0.5(分1)		2h	1.5h(未変化体), 53h(活性代謝物)	
	ベナゼプリル	チバセン®(2.5mg, 5mg, 10mg)錠	5-10 (分1)		1.5h		
	イミダプリル	タナトリル®(2.5mg, 5mg, 10mg)錠	5-10 (分1)		2h	2h(未変化体), 8h(活性代謝物)	
	リシノプリル	ロンゲス®(5mg, 10mg, 20mg)錠, ゼストリル®(5mg, 10mg, 20mg)錠	10-20 (分1)		6.7h	34h	心不全の場合は5-10mg
	テモカプリル	エースコール®(1mg, 2mg, 4mg)錠	1-4(分1)		0.7h	0.2h(未変化体), 22h(活性代謝物)	
	キナプリル	コナン®(5mg, 10mg, 20mg)錠	5-20 (分1)		1.6h	23h	
	トランドラプリル	オドリック®(0.5mg, 1mg)錠, プレラン®(0.5mg, 1mg)錠	1-2(分1)	腎・肝	0.8h(未変化体), 6.8h(活性代謝物)	2.5h(未変化体), 188h(活性代謝物)	
	ペリンドプリルエルブミン	コバシル®(2mg, 4mg)錠	2-4(分1)		5-11h	57h(活性代謝物)	
ARB	ロサルタン	ニューロタン®(25mg, 50mg, 100mg)錠	25-100 (分1)	肝	1h(未変化体), 3h(活性代謝物)	2h(未変化体), 4h(活性代謝物)	
	カンデサルタンシレキセチル	ブロプレス®(2mg, 4mg, 8mg, 12mg)錠	2-12(分1)		5h	9.5h(活性代謝物)	心不全の場合は2-8mg
	バルサルタン	ディオバン®(20mg, 40mg, 80mg,160mg)錠	40-160 (分1)		3h	3.9h	
	オルメサルタンメドキソミル	オルメテック®(5mg, 10mg, 20mg, 40mg)錠	5-20 (分1)		2h	10h	
	テルミサルタン	ミカルディス®(20mg, 40mg, 80mg)錠	20-80 (分1)		4.6h	20h	
	イルベサルタン	イルベタン®(50mg, 100mg)錠	50-200 (分1)		1.6h	13.6h	
		アバプロ®(50mg, 100mg)錠					
	アジルサルタン	アジルバ®(20mg, 40mg)錠	20-40 (分1)		2h	13h	
直接的レニン阻害薬	アリスキレン	ラジレス®(150mg)錠	150-300 (分1)	肝	1.5h	37h	降圧効果はレニン依存性

401

VI ● よく使う薬剤の使用方法／内服薬

2 硝酸薬およびニコランジル

硝酸薬

● 作用

硝酸薬は一酸化窒素（NO）を介して血管平滑筋に働き，低用量では静脈系容量血管を，高用量では動脈系抵抗血管を拡張して前負荷および後負荷軽減効果を発揮し，心筋酸素消費量を減少させる。また冠動脈拡張作用により冠攣縮の抑制に加えて側副血行路の血流も増加させることにより虚血心筋に対する血流を増加させる。

● 禁忌

下記のような患者には硝酸薬は使用しない。
①重篤な低血圧または心原性ショックの患者（血圧90mmHg未満，通常より30mmHg以上の血圧低下，高度徐脈および頻脈を認める場合）
②閉塞隅角緑内障の患者（眼圧を上昇させるおそれがある）
③頭部外傷または脳出血の患者（頭蓋内圧を上昇させるおそれがある）
④重度な貧血の患者
⑤硝酸・亜硝酸エステル系薬剤に対する過敏症の既往がある患者
⑥ホスホジエステラーゼ5阻害作用を有する薬剤［シルデナフィル（レバチオ®），バルデナフィル（レビトラ®）］またはグアニル酸シクラーゼ刺激作用を有する薬剤［リオシグアト（アデムパス®）］を投与中の患者（過度の降圧のおそれがある）

● 使用方法

日常診療で主に使用されている硝酸薬にはニトログリセリンと硝酸イソソルビドがあり，剤型は経口薬，スプレー，貼付薬，静注薬がある。静注薬以外の使用方法を以下に示す。

◆ ニトログリセリン舌下錠およびスプレー

- **主な商品名：ニトログリセリン®舌下錠，ニトロペン®舌下錠，ミオコール®スプレー**

適応：狭心症，心筋梗塞，急性心不全（心臓喘息）

0.3mg錠の舌下投与，またはスプレーを舌下に1回噴霧（0.3mg錠と同等）し，症状がなくなるか血圧が低下して使用できなくなるまで3〜5分おきに計3回投与する。院内で使用する際に下壁梗塞などで右室梗塞の合併が疑われる場合は，心電図の右側胸部誘導なども確認して右室梗塞がないと判断される症例に使用する。右室梗塞の場合は重篤な低血圧をきたすため，硝酸薬を使用してはならない。

通常胸痛軽減効果は投与数分以内に現れ，時間が経過して軽減したものは自然経過での改善と判断するのが妥当である。

血圧低下のない急性心不全において肺うっ血の軽減目的で酸素投与に引き続き，硝酸薬を投与するが，静脈路を確保するよりも早期に簡便に投与できるスプレー剤は有用である。狭心症に使用する際と同様に血圧を確認しながら投与するが，基本的に収縮期血圧が90mmHg以下では臓器灌流を低下させるので禁忌である。特に腎機能障害を有する患者では血圧低下により利尿が得られなくなることもあるので特に注意を要する。静脈路が確保されたのちは静注薬で対応する。

- **舌下錠とスプレー**

舌下錠とスプレーはともに狭心症発作時の寛解目的や急性心不全の治療目的に使用する。舌下錠は小さいので患者本人が携帯するには便利であるが，包装が開けにくいため，高齢者などでは症状が出現して慌てているときは使用が難しいこともある。また，口が渇いてしまっていてうまく舌下で溶かすことができないこともあり，高齢者などではスプレーのほうが使用しやすい。

◆ ニトログリセリン貼付薬

- **主な商品名：ニトロダームTTS®，ミリステープ®，バソレーター®，ミニトロテープ®，メディトランステープ®**

● 適応

狭心症。

1回1枚を胸部，腰部または上腕部に貼付する。1日1回あるいは2

回まで増量。貼付薬は効果発現までに1時間程度要するため，狭心症発作時などに即効性を要する場合には使用せずに舌下錠やスプレーを使用する。

◆ 硝酸イソルビド経口薬およびスプレー

- **主な商品名：ニトロール®(5mg)錠，ニトロールR®(20mg)カプセル，ニトロール®スプレー，フランドル®(20mg)錠，アイトロール®(10mg・20mg)錠**

● 適応
　狭心症，心筋梗塞，その他の虚血性心疾患。
　ニトロール®錠とスプレーは，ニトログリセリン舌下錠およびスプレーと同様の方法で使用するが，硝酸イソルビドであるため効果持続時間はニトログリセリンより長い。頓用としては持続時間が短いニトログリセリンのほうが扱いやすい面もある。
　ニトロール®カプセルやフランドル®，アイトロール®は1回1錠（カプセル）を1日2回投与する。症状抑制（予防）効果を期待して投与するが，長期連続投与では耐性が問題となる。

◆ 硝酸イソルビド貼付薬

- **主な商品名：フランドル®テープ，アンタップ®テープ**

● 適応
　狭心症，心筋梗塞，その他の虚血性心疾患。
　1回1枚を胸部，背部または上腹部に貼付する。1日1回あるいは2日に1回貼りかえる。効果発現に時間がかかるため狭心症発作寛解目的には使用しない。

● 亜硝酸薬の耐性について
　亜硝酸薬の持続的使用による耐性の発現が知られている。日常診療でそれほど耐性を実感することはないが，治療中に効果不十分となった場合には考慮する。耐性を回避する工夫としては間欠的な投与を考える。例えば，朝方の冠攣縮による症状を抑制したいときは内服を眠前のみにし，貼付薬ならば夜から朝まで貼って日中は除去しておくなどの投与調整を行う。

ニコランジル

● **主な商品名：シグマート®（2.5mg，5mg）錠**

● **作用**

　硝酸薬同様にNOを介して血管平滑筋に働くことに加え，ATP感受性Kチャネルを開口させる作用をもつ。膜電位を過分極にすることでCaチャネルの抑制を介して細胞内Ca濃度を減少させ，血管を弛緩させる。冠動脈の弛緩作用が比較的に強く，硝酸薬よりも血圧低下作用は少ない。またATP感受性Kチャネルは心筋の虚血プレコンディショニングに関与すると考えられ，そのためニコランジルは心筋保護作用を有する。

● **禁忌**

　下記のような患者にはニコランジルは使用しない。
①重篤な低血圧または心原性ショックの患者
②重篤な肝，腎，脳機能障害を有する患者
③閉塞隅角緑内障の患者（眼圧を上昇させるおそれがある）
④Eisenmenger症候群または原発性肺高血圧症の患者
⑤ニコランジルおよび硝酸エステル系薬剤に対する過敏症の既往がある患者
⑥ホスホジエステラーゼ5阻害作用を有する薬剤［シルデナフィル（レバチオ®），バルデナフィル（レビトラ®）］またはグアニル酸シクラーゼ刺激作用を有する薬剤［リオシグアト（アデムパス®）］を投与中の患者（過度の降圧のおそれがある）

● **適応**

　狭心症，心筋梗塞，その他の虚血性心疾患。

● **ニコランジル内服の使用方法**

　1回1錠（5mg）を3回投与する。冠攣縮性狭心症に対してもCa拮抗薬との併用などで使用され，朝方に冠攣縮による症状が強いときなどは眠前に1錠追加するなど投与方法や量は適宜調節する。ニコランジルは血圧や心拍数に対する影響が小さく，血圧が低い冠動脈疾患患者に対しては硝酸薬より使用しやすい。1回2錠程度使用することもあるが，高用量でも血行動態への影響は小さい。

VI ● よく使う薬剤の使用方法／内服薬

③ 抗血小板薬

わが国で使用する抗血小板薬は内服薬に限られており（以下同），循環器領域における使用用途は虚血性心疾患，末梢動脈疾患（閉塞性動脈硬化症，頚動脈硬化症）などに用いられる。それぞれの抗血小板薬について解説する。

アスピリン

● **主な商品名：バイアスピリン®（100 mg）錠，バファリン配合錠 A81®（81 mg）錠**

◉ 作用

アラキドン酸代謝カスケードを開始する酵素であるシクロオキシゲナーゼ（COX）を不可逆的に機能不全状態にする。この作用により血小板凝集を促進するトロンボキサンA2（TXA2）の生成を抑制し，血小板機能を低下させる。

◉ 禁忌

出血コントロール不能状態，アスピリン喘息。

◉ 適応疾患と使用方法

急性冠症候群，冠動脈・末梢動脈ステント使用時，虚血性心疾患の慢性期二次予防，虚血性脳血管疾患の慢性期二次予防，閉塞性動脈硬化症の慢性期二次予防に使用され，わが国ではバイアスピリン®（100 mg）をはじめ，多くの製剤が使用可能である。

急性冠症候群：急性冠症候群の診断がつき，禁忌がない場合はバイアスピリン®（100 mg）を速やかに投与。

冠動脈・末梢動脈ステント使用時：ステント留置を行う前に速やかにバイアスピリン®（100 mg）1錠を内服開始。後述するがステント留置時にはアスピリンに加え，後述するクロピドグレル（プラビックス®）orプラスグレル（エフィエント®）orチクロピジン（パナルジン®）の2剤の抗血小板薬の内服が必要となる。

虚血性心疾患，脳血管疾患，閉塞性動脈硬化症の慢性期二次予防：バイアスピリン®（100mg）1錠もしくはバファリン配合錠A81®（81mg）1錠の内服を継続。

チエノピリジン系抗血小板薬

◆ チクロピジン
● 主な商品名：パナルジン®（100mg）錠，（10%）細粒

● 作用
チエノピリジン系抗血小板薬，血小板膜上にあるADP受容体の拮抗薬。血小板膜上にあるADP受容体を阻害することによりアデニル酸シクラーゼ活性，cAMP生成を促進，血小板内の遊離Ca濃度が低下することにより血小板凝集を阻害し血小板機能を低下させる。

● 副作用
肝障害，顆粒球減少症，血小板減少症，血栓性血小板減少性紫斑病（TTP）。

● 適応疾患と使用方法
冠動脈・末梢動脈ステント使用時，虚血性心疾患の慢性期二次予防，虚血性脳血管疾患の慢性期2次予防，閉塞性動脈硬化症の慢性期二次予防に使用される。

冠動脈・末梢動脈ステント使用時：アスピリンと併用し1日量パナルジン®（100mg）2錠2回分服。ただ作用発現まで1日から2日かかるといわれており，緊急でステントを留置する際は不適。後述するクロピドグレルやプラスグレルを使用する。

虚血性心疾患，虚血性脳血管疾患の慢性期二次予防：パナルジン®（100mg）2～3錠を分服。

閉塞性動脈硬化症の慢性期二次予防：パナルジン®（100mg）3～6錠を分服。後述するクロピドグレル同様，閉塞性動脈硬化症に対してはアスピリンよりも優れているというエビデンスが報告されている。

VI ● よく使う薬剤の使用方法／内服薬

◆ クロピドグレル
● 主な商品名：プラビックス®（25mg，75mg）錠

● 作用
チエノピリジン系抗血小板薬，作用機序はチクロピジンと同様。

● 副作用
チクロピジンと比べ格段に発生率が低下。肝障害，顆粒球減少症，血小板減少症，血栓性血小板減少性紫斑病（TTP）など。

● 適応疾患と使用方法
急性冠症候群で経皮的冠動脈インターベンション（PCI）を行う場合，冠動脈・末梢動脈ステント使用時，虚血性心疾患の慢性期二次予防，虚血性脳血管疾患の慢性期二次予防，閉塞性動脈硬化症の二次予防に使用される。

急性冠症候群でPCIを行う場合：アスピリンとともにプラビックス® 75mg 4錠を速やかに内服（loading），約6時間で作用発現する。

冠動脈・末梢動脈ステント使用時：アスピリンを併用しステント留置を行う約4日前よりプラビックス®（75mg）1錠の内服を開始。4日以内にPCIを行う場合はloadingを行う。ステント留置前後に行う2剤の抗血小板投与をDAPT（Dual AntiPlatelet Therapy）といい，ステント種類によって投与期間が異なる。

ベアメタルステント（BMS）の場合：少なくとも1カ月。

薬剤溶出性ステント（DES）の場合：少なくとも6〜12カ月。

虚血性心疾患，虚血性脳血管疾患，閉塞性動脈硬化症の慢性期二次予防：プラビックス®（75mg）1錠を内服。閉塞性動脈硬化症に対してはアスピリンよりも優れているというエビデンスが報告されている。

● 薬物代謝酵素（CYP2C19）
クロピドグレルは肝臓での代謝を受けて生成される活性代謝物がADP受容体を阻害し，血小板凝集能抑制作用を示す。この際代表的な薬物代謝酵素として働くのがCYP2C19である。CYP2C19の遺伝子多型がクロピドグレルの代謝活性や血小板凝集に抑制的

408

に働くことが報告されており，特に日本人ではCYP2C19のpoor metabolizer（PM）の多型を持つ頻度が欧米人と比べて約4倍の20％程度存在するといわれており，ステント血栓症の既往があり血小板凝集能が低い患者については，このPMについて考慮する必要があるといわれている。

◆ プラスグレル

● 主な商品名：エフィエント®（3.75mg, 5mg）錠

● 作用

チエノピリジン系抗血小板薬，作用機序はチクロピジンと同様。ただ前述した2剤と比べ作用発現が迅速なためloadingにより約2時間で効果発現。クロピドグレルの項で記述したCYP2C19のpoor metabolizerの問題が少ないため，クロピドグレルと比較して安定した血小板凝集能の低下を示す。

● 副作用

クロピドグレルと同様。

● 適応疾患と使用方法

冠動脈ステント使用時。アスピリンを併用しステント留置を行う約5日前よりエフィエント®（3.75mg）1錠の内服を開始。5日以内にPCIを行う場合はエフィエント®（5mg）4錠内服によるloadingを行う。わが国で行われたPRASFIT-ACS試験により血栓症リスクの高いACS患者においてクロピドグレルと同等の心血管イベント抑制率を示し，また薬力学的に有意に低い血小板凝集能を示した。

シロスタゾール

● 主な商品名：プレタール®（50mg, 100mg）OD錠，（20%, 0.25g, 0.5g）散

● 作用

ホスホジエステラーゼ（PDEⅢ）を阻害することにより血小板内のcAMP増加から細胞内Ca濃度の低下をきたし血小板凝集反応の

VI● よく使う薬剤の使用方法／内服薬

低下に至る。血管平滑筋細胞のcAMP増加させるため血管拡張作用を有する。

● 副作用

頻脈，頭痛など。洞結節においてcAMP上昇の影響があり，洞性頻脈をきたす。この作用を利用し症候性徐脈に対する治療薬となる場合もある。

● 適応疾患と使用方法

閉塞性動脈硬化症の慢性期二次予防，虚血性脳血管疾患の慢性期二次予防，冠動脈・末梢動脈ステント使用時に使用される。

閉塞性動脈硬化症の慢性期二次予防，虚血性脳血管疾患の慢性期二次予防：プレタール®（100mg）2錠を分服する。血管拡張作用を有する抗血小板薬であり間欠性跛行改善効果あり。

冠動脈・末梢動脈ステント使用時：冠動脈ステント留置後のステント血栓症既往のある患者，ハイリスク患者に対してアスピリン，クロピドグレルに加えて3剤の抗血小板療法を行い血栓症，再狭窄を改善するとの報告があり，また閉塞性動脈硬化症に対して末梢動脈ステント留置をした後の抗血小板療法としてよい成績が報告されている。

4 抗凝固薬

◆ 抗凝固薬の種類と適応

抗凝固療法というと，古くはワルファリン，ヘパリンであったが，現在多数の薬が臨床で使用できるようになってきている。

本項ではこれらについて詳述する。

主な抗凝固薬の種類と適応は表1に示したとおりである。

表1 主な抗凝固薬の種類と適応

種類		一般名 (商品名)	適応症		
			非弁膜症性心房細動	弁膜症性心房細動	その他の血栓症予防
内服薬	ビタミンK拮抗薬	ワルファリン (ワーファリン®)	○	○	○
	新規経口抗凝固薬 　直接トロンビン阻害薬	ダビガトラン (プラザキサ®)	○		
	直接第Xa因子阻害薬	リバーロキサバン (イグザレルト®)	○		○
		アピキサバン (エリキュース®)	○		○
		エドキサバン (リクシアナ®)	○		○
静注薬	未分画ヘパリン	ヘパリン (ヘパリンナトリウム®)	○	○	○

Ⅵ● よく使う薬剤の使用方法／内服薬

● 非弁膜症性心房細動とは？

「非弁膜症性」というと，あらゆる弁膜症が含まれてはならない，というイメージを持つ人が多い。しかし，この言葉の成り立ちは，脳梗塞の原因となる心房細動の多くがリウマチ性弁膜症（rheumatic valvular heart disease）を伴うものであった1950〜1960年代の疫学から，リウマチ性弁膜症を伴わない（non-rheumatic non-valvular heart disease）心房細動でも脳梗塞のリスクが認められることが認識された1980年代頃の疫学への移行期に使われるようになった用語らしい[1]。

一方で，1980年代以降に行われるようになった大規模臨床試験のプロトコールの除外基準をみると，「mitral stenosis」と「prosthetic heart valve」がともに除外基準となっており[2]，最終報告では「non-valvular atrial fibrillation」と表現されている。当初は機械弁のことを「弁膜症性」とは認識していなかったのかもしれないが，習慣的に両者が同時に除外基準となるうちに，「リウマチ性弁膜症または機械弁」をもって「弁膜症性心房細動」と定義することがいつしか慣習となったようである[3]。2001年のACC/AHA/ESCガイドラインにおいて，「リウマチ性僧帽弁狭窄症または機械弁」を「弁膜症性」の定義とすることが記載されている。

今日，新規経口抗凝固薬（NOAC）が登場して「非弁膜症性心房細動」がNOAC投与の適応基準そのものとなるに至り，2013年以降の欧米および日本のガイドラインでは「弁膜症性」の定義が微修正されて「生体弁」までも含む概念となっている。

ワルファリン

- **主な商品名**：ワーファリン®（0.5mg，1mg，5mg）錠

● 特徴

ワルファリンは，ビタミンK依存性の血液凝固因子Ⅱ，Ⅶ，Ⅸ，Ⅹの合成を阻害することにより抗凝固作用を発揮する（図1）。

図1 血液凝固カスケードにおける経口抗凝固薬の作用点

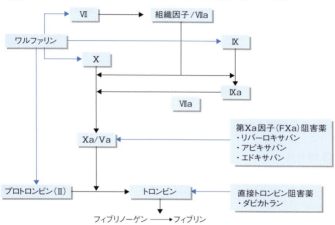

（文献1より改変引用）

● 投与法

機械弁のPt INR：2～3くらいでコントロール

プロトロンビン時間国際標準比（PT-INR）を指標として，疾患にもよるが多くの場合は1.6～2.6を目標として用量を調整する。

入院中であれば，ヘパリン静注と併用しながら2～3mgより開始し，2～3日おきにPT-INRをチェックしながら調整していく。PT-INRが1.5以上となったらヘパリンを中止する。退院時と初回外来のPT-INRが大きく乖離することもしばしば経験するが，PT-INRが増加傾向のまま退院したときや，退院直前に新しい薬（特に肝代謝の薬）を追加した場合には注意が必要である。

比較的低リスクの非弁膜症性心房細動患者であれば，外来で新

VI● よく使う薬剤の使用方法／内服薬

たにワルファリンを開始することも可能である。その場合は2mg
で開始し，2週間後の外来でPT-INRが1.5未満なら1mg増，1.5～1.6
なら0.5mg増，2.6以上なら0.5mg減とする。効果が安定するまで
は2週間おきにフォローし，安定したら1～2カ月おきのフォローで
よい。外来では経験上，慌てて極端なワルファリンの増減をしな
いほうがよいと感じる。

ヘパリン

● **主な商品名：ヘパリンナトリウム®（1,000単位/mLで5mL，
10mL，50mL，100mLなど）注**

● 特徴

ヘパリンは，体内の抗凝固物質であるアンチトロンビンⅢと結
合することにより，効果を発揮する。もともと不均一な物質であ
ることや，間接的機序であることなどから，同一量を投与しても
同じ効果が得られるとは限らない。

● 投与法

最初に3,000～5,000単位を静注してから，300～1000単位/時で持
続点滴する。活性化部分トロンボプラスチン時間（APTT）や活性
化血液凝固時間（ACT）を4～6時間おきに計測してAPTTならば正
常の1.5～2倍，ACTならば200秒前後となるように調整する。非弁
膜症性心房細動の血栓予防であれば，10,000単位/日の決め打ちで
も十分である。なお，この薬剤はカテーテル治療でも使用される
［投与方法については虚血性心疾患の薬剤を参照（p440）］。

● プロタミンによる中和法

1～2時間前までに投与したヘパリン1000単位につきプロタミン
（ノボ・硫酸プロタミン®）10～15mgを静注。1回に最高50mgまで
とする。生理食塩水または5%グルコース50～100mLに溶解して，
10分以上かけて点滴静注する。

まれに，ショックをきたすことがあり，注意して使用する。

直接トロンビン阻害薬

◆ ダビガトラン

● 主な商品名：プラザキサ®（75mg，110mg）カプセル

● 特徴

ダビガトランはトロンビンによるフィブリン産生機能を直接的に阻害する p413図1 。血中濃度は投与2〜4時間後にピークとなり，血中濃度の半減期は12〜14時間である。腎代謝80%，生体利用率6%，蛋白結合率35%であり，腎機能の悪化やP糖蛋白阻害薬併用による消化管吸収増加により血中濃度が増加しやすい点に注意する。300mg/日と220mg/日の両用量にエビデンスがあり，ダビガトラン300mg/日はワルファリンに対して虚血性脳卒中発生率が有意に低い唯一のNOACであり，ダビガトラン220mg/日はワルファリンに対して大出血発生率が有意に低い 表2 [4]。

表2 新規経口抗凝固薬とワルファリンを比較した第三相大規模臨床試験の結果

	ダビガトラン		リバーロキサバン	アピキサバン	エドキサバン	
	150mg 1日2回	110mg 1日2回	20mg 1日1回	5mg 1日2回	60mg 1日1回	30mg 1日1回
脳卒中および全身塞栓症	優越性	非劣性	非劣性	優越性	非劣性	非劣性
大出血	非劣性	優越性	非劣性	優越性	優越性	優越性
虚血性脳卒中	優越性				非劣性	劣性
全死亡				優越性	非劣性	優越性
大出血または臨床的に関連する小出血	優越性	優越性		優越性	優越性	優越性
消化管出血	劣性		劣性		優越性	優越性
出血性脳卒中	優越性	優越性	優越性	優越性	優越性	優越性
頭蓋内出血	優越性	優越性	優越性	優越性	優越性	優越性
治療中止	劣性	劣性		優越性		

ダビガトラン：RE-LY試験，リバーロキサバン：ROCKET-AF試験，アピキサバン：ARISTOTLE試験，エドキサバン：ENGAGE-AF TIMI48試験，の結果をそれぞれ要約。ROCKET-AF試験の結果はon-treatment解析によるもの。その他は，intention-to-treat解析による。

VI ● よく使う薬剤の使用方法／内服薬

● 投与法

クレアチニン・クリアランス（CCr）30 mL／分未満は投与禁忌となっており，まずはこれに該当しないことを確認する。

300 mg／日と220 mg／日の用量を主治医の判断で選択してよいことになっているが，脳梗塞発生後の二次予防で効果を重視するなら300 mg／日，一次予防で安全性を重視するなら220 mg／日を基本用量とするというのが経験的にはしっくりくる。また，電気的除細動前後やカテーテルアブレーション前後など血栓リスクが高い場面では300 mg／日を基本用量とする。

これに対して，CCr 50 mL／分未満，年齢70歳以上，P糖蛋白阻害薬併用，抗血小板薬併用，出血性疾患合併などが220 mg／日選択の推奨基準となっている。これらに該当する場合は300 mg／日を回避したほうが無難である。

● モニタリングについて

ダビガトランは定期的なモニタリングが必要ない薬剤となっているが，血中濃度が過剰となる患者がわずかだが含まれており[5]，血中濃度の上昇は出血イベントと相関する可能性がある[6]。出血イベントは投与後2週間以内に集中しており，その頃までにAPTTを一度測定し，60〜70秒を超える症例への投与継続は慎重に判断すべきと思われる。

直接第Ⅹa因子阻害薬

● 特徴と投与法

リバーロキサバン，アピキサバン，エドキサバンは第Ⅹ因子によるプロトロンビンからトロンビンへの転換を阻害する p413図1 。

◆ リバーロキサバン

血中濃度は投与2〜4時間後にピークとなり，半減期は9〜13時間である。腎代謝33%，生体利用率67〜86%，蛋白結合率92〜95%である。1日1回投与の利便性を最大の特徴としている p415表2 [7]。

● 投与法

[非弁膜症性心房細動の虚血性脳卒中および全身性塞栓症の発症抑制] 通常用量は15 mg／日で，CCr 50 mL／分未満では10 mg／日に

減量する。CCr15mL/分未満は禁忌となる。

[深部静脈血栓症および肺血栓塞栓症の治療および再発抑制] 深部静脈血栓症または肺血栓塞栓症発症後の初期3週間は15mgを1日2回投与し，その後は1日1回で投与する。CCr30mL/分未満は禁忌となる。

▶ アピキサバン

血中濃度は投与1〜4時間後にピークとなり，半減期は8〜15時間である。腎代謝25%，生体利用率49%，蛋白結合率87%である。第Ⅲ相大規模臨床試験では，ワルファリンに対して大出血発生率が有意に低く，総死亡も有意に低いとの結果を得た p415表2 [8]。

● 投与法

[非弁膜症性心房細動の虚血性脳卒中および全身性塞栓症の発症抑制] 通常用量は5mg 1日2回投与で，年齢80歳以上，体重60kg以下，クレアチニン1.5mg以上のいずれか2つに該当する場合は2.5mg 1日2回投与に減量，3つとも該当する場合は使用禁忌となる。また，CCr15mL/分未満も禁忌となる。

[深部静脈血栓症および肺血栓塞栓症の治療および再発抑制] 深部静脈血栓症または肺血栓塞栓症発症後，1回10mgを1日2回，7日間投与した後，1回5mgを1日2回投与する。CCr30mL/分未満は禁忌となる。

本薬の投与期間については，症例ごとの静脈血栓塞栓症の再発リスクおよび出血リスクを評価したうえで決定し，漫然と継続投与しないことが推奨されている（国内臨床試験において6カ月以上投与の経験がない）。

▶ エドキサバン

血中濃度は投与1〜1.5時間後にピークとなり，半減期は6〜11時間である。腎代謝35〜39%，生体利用率60%，蛋白結合率40〜59%である。第Ⅲ相大規模臨床試験では，60mg/日，30mg/日の2用量を用い，下記の減量基準に該当すれば，それぞれ30mg/日，15mg/日に減量とした。60mg/日ではワルファリンに対して大出血を有意に減少させた。30mg/日ではワルファリンに対して脳梗塞が有意に増加したものの，大出血を大幅に減少させ，総死亡は有意に減少させた p415表2 [9]。

VI ● よく使う薬剤の使用方法／内服薬

● 投与法

［非弁膜症性心房細動の虚血性脳卒中および全身性塞栓症の発症抑制］通常用量は60mg1日1回投与で，CCr50mL/分未満，体重60kg未満，P糖蛋白阻害薬併用のいずれかがあれば30mg1日1回投与に減量する。CCr15mL/分未満は禁忌となる。

［深部静脈血栓症および肺血栓塞栓症の治療および再発抑制］非弁膜症性心房細動への投与法と同様である。

● モニタリングについて

　リバーロキサバン，アピキサバン，エドキサバンにおいても，血中濃度が過剰となる患者が存在する可能性はあり[10-12]，また，血中濃度の上昇は出血イベントと相関する可能性がある[13]。確立された評価法はないものの，可能な凝固マーカー（通常はPT）を測定して過剰な反応を示す患者への投与は慎重に判断するなどの配慮もあってよいかもしれない。

◆ 心房細動に対する抗凝固療法選択のフローチャート 図2

　心房細動に対する抗凝固療法選択の判断基準として，CHADS₂

図2　心房細動に対する抗凝固療法選択のフローチャート

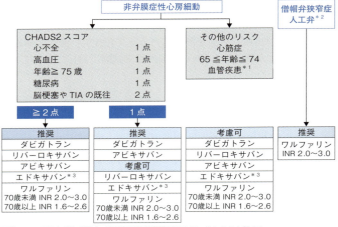

同等レベルの適応がある場合，新規経口抗凝固薬がワルファリンよりも望ましい。
＊1：血管疾患とは心筋拘束の既往，大動脈プラーク，および末梢動脈疾患などをさす。
＊2：人工弁は機械弁，生体弁をともに含む。　＊3：2013年12月の辞典では保険適応未承認。

（心房細動治療（薬物）ガイドライン（2013年改訂版），p21）

スコアが広く用いられるようになった。日本循環器学会のガイドラインでも，$CHADS_2$スコアによる判断が軸となっており，2点以上ではすべての経口凝固薬が「推奨」となっている。

$CHADS_2$スコア1点では，ワルファリンにおいては塞栓症抑制効果と，大出血増加が拮抗するため「考慮可」に留まるが，$CHADS_2$スコア1点の患者を対象としてワルファリン以上の有効性と安全性のエビデンスを示したダビガトランとアピキサバンは「推奨」となっている。

$CHADS_2$スコア0点は基本的に低リスクと考えられるが，この低リスク群からも脳梗塞が一定の割合で発生することから，さらなる層別化が必要との考えもある。日本循環器学会のガイドラインでは，従来「その他のリスク」として列挙されていた項目を整理し，近年のCHA_2DS_2-VAScリスクの考え方を組み入れ，心筋症，年齢65～74歳，血管疾患の3者を新たな「その他のリスク」として提示しているが，推奨レベルは「考慮可」に留めている（p211図3参照）。

◇参考文献

1) Sage JI, Van Uitert RL : Risk of recurrent stroke in patients with atrial fibrillation and non-valvular heart disease. Stroke 14 : 537-540, 1983.
2) Design of a multicenter randomized trial for the Stroke Prevention in Atrial Fibrillation Study. The Stroke Preention in Atrial Fibrillation Investigators. Stroke 21 : 538-545, 1990.
3) Olsson SB, Excutive Steering Committee of the SPORTIF III Investigators : Stroke prevention with the oral direct thrombin inhibitor ximelagatran compared with warfarin in patients with non-valvular atrial fibrillation (SPORTIF III) : randomised controlled trial. Lancet 362 : 1691-1698, 2003.
4) Connolly SJ, Ezekowitz MD, Yusuf S, et al : Dabigatran versus warfarin in patients with atrial fibrillation. N Engl J Med 361 : 1139-1151, 2009.
5) Suzuki S, Sagara K, Otsuka T, et al : "Blue letter effects" : Changes in physicians' attitudes toward dabigatran after a safety advisory in a specialized hospital for cardiovascular care in Japan. J Cardiol 62 : 366-373, 2013.
6) Reilly PA, Lehr T, Haertter S, et al : The effect of dabigatran plasma concentrations and patient characteristics on the frequency of ischemic stroke and major bleeding in atrial fibrillation patients : the RE-LY Trial (Randomized Evaluation of Long-Term Anticoagulation Therapy). J Am Coll Cardiol 63 : 321-328, 2014.
7) Patel MR, Mahaffey KW, Garg J, et al : Rivaroxaban versus warfarin in nonvalvular atrial fibrillation. N Engl J Med 365 : 883-891, 2011.
8) Granger CB, Alexander JH, McMurray JJ, et al : Apixaban versus warfarin in patients with atrial fibrillation. N Engl J Med 365 : 981-992, 2011.
9) Giugliano RP, Ruff CT, Braunwald E, et al : Edoxaban versus warfarin in patients with atrial fibrillation. N Engl J Med 369 : 2093-2104, 2013.
10) Suzuki S, Otsuka T, Sagara K, et al : Rivaroxaban in clinical practice for atrial fibrillation with special reference to prothrombin time. Circ J, 78 : 763-766, 2014.
11) Osanai H, Ajioka M, Masutomi T, et al : Measurement of Anti-Factor Xa Activity in Patients on Apixaban for Non-Valvular Atrial Fibrillation. Circ J 79 : 2584-90, 2015.
12) Osanai H, Ajioka M, Masutomi T, et al : Distribution of Anti-Factor Xa Activity in Patients on Edoxaban Therapy for Non-Valvular Atrial Fibrillation. Circ J 80 : 745-7, 2016.
13) Ruff CT, Giugliano RP, Braunwald E, et al : Association between edoxaban dose, concentration, anti-Factor Xa activity, and outcomes : an analysis of data from the randomised, double-blind ENGAGE AF-TIMI 48 trial. Lancet 385 : 2288-2295, 2015.

Ⅵ● よく使う薬剤の使用方法／内服薬

5 抗不整脈薬

概説

　過去には，抗不整脈薬の投与は突然死を予防し生命予後を改善しうるとの仮説のもとⅠ群薬を中心とした抗不整脈薬の投与が行われてきた。

　しかしながら心筋梗塞後の心室期外収縮に対するⅠ群薬の予後改善効果を検討したCAST[1]の結果は，全死亡および不整脈死を増加させるという従来の仮説に反するものであった。また2002年にはAFFIRM試験[2]やRACE試験[3]といった大規模臨床試験により，心房細動に対する抗不整脈薬を用いた洞調律維持治療が必ずしも予後を改善しないことが示された。

　これらの結果は抗不整脈薬の安易かつ漫然とした投与に対する警笛であり，不適切または不必要な抗不整脈薬の投与は極力避けるべきであると考えられる。

抗不整脈薬の種類

　わが国で使用可能な抗不整脈薬はβ遮断薬を除き18剤である。近年はSicilian Gambit分類 表1 による詳細な薬理作用をもとにした分類が用いられているが，Vaughan Williams分類 表2 は抗不整脈薬の主作用の違いにより4群に分類したものであり，不整脈を専門としない医師においてもなじみがあり，簡便であるため臨床的には有用な分類方法である。

　Ⅰ群抗不整脈薬はNaチャネル遮断作用を主とする薬剤であり，Ⅱ群薬はβ遮断薬，Ⅲ群薬はKチャネル遮断作用を主とする薬剤，Ⅳ群薬はCaチャネル遮断作用を主とする薬剤である。大まかな作用および使い分けとしては，Ⅰ群薬は心筋の伝導抑制，Ⅲ群薬は心筋の不応期延長，β遮断薬やCa拮抗薬は洞結節や房室結節に対する抑制効果や異常自動能，撃発活動などの抑制効果を目的として使用する。

表1 Sicilian Gambitが提唱する薬剤分類枠組み（日本版）

⑤ 抗不整脈薬

薬剤	Na-Fast	Na-Med	Na-Slow	Ca	K	If	α	β	M2	A1	Na-K ATPase	左室機能	洞調律	心外性	PR	QRS	JT
リドカイン（キシロカイン®）	○											↑	↑	◑		←	→
メキシレチン（メキシチール®）	○											↑	↑	◑	←	←	→
プロカインアミド（アミサリン®）		Ⓐ			●				○			→	↑	●	→	←	←
ジソピラミド（リスモダン®）			Ⓐ		◑				○			↑	↑	◑	→	←	↑
キニジン（硫酸キニジン®）			Ⓐ		◑		○		○			→	→	◑	→	←	↑
プロパフェノン（プロノン®）			Ⓐ		◑			◑				↑	↑	○	→	←	↑
アプリンジン（アスペノン®）		Ⓐ			◑							→	↑	◑	←	←	
シベンゾリン（シベノール®）		Ⓐ		○	○				○			→	←	○		←	
ピルメノール（ピメノール®）		Ⓐ		○					○			→	↑	○		←	
フレカイニド（タンボコール®）			Ⓐ		○							↓	↑	○	←	←	
ピルジカイニド（サンリズム®）			Ⓐ											○			
ベプリジル（ベプリコール®）	○			●	◑							?	→	○	←		←
ベラパミル（ワソラン®）				●			●					→	→	○	←		
ジルチアゼム（ヘルベッサー®）				●								→	←	○	←		
ソタロール（ソタコール®）				○	●			●				↑	→	●			←
アミオダロン（アンカロン®）					●			●				↑	→	○	←		←
ニフェカラント（シンビット®）					●							→	→	○			
ナドロール（ナディック®）								●				↑	↓	●	←		
プロプラノロール（インデラル®）	○							●				→	↓	●	←		
アトロピン（硫酸アトロピン®）									●			↑	↑	◑	←		
アデノシン									●	■		?	?	?	←		
ジゴキシン（ジゴキシンKY®, ジゴシン®）									■		●	←		●	→		→

遮断作用の相対的強さ　○：低，◑：中等，●：高，A：活性化チャネル遮断薬，
I：不活性化チャネル遮断薬，■：作動薬

（文献4より引用）

VI ● よく使う薬剤の使用方法／内服薬

表2 Vaughan Williamsによる抗不整脈薬分類

	I群薬	II群薬	III群薬	IV群薬
Ia	キニジン プロカインアミド ジソピラミド アジマリン シベンゾリン ピルメノール	プロプラノロール ナドロール	アミオダロン ソタロール ニフェカラント	ベラパミル ジルチアゼム ベプリジル
Ib	リドカイン メキシレチン アプリンジン フェニトイン			
Ic	プロパフェノン フレカイニド ピルシカイニド			

（文献4より引用）

I 群抗不整脈薬の使い分け

I 群抗不整脈薬はNaチャネル遮断作用を主とする薬剤であり，活動電位持続時間（APD）に対する作用によりI a群（延長），I b群（短縮），I c群（不変）**表1**に分類されている。

またNaチャネルに対する薬物解離速度と状態親和性による分類がありこれらの特性により異なる抗不整脈作用を発揮する**表2**。薬物解離速度はfast, intermediate, slowに分類されるが，fast drugは連結期の短い興奮に対し有効であるのに対して，slow drugは連結期が長いものや興奮頻度の遅いものにも有効であるため，slow drugのほうが抗不整脈薬作用としては強いというメリットがある反面，陰性変時作用や陰性変力作用などの副作用が出現しやすいというデメリットも存在する。状態親和性はNaチャネルの活性化状態に対する親和性であり，活性化状態親和性であるとAPDの影響を受けにくいため心房および心室の両方に有効であるが，不活化状態親和性の薬剤はAPDの短い心房筋には効果が弱いという特徴を有する。

例えばI c群抗不整脈薬の代表的な薬剤であるピルシカイニド（サンリズム®）やフレカイニド（タンボコール®）はslow drugであり活性化状態親和性であるため，心室性不整脈のみならず心房細動などの心房性不整脈に対して抗不整脈作用を発揮する反面，リ

エントリー性不整脈（心房粗動や心室頻拍）の助長や低左心機能症例においては陰性変力作用の発現などをきたすおそれがある。Ib群抗不整脈薬の代表的薬剤であるリドカインはfast drugであり不活化状態親和性であるため，short couplingの心室性不整脈に対して効果があり，陰性変力作用を有さないため低左心機能症例においても使い勝手がよいという反面，房性不整脈や周期の遅い心室頻拍に対して効果が低い。

またI群抗不整脈薬にはNaチャネル遮断作用以外の作用を有するものが存在する。例えばフレカイニドはKチャネル遮断作用も有する薬剤であるし，ジソピラミド（リスモダン®）やシベンゾリン（シベノール®）はムスカリン受容体，プロパフェノン（プロノン®）はβ受容体遮断作用を有するなど自律神経系への作用を有する薬剤もあり，不整脈の出現様式や副作用の出現などを考慮しながら使い分ける必要がある。

高度の腎機能障害では使用できる薬物［アプリンジン（アスペノン®），プロパフェノン］が限られてくるので注意が必要である。

使用方法はp474〜475参照のこと。

Ⅲ群抗不整脈薬の使い分け

Ⅲ群薬は，Kチャネル遮断を主作用とする抗不整脈薬であり，アミオダロン（アンカロン®），ソタロール（ソタコール®），ニフェカラント（シンビット®）が使用可能である。適応はいずれも心室頻拍や心室細動などの致死性不整脈であり，アミオダロンにのみ肥大型心筋症に伴う心房細動に保険適応が認められている。

Ⅲ群抗不整脈薬は，Kチャネルを抑制することで，APDを延長させ，不応期を延長させることにより抗不整脈作用を発揮する。K電流は一過性外向き電流（I_{to}）や遅延整流K電流であるI_{Kur}（ultra rapid），I_{Kr}（rapid），I_{Ks}（slow）などの成分に分けられるが，心房や心室において分布が異なり，これらに対する選択性は薬剤ごとに異なっている。I_{Kr}の抑制は心拍数が遅いほどAPDが延長し，心拍数が速くなるとAPD延長効果が減弱する逆頻度依存性ブロックを示すが，一方，I_{Ks}の抑制は心拍数が速くなるほどAPD延長効果が増強する刺激頻度依存性ブロックを示す。つまりI_{Ks}の抑制作用を有する薬剤のほうが頻脈性不整脈の抑制には好都合なのである。

VI ● よく使う薬剤の使用方法／内服薬

◆ アミオダロン
● 主な商品名：アンカロン®（100mg）錠

アミオダロンはKチャネルだけでなくNaチャネル，Caチャネルの抑制とβ遮断作用を有する薬剤である。急性効果と慢性効果が異なっており，急性期にはNaチャネル遮断作用，Caチャネル遮断作用，I Krチャネル遮断作用を発揮し，慢性経口投与ではI Ksチャネル遮断作用，I toチャネル遮断作用を発揮する。

アミオダロンは心室頻拍・心室細動例の生存率を改善することが報告されており，陰性変力作用が小さいこと，torsade de pointes発生頻度が少ないこと，β遮断作用・抗酸化作用を有することなどが関与していると考えられる。

臨床における使用上の注意としては即効性に欠け，半減期が長いこと，特徴的な心外副作用を有することである（副作用に関しては後述）。内服開始時には400mg/日の維持量の2倍から開始し，2週間後に200mg/日の維持量に減量する。さらに不整脈のコントロール状況や副作用の発現に注意しながら可能な症例ではさらに減量をしていく。脂溶性の薬剤であり，投与中止も数カ月間は体内に残存する。

2007年から注射薬がわが国でも使用可能となったが，他の抗不整脈薬と異なり，投与後直ちに抗不整脈薬作用を発揮するわけではなく，効果発現までに10数時間〜1日程度の時間を要する。このため投与直後は不整脈のコントロールが困難であったとしても1日程度は無効と判断せず経過をみる必要がある。

生命に危険のある心室細動，心室頻拍，心不全，心筋症に伴う心房細動に使用。使用方法は上記の通り，間質性肺炎に注意。

◆ ソタロール
● 主な商品名：ソタコール®（40mg，80mg）錠

ソタロールは内因性交感神経賦活作用や膜安定化作用を有さない非選択性β遮断薬であり，I Krチャネル遮断作用により抗不整脈効果を発揮する。低濃度よりβ遮断作用が強く出現し，過度の徐脈が出現することがあり，さらにI Krチャネル遮断作用により逆頻度依存性のAPD延長をきたすためtorsade de pointes発生に

注意が必要である。またアミオダロンと異なり，重度の低左心機能例や心不全症例では慎重に投与すべきである。

◆ ニフェカラント
● 主な商品名：シンビット®（50mg）静注

ニフェカラントは純粋なK$^+$チャネル遮断薬であり，I$_K$のうちI$_{Kr}$を選択的に抑制しI$_{Ks}$に対する抑制効果は認められていない。I$_{K1}$や I$_{to}$の抑制効果もあるが，I$_{Kr}$に比し弱い。ソタロールと異なりβ遮断作用を有さないため心機能低下例でも使用可能である。ただし静注薬のみのであり半減期も短いことから，実際の臨床では緊急性を要する場面で使用されることが多く，リドカインが無効な基礎心疾患を伴う心室頻拍や，アミオダロン使用困難または中止後の難治性心室頻拍，電気的除細動が困難な難治性心室細動などに有効なことがある。

使用方法はp479参照のこと。

● III群抗不整脈薬の副作用
アミオダロンの副作用として，時として致死的になるのが間質性肺炎であり，胸部X線，肺拡散能やKL-6などの定期的な経過観察が望ましい。間質性肺炎発症時にはアミオダロンを中止する必要がある。また，比較的高率に甲状腺検査値異常や角膜色素沈着が認められる。甲状腺機能異常は，治療を要しない軽度の甲状腺機能低下症の場合も多いが，ときとしてアミオダロン誘発性甲状腺中毒症をきたし，ステロイドの投与が必要となることがある。

ソタロールの副作用はβ遮断薬としての副作用（徐脈，倦怠感，喘息の悪化）などに加え，重篤な副作用として頻度は少ないがtorsade de pointesの発生があり，特に腎機能低下例には注意が必要である。

ニフェカラントの重篤な副作用としては，QT延長に伴うtorsade de pointesの発生であり，QT延長は濃度依存性であるため，投与量・速度に注意が必要である。

Ⅵ●よく使う薬剤の使用方法／内服薬

◆ その他の抗不整脈薬

● ベプリジル［ベプリコール®（50mg，100mg）錠］

ベプリジルは心房細動に対する停止効果が高いことで注目されている薬剤である。ベプリジルの電気生理学的作用としては，①洞周期の延長，②PR時間・AH時間の延長，③QT時間の延長，④心房・心室の不応期延長が認められ，①・②に対してはCaチャネル遮断作用，③・④に対してはKチャネル遮断作用が関与している。

ベプリジルのKチャネル遮断作用は，I_{Kur}，I_{Kr}，I_{Ks}に対する抑制効果があり，その効果は頻度依存性である。この特性によりベプリジルは細動という高頻度興奮時でも心房不応期を延長することで除細動効果をあらわすと考えられている。実際，臨床において他の抗不整脈薬が無効となり持続性となった心房細動症例に対しベプリジルを1～2カ月間処方すると除細動され洞調律維持が可能となることがしばしば経験される。

ベプリジルには心房細動に対し他の抗不整脈薬にない長所を有している反面，大きな問題点としてQT延長によるtorsade de pointesの発生がある。欧米において当初は抗狭心症薬として発売されたが，QT延長作用を有することが明らかになってからはほとんど使用されていないのが現状である。

ベプリジル投与中はQT時間さらにはQT延長を助長するような因子（低K血症，徐脈など）に十分注意し，極力減量するよう心がける必要がある。

◇参考文献

1) Echt D, et al: Mortality and morbidity in patients receiving encainide, flecainide, or placebo: The Cardiac Arrhythmia Suppression Trial. N Engl J Med, 324: 781-787, 1991.
2) The atrial fibrillation follow-up investigation of rhythm management (AFFIRM) investigators: A comparison of rate control and rhythm control in patients with atrial fibrillation. N Engl J Med, 437: 1825-1833, 2002.
3) Isaabelle C, et al: A comparison of rate control and rhythm control in patient with recurrent persistent atrial fibrillation. N Engl J Med, 347: 1834-1840, 2002.
4) 2002-2003年度合同研究班報告:不整脈薬物治療に関するガイドライン. Circ J, 68 supplement Ⅵ: 981-1053, 2004.

6 利尿薬

◆ 利尿薬の作用

増加した体液量を減少させるためには尿量を増加させることが必要である。尿量を増加させる手段としては，糸球体濾過量(GFR)を増加させることと，尿細管での再吸収を抑制すること，の2つしかない。利尿薬のうち腎血流糸球体濾過量(GFR)を増加させるものは，ヒト心房性ナトリウム利尿ペプチド(hANP)とドパミンのみである。他の利尿薬は図1に示すように，尿細管各部位での再吸収を抑えることで利尿作用を発揮する。ここでは，主に尿細管に作用する利尿薬に焦点をあてる。

利尿薬は，尿細管管腔側から作用するものと尿細管間質側から作用するものがある。前者にはループ利尿薬，サイアザイド系利尿薬，後者にはアルドステロン拮抗薬，hANP，バソプレシンV_2受容体拮抗薬がある。利尿薬の効力は作用する尿細管部位でのナトリウム(Na)再吸収量に影響される。濾過されたNaの約70%が近位尿細管，20%が太いヘンレのループ上行脚，7%が遠位尿細管，3%が集合管より再吸収される。表1に各利尿薬の用法，用量などをまとめ，以下に各利尿薬の特徴を述べる。

図1 尿細管における利尿薬の作用部位

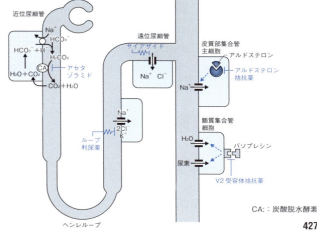

CA：炭酸脱水酵素

VI ● よく使う薬剤の使用方法／内服薬

表1 利尿薬の種類

分類	一般名	商品名	用法・用量	
サイアザイド系および類似薬剤	ヒドロクロロチアジド	ヒドロクロロチアジド®(12.5mg, 25mg)	25-100mg	高血圧には12.5mg以下
	トリクロルメチアジド	フルイトラン®(1mg, 2mg)錠	2-8mg	高血圧には1mg以下
	ベンチルヒドロクロロチアジド	ベハイド®(4mg)錠	4-8mg	高血圧には2mg以下
	インダパミド	ナトリックス®(1mg, 2mg)錠	2mg	高血圧には0.5-1mg
	トリパミド	ノルモナール®(15mg)錠	15-30mg	高血圧には7.5mg以下
	メチクラン	アレステン®(150mg)錠	150-300mg	高血圧には75mg以下
	メフルシド	バイカロン®(25mg)錠	25-50mg	高血圧には12.5mg以下
ループ系利尿薬	フロセミド	ラシックス®(4%)細粒, (10mg, 20mg, 40mg)錠, (20mg, 2mL)注	10-80mg	静注20-1,000m g
		オイテンシン®(40mg)カプセル	カプセル40-80mg	フロセミドの徐放製剤
	アゾセミド	ダイアート®(30mg, 60mg)錠	30-120mg	持続性のループ利尿薬
	ブメタニド	ルネトロン®(1mg)錠, (0.5mg, 1mL)注射用	1-2mg	注射0.5-1mg
	トラセミド	ルプラック®(4mg, 8mg)錠	4-8mg	
K保持性	スピロノラクトン	アルダクトンA®(25mg, 50mg)錠, (10%)細粒	50-100mg	
	カンレノ酸カリウム	ソルダクトン®(100mg, 200mg)静注	100-400mg	静注薬だが効果発現遅い
	トリアムテレン	トリテレン®(50mg)カプセル	カプセル90-200mg	高血圧には50mg/日
	エプレレノン	セララ®(25mg, 50mg, 100mg)錠	50-100mg	
バソプレシンV₂受容体拮抗薬	塩酸モザバプタン	フィズリン®(30mg)錠	30mg	8734.4円/錠
	トルバプタン	サムスカ®(7.5mg, 15mg)錠	7.5mg, 15mg	2525.7円/錠

● 利尿薬の副作用
サイアザイド系：低K血症，低Na血症，高尿酸血症，光線過敏症，再生不良性貧血など
ループ系：低K血症，低Na血症，高尿酸血症，過敏症状，消化器症状肝機能障害，中毒性表皮壊死，水疱性類天疱瘡，アナフィラキシーなど
K保持性利尿薬：低Na血症，高K血症，代謝性アシドーシス，急性腎不全，女性化乳房，中毒性表皮壊死融解症など
バソプレシン受容体拮抗薬：口渇，高Na血症，高K血症，腎不全，血栓塞栓症など

● 備考
J-MELODIC において，アゾセミドはフロセミドに比し，心血管死，心不全入院を有意に抑制した。
ルネトロン®1mg＝ラシックス®40mg
ルプラック®4mg＝ラシックス®20mg

炭酸脱水素酵素阻害薬

◆ アセタゾラミド

● 主な商品名：ダイアモックス®(250mg)錠，末

近位尿細管でNa再吸収と水素(H)の排泄を抑制する。この部位

でのNa再吸収はグルコースやアミノ酸との共輸送などの経路があること，代償反応として遠位尿細管でのNa再吸収が亢進することより，長期にわたる利尿効果はない。呼吸性アシドーシスや緑内障，Ménière症候群などで用いられる。

ループ利尿薬

◆ フロセミド
- 主な商品名：ラシックス®（10mg，20mg，40mg）錠，（40mg）細粒

◆ トラセミド
- 主な商品名：ルプラック®（4mg，8mg）錠

◆ アゾセミド
- 主な商品名：ダイアート®（30mg，60mg）錠

ヘンレループ上行脚に作用する最も強力な利尿薬である。腎血流や糸球体濾過に対する影響が少ないため，腎障害時にも効果がある。カルシウム（Ca）の尿中排泄作用を有するので，悪性腫瘍に伴う高カルシウム血症の補正にも有用である。スルホニルウレア系ループ利尿薬であるトラセミド（ルプラック®）は，抗アルドステロン作用も有するため低カリウム血症の副作用が少ない。

● 使用方法（フロセミド）
初めて用いる症例では，思いがけない脱水のリスクを考慮し10mgの少量より開始する。急性心不全増悪などで，経口による薬剤の吸収不良が考えられる状況では静注を用いる。初めて用いる症例では5〜10mgの単回ボーラス投与から始め，1時間後に希釈尿になっているか，尿量の増加があるかを確認する。効果がない場合にはさらに倍量のボーラス投与を行い，反応を見る。

最近では入院早期に，V_2受容体拮抗薬がループ利尿薬に加えて用いられるようになっており，腎機能への悪影響を抑え急性心不全早期の臓器うっ血を解除できる可能性が期待されている。

VI● よく使う薬剤の使用方法／内服薬

K保持性利尿薬（アルドステロン拮抗薬）

◆ スピロノラクトン
● 主な商品名：アルダクトンA®（25mg, 50mg）錠, （100%）細粒

◆ エプレレノン
● 主な商品名：セララ®（25mg, 50mg, 100mg）錠

　手術不能な原発性アルドステロン症，心不全，肝硬変やネフローゼ症候群などアルドステロン分泌の亢進時に有用である。一般的に単独での利尿作用は弱く，ループ利尿薬と併用されることが多い。高血圧の併用治療薬としても有効であり，最近見直されるようになってきている。エプレレノン（セララ®）はミネラルコルチコイド受容体に対する特異的阻害薬であり，ミネラルコルチコイド受容体に対する親和性はスピロノラクトンより低いが，性ホルモン受容体に対する親和性が低く，女性化乳房などの副作用が少ない。

● 使用方法
血清K値に注意し，増量していく。

サイアザイド系利尿薬およびその類似薬

◆ ヒドロクロロチアジド
● 主な商品名：ヒドロクロロチアジド®（12.5mg, 25mg）錠

◆ トリクロルメチアジド
● 主な商品名：フルイトラン®（1mg, 2mg）錠

◆ インダパミド
● 主な商品名：ナトリックス®（1mg, 2mg）錠

　主に遠位尿細管に作用し，Na排泄を促進する。尿中Ca排泄低下作用があり，尿路結石の再発予防に有効である。慢性心不全では系統の異なる利尿薬（ループ＋サイアザイド系など）を組み合わせて使用することで利尿効果を高めることが可能になる。

使用方法

尿酸値，K値に注意し，少量より開始する。

バソプレシンV₂受容体拮抗薬

◆ トルバプタン

● 主な商品名：サムスカ®(7.5mg，15mg)錠

集合管間質側にあるバソプレシンV₂受容体に結合し，集合管での水の再吸収を抑制する。低ナトリウム血症は心不全の予後規定因子の1つである。心不全では，圧受容体の刺激，レニンアンジオテンシン系や交感神経活動の亢進などを介しバソプレシンの分泌が亢進し，水の再吸収が亢進し，低ナトリウム血症となる。低ナトリウム血症はループ利尿薬の効果を低下させ，臨床現場でしばしば治療に難渋する。トルバプタン(サムスカ®)はバソプレシンの作用を抑え，自由水の体外への排泄を可能にする。大規模臨床試験(RCT)であるEVEREST試験では，トルバプタンによる急性心不全の生命予後はプラセボと同等であったが，小規模のRCT(ACTIV in CHF trial)ではトルバプタンによる低ナトリウム血症の改善群では60日死亡率が低いことが示されており，低ナトリウム血症の是正が心不全患者の予後改善につながる可能性がある。しかし，長期使用に伴う影響についてはまだ明らかではない。

使用方法

7.5mgと15mgの剤型がある。原則として，尿量のチェックや血清ナトリウム値の経過をみる必要があり入院で導入する。初期投与量としては3.25mgあるいは7.5mgより開始する。

注意点としては，投与前の血清Na値を確認し，少なくとも投与初日の開始4～6時間後，および8～12時間後には必ず血清Na値を確認する。その後，1週間程度は毎日血清Na値，血清浸透圧，尿中浸透圧を測定する。投与開始後1～2日は水制限を解除する。

トルバプタンの効果が期待できるのは，投与前尿浸透圧が350mOsm/L以上の症例である。効果判定の指標は以下を参照のこと(Circ J 77：397-404, 2013)。

①尿量

②トルバプタン投与4～6時間後の尿浸透圧が25%以上に低下

Ⅵ● よく使う薬剤の使用方法／静注薬

7 心不全の静注薬

まずγ計算から
γ＝μg/kg/分
溶解液を作る際，投与量をわかりやすくするには1mL/時間＝
1γとするとよい。

例えば体重60kgの人に対しドブタミンを1γ投与したい場合

1γ＝60μg/分
1時間で必要量は3,600μg/時間＝3.6mg/時間であり
1mL/時間にするには3.6mg/mLの溶液が必要。
全量50mLにしたい場合にはドブタミンが3.6x50＝180mg必
要である。
ドブタミンのアンプルは20mg/mLの濃度のため，原液9mLに
生理食塩水（あるいは5%ブドウ糖）を41mL加えれば3.6mg/
mLの溶液が完成する。この溶液を1時間に1mL投与すれば
1γであり，3mL投与すれば3γである。

ドパミン（DOA）

● **主な商品名：イノバン®（20mg/mL,50mg/2.5mLなど）注**

● **投与法**
濃度3mg/mLの場合は 表1 参照。

● **作用**
　両者とも，投与量によりβ，α受容体に対する影響が異なるた
め，発現する作用が異なる。表2 に示すとおり，ドパミンは3μg/
kg/分以下の低用量ではドパミン受容体刺激により腎血管拡張し
腎血流を増加させる。腎血流を増加させるが，腎保護効果はない。
3〜5μg/kg/分の中等量ではβ1刺激作用による心収縮増大と，α

432

表1 ドパミン，ドブタミンの投与法（濃度3mg/mLの場合）

投与量γ	1	2	3	5	7	10	15	20
体重40kg	0.8	1.6	2.4	4	5.6	8	12	16
45kg	0.9	1.8	2.7	4.5	6.3	9	13.5	18
50kg	1	2	3	5	7	10	15	20
55kg	1.1	2.2	3.3	5.5	7.7	11	16.5	22
60kg	1.2	2.4	3.6	6	8.4	12	18	24
65kg	1.3	2.6	3.9	6.5	9.1	13	19.5	26
70kg	1.4	2.8	4.2	7	9.8	14	21	28
75kg	1.5	3	4.5	7.5	10.5	15	22.5	30
80kg	1.6	3.2	4.8	8	11.2	16	24	32
85kg	1.7	3.4	5.1	8.5	11.9	17	25.5	34
90kg	1.8	3.6	5.4	9	12.6	18	27	36

(mL/時間)

表2 ドパミン，ドブタミンの作用

	ドパミン（DOA）	ドブタミン（DOB）
作用	低用量（3γ以下）：ドパミン受容体刺激作用による腎血管拡張作用。心拍数，末梢血管抵抗は増加しない。	5γ以下：β1受容体刺激作用を介し，心収縮力増強。β2受容体刺激により，末梢血管を拡張，左室拡張末期圧と肺動脈圧を低下させる。
	中用量（3〜5γ）：β1作用による心収縮増大とともに，α作用による末梢血管抵抗の増加。腎血流減少。	
	高用量（5γ以上）：α受容体刺激により末梢血管の収縮が生じ，血圧上昇。腎血管も収縮，心拍数増加，心筋酸素需要量も増加。	高用量（5γ以上）：β1受容体刺激により容量依存的に陽性変力作用をもたらす。α受容体刺激により血管収縮作用。

VI● よく使う薬剤の使用方法／静注薬

刺激作用により末梢血管抵抗を増加させる。5μg/kg/分以上の高容量ではα受容体刺激作用が主となり昇圧作用をもたらし，腎血管も収縮する。心拍数増加も認める。

◉ 注意
● 長期投与でβ受容体のダウンレギュレーションが起こり，β受容体刺激による反応が低下する。
● pH7以上で分解が始まり，pH8以上でドーパミンが分解される。炭酸水素ナトリウム（メイロン®），フロセミド（ラシックス®），アミノフィリン（ネオフィリン®）などのアルカリ製剤とは別ルートが望ましい。

ドブタミン（DOB）

● 主な商品名：ドプトレックス®（100mg/5mL）注

◉ 投与法
ドパミン（DOA）と同様。 p433表1 参照。

◉ 作用
5μg/kg/分以下の低用量では，β1受容体刺激による陽性変力作用とβ2受容体刺激による血管拡張作用をもたらす。5μg/kg/分以上の高容量では容量依存的にβ1刺激による心収縮増強，心拍数増加，α受容体刺激による血圧上昇をもたらす（ p433表2 ）。

◉ 注意
● 房室伝導促進作用のため，心房粗細動では頻脈になる。
● 半減期は2分と短く，肝代謝。
● 長期投与でβ受容体のダウンレギュレーションが起こり，β受容体刺激による反応が低下する。

ノルアドレナリン(NAD)

● 主な商品名：ノルアドレナリン®(1mg/1mL)注

◉ 作用
● 強力なα受容体刺激作用による血管収縮作用，β1刺激作用による心筋収縮力増大。
● β2受容体刺激作用がないので，血圧上昇は強力。そのため末梢循環悪化を招きやすい。

◉ 投与法
● 初期投与量：0.01〜0.05γ，最大投与量：2.0〜3.0γ
　ノルアドレナリン　1A　1mg/mL
● 濃度：0.15mg/mL，ノルアドレナリン7.5A(7.5mL)+5%ブドウ糖液42.5mL
　体重50kg　0.01γ=0.2mL/時

ホスホジエステラーゼⅢ(PDEⅢ)阻害薬

◆ ミルリノン
● 主な商品名：ミルリーラ®(10mg/10mL)注

◆ オルプリノン
● 主な商品名：コアテック®(5mg/5mL)，コアテックSB®(9mg/150mL)注

◉ 作用
　ホスホジエステラーゼⅢ阻害薬は，β受容体を介さずに細胞内の環状アデノシン一リン酸(cAMP)をアデノシン一リン酸(AMP)に分解する酵素であるPDEⅢを抑制することにより，細胞内cAMP濃度を高め心筋収縮力を増大し，弛緩を促進する。同時に血管平滑筋を弛緩させるため血管拡張作用を持ち，後負荷軽減による2次的な心拍出量の増加ももたらす。肺動脈拡張による肺動脈圧も低下させる。心拍数を増加させにくく，心筋酸素需要を増加させにくい特徴をもつが，重症例では血管拡張作用により心拍数増

VI ● よく使う薬剤の使用方法／静注薬

加することがあり，ごく低用量より使用する．日本ではミルリノンとオルプリノンが使用可能である．基本的にほぼ同様の効果である．腎排泄のため腎機能が悪い症例（Cre3.0mg/dL以上）では血中濃度が高まるおそれがあるため，バイタル，腎機能，電解質，可能であれば右心カテによる血行動態のモニタリングをする．

● 投与法

ミルリノンであれば初期投与量は0.1γ程度，0.1γ程度から開始することが多いが，重症例に対してはドブタミンとともにさらに少量（0.02γ〜）より開始する場合もある．

投与例

> ミルリーラ®1A（10mg/mL）
> ミルリーラ®2A＋生食（5％ブドウ糖）98mL＝0.2mg/mL
> 体重50kgで初期投与0.05γ＝0.75mL/時
> 体重60kgで初期投与0.05γ＝0.90mL/時

ヒト心房性ナトリウム利尿ペプチド（hANP）

◆ カルペリチド
● 主な商品名：ハンプ®（1,000μg）注

● 作用

血管拡張作用［体血管抵抗（SVR）低下，肺血管抵抗（PVR）低下］，腎動脈平滑筋拡張によるGFR増加，輸出・輸入細動脈拡張による糸球体濾過圧の低下，ナトリウム利尿効果，レニン-アルドステロン抑制作用をもつ．また心筋保護作用も有する．急性心筋梗塞に対しカルペリチドを投与し，梗塞サイズと慢性期左室駆出率に対する効果をみたJ-WINDANP試験で，カルペリチド投与群で有意に梗塞サイズを減少，慢性期における左室駆出率が有意に大きかった．再灌流障害も有意に低いことが示され，心臓死と心不全発生率は27％減少した（Lancet 370：1483-1493, 2007）．交感神経抑制作

用があるため，他の血管拡張薬のような心拍数の増加は少ない。

● 投与法

血圧低下作用が前面に出ることが多いため，初期投与量は少量 0.0125 γ /0.025 γ より行う。小規模多施設RCTで，急性心不全の初期治療としての従来治療に加え低容量（0.01〜0.05 μg/kg/min）hANP投与を行った群は，従来治療群に比べ18カ月観察期間での総死亡と再入院率が有意に低いことが示されている（Circ J, 72：1787-1793, 2008）。

ハンプ®投与量は表3参照。

表3 ハンプ®投与量

0.025 γ	体重	2バイアル			3バイアル			5バイアル		
		希釈時の総量（mL）								
		30	50	100	30	50	100	50	100	200
	40kg	0.9	1.5	3	0.6	1	2	0.6	1.2	2.4
	50kg	1.1	1.9	3.8	0.8	1.3	2.5	0.8	1.5	3
	60kg	1.4	2.3	4.5	0.9	1.5	3	0.9	1.8	3.6
	70kg	1.6	2.6	5.3	1.1	1.8	3.5	1.1	2.1	4.2
	80kg	1.8	3	6	1.2	2	4	1.2	2.4	4.8

0.025 μg/kg/分投与の場合，各1時間あたりの投与量を示す（mL/時間）。

8 虚血性心疾患の静注薬

ヘパリン

- 主な商品名：ノボ・ヘパリン®（10,000単位/10mL，5,000単位/5mL）注

未分画ヘパリン。アンチトロンビンⅢ（AT-Ⅲ）と複合体を形成し，AT-Ⅲを活性化させることで凝固因子の働きを阻害し，抗凝固作用を発揮する **図1**。

半減期90分。400〜800単位/時を24時間点滴静注する。

活性凝固時間（ACT）（目標値：160〜350秒）や全血活性化部分トロンボプラスチン時間（APTT）（目標値：50〜80秒，APTT比1.5〜2.5）を指標として用量調整する。ACTは簡易的な検査で，数分で結果が出る一方，誤差も多い。一方，APTTはより精度が高いが，時間がかかる。

● 実際の投与例
● 急性心筋梗塞

急性冠症候群に対して緊急カテーテル検査を行う際は，出血性合併症などの禁忌がないかぎり，アスピリンなど抗血小板薬投与下でヘパリンの静脈内投与を行う。当院では末梢静脈ライン挿入後にヘパリン5,000単位を静注することが多い。

図1 組織因子の働き

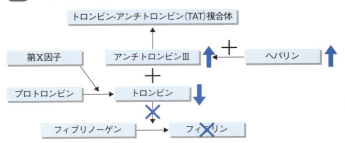

● カテーテル検査

　動脈穿刺が終了し，シースイントロデューサーを挿入した後にヘパリンを投与する。施設によって投与量はさまざまであるが，当院では橈骨動脈穿刺の場合，ヘパリン3,000単位，上腕動脈および大腿動脈穿刺の場合，ヘパリン2,000単位を標準量としている。抗凝固療法中など出血傾向のある症例，穿刺に難渋した症例では適宜ヘパリン投与量を調整する。

● カテーテル治療

　カテーテル治療の際には，シースイントロデューサーを動脈に挿入した後にヘパリン定量（体重(kg)×120単位）を投与する。また，手技中は適宜，活性凝固時間（ACT）を測定し，通常ACT 200～300秒で保つようにする。完全閉塞病変に対する冠動脈治療の際は，ACT 350秒程度で調整する。冠動脈穿孔などの出血性合併症が生じた場合にプロタミンリバースを行うべきか，あるいはプロタミンをどのくらいの用量で使用し，ACTをどの程度まで下げるべきかといった問題は，専門家の間でも議論が分かれるところである。

◉ 適応
- ●血栓塞栓症（静脈血栓，心筋梗塞，肺塞栓，脳梗塞，四肢動脈の血栓塞栓，術中・術後の血栓塞栓など）の治療および予防
- ●血液透析・人工心肺その他の体外循環装置使用時，血管カテーテル挿入時，輸血および血液検査などでの血液凝固防止
- ●播種性血管内凝固（DIC）の治療

◉ 副作用
- ●出血傾向
- ●ヘパリン起因性血小板減少症（HIT）（p441参照）
- ●薬剤性肝障害

◉ 拮抗薬

　プロタミン（ノボ・硫酸プロタミン®）[100 mg/10 mL]静注用
　ヘパリン投与中に出血傾向が高まったときには，プロタミン10 mg/1 mLでヘパリン1,000単位を拮抗することができる。プロ

タミンはヘパリンと複合体を形成しヘパリン活性を低下させる。ACT ≧ 250秒で出血傾向を認める場合はプロタミン2mL＋生理食塩水50mLを10分以上かけて投与し拮抗する。副作用として，プロタミン・ヘパリン複合体を抗原とするアレルギー反応（プロタミン・ショック）を起こすことがあり，ワンショットしてはいけない。

ヘパリンカルシウム

● **主な商品名：カプロシン®（2万単位/2mL，5万単位/50mL，10万単位/100mL）注，（2万単位/0.8mL）皮下注**

適応
●播種性血管内凝固（DIC）の治療
●血栓塞栓症（静脈血栓，心筋梗塞，肺塞栓，脳梗塞，四肢動脈の血栓塞栓，術中・術後の血栓塞栓など）の治療および予防

DICに対しては初回15,000〜20,000単位，維持量として1回10,000〜15,000単位を12時間間隔で1日2回皮下注射する。

血栓塞栓症の治療・予防として，1回5,000単位を12時間間隔で1日2回皮下注射する。

エノキサパリンナトリウム

● **主な商品名：クレキサン®（2,000単位/0.2mL）皮下注**

低分子ヘパリン。未分画ヘパリン（分子量3,000〜35,000単位）から分子量4,000〜5,000のものを分画処理したもの。未分画ヘパリンとは異なり，AT-Ⅲを介さずXa因子のみを選択的に阻害することで抗凝固作用を発揮する。

適応
●整形外科手術における静脈血栓塞栓症の発症抑制
●静脈血栓塞栓症の発症リスクの高い，腹部手術施行における静脈血栓塞栓症の発症抑制

● 用法・用量

● 1回2,000単位を12時間ごとに1日2回皮下注射する。

● 一般的に未分画ヘパリンとは異なり，APTTやACTによるモニタリングは行わない。

● CCr＜30 mL/分では血中濃度が上昇し出血傾向を招くおそれがあるため，使用禁忌となる。

ヘパリン起因性血小板減少症（HIT）

　通称HIT（ヒット）とよばれる。I型とII型があるが，通常臨床的に問題となるのはII型である。HIT II型は，発症頻度はまれであるが，ヘパリンを投与されたすべての患者に発症しうる重大な副作用であり，全身性の血栓塞栓症を合併するおそれがある 表1 。

　適切な治療を行わないと重篤な血栓症を併発し，5%が死亡する（HIT）。

　ヘパリン投与中もしくは投与後にヘパリン投与前と比べて（もしくは術後回復ピークから術後5日目以降に）30〜50%以上の血小板数減少を認めた場合，薬剤性，播種性血管内凝固症候群（DIC），重症感染症，膠原病，抗リン脂質抗体症候群，血小板減少性紫斑病，プロテインC欠乏症，プロテインS欠乏症など，ほかに血小板減少をきたす原因疾患がないことで臨床的診断を得る。

表1　HIT I型とHIT II型

	HIT I型	HIT II型
発症	ヘパリン投与2〜3日後	ヘパリン投与5〜10日後
機序	非免疫学的機序（ヘパリン自体の物理生物学的特性による）	ヘパリン依存性抗体の出現（主にPF4/heparin complexに対する抗体）
血小板数	10〜20%の減少	50%以下または10万/μL以下に減少
合併症	無	動静脈血栓（心，脳，下肢，肺）（26〜50%）
頻度	10%	0.5〜5%（外科領域の2.7〜5%）
経過	ヘパリン継続可，自然に回復	ヘパリンの中止
治療	不要	代替薬による抗凝固療法の継続

◆ 発症機序

　投与されたヘパリンは血小板第4因子（PF4）と複合体を形成し，PF4/ヘパリン複合体に対して形質細胞から自己抗体（PF4/ヘパ

図2 HITの発症機序

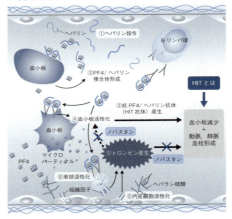

リン複合体抗体＝HIT抗体)が産生される。複合体と結合したHIT抗体は血小板に結合し、血小板活性を上昇させ血小板凝集を惹起する。そのため、血小板数が減少しHITを発症する。また、HIT抗体は血管内皮細胞を活性化させトロンビン生成を誘導し、ときに重篤な血栓症を惹起することがある 図2。

◆ HITの診断

診断方法は、血清学的にHIT抗体(PF4/ヘパリン複合体抗体)を測定する。スクリーニング検査として感度の高い免疫学的検査(ELISA法、パーティクルゲル免疫法)を行う。この検査が陽性であれば、HITの疑いがあるため、より特異度の高い機能的検査[functional assay：ヘパリン惹起血小板凝集測定(HIPA)、14C-セラトニン放出試験(SRA)]を行う。この検査が陽性であれば、HITの診断が確定する。

また、スコアリングを用いた臨床診断の導入の試みがなされている。4T's score 表2 で4点以上であればHITが強く疑われる。

HIT抗体が陰性化するまでには100日程度かかると報告されており、ヘパリン中止後10日以降も血栓症を発症しうる。

4つのカテゴリーにそれぞれ0、1、2の点数をつけて、その総和で判断(最大8点) 図3。

低スコア（0〜3）ではHITである確率は5％未満，高スコア（6〜8）では80％以上とされるが，実際は低スコアの場合にはHITをほぼ否定できる。中スコア以上（≧4）の症例では血清学的診断（HIT抗体の測定）と組み合わせてclinicopathologic syndromeと捉えて診断を行う。

表2 4 T's score

1．Thrombocytopenia（血小板減少）	
2点	血小板数が50％を超えた低下ならびに血小板最低値が2万〜10万/μL
1点	血小板数が30〜50％の減少もしくは血小板最低値が1万/μL〜1.9万/μL
0点	血小板数が30％未満の減少もしくは血小板最低値が1万/μL未満

2．Timing of platelet count fall（血小板減少もしくは血栓症，その他合併症の発症時期：ヘパリン投与開始日を0日とする）	
2点	投与後5〜10日の明確な発症もしくは過去30日以内のヘパリン投与歴がある場合の再投与後1日以内の発症
1点	投与後5〜10日の不明確な発症（例えば血小板数測定がなされていないため）もしくは投与後10日以降の発症，もしくは過去31〜100日以内のヘパリン投与歴がある場合の再投与後1日以内の発症
0点	今回のヘパリン投与による4日以内の血小板減少

3．Thrombosis or other sequelae（e.g., skin lesions, acute systemic reaction）（血栓症や皮膚障害，急性全身反応などの続発症）	
2点	確認された新たな血栓症の発症，ヘパリン投与部位の皮膚壊死，ヘパリン大量投与後の急性全身反応（悪寒・戦慄，発熱，呼吸困難，動悸，嘔気・嘔吐，頭痛）
1点	血栓症の進行や再発，ヘパリン投与部位の皮膚の発赤，血栓症の疑い，症状のない上肢深部静脈血栓症
0点	なし

4．Other cause for thrombocytopenia not evident（ほかに血小板減少の原因が存在しない）	
2点	明らかに血小板減少の原因がほかに存在しない
1点	ほかに疑わしい血小板減少の原因がある
0点	ほかに明確な血小板減少の原因がある

図3 4 T's score

1〜4の合計点：	0	1	2	3	4	5	6	7	8
HITの可能性：		低い（0〜3）			中間（4〜5）		高い（6〜8）		

Ⅵ●よく使う薬剤の使用方法／静注薬

◆ 透析におけるHITの診断

　血液透析中のヘパリンの使用は透析日に限られ，通常非透析日にはヘパリンが中止されるため，透析におけるHITでは血小板減少が見逃される可能性がある。透析におけるHITの診断は，血小板減少とともに回路内凝血の出現の有無を確認しながら判断する。

　HITが疑われた場合は，即座にヘパリンを中止し代替薬へ変更する必要がある。ヘパリン再投与は禁忌。静脈内留置ルート内の血液凝固防止の目的で使用するヘパリンNaロック®やヘパフラッシュ®も禁忌となる。

　代替薬として，わが国で使用が可能な抗凝固薬はワルファリンカリウム，アルガトロバン（ノバスタンHI®，スロンノンHI®）である。選択的Xa阻害薬であるフォンダパリヌクス（アリクストラ®）やダナパロイド（オルガラン®）は海外ではHITに対する適応があるが，わが国においては保険適応がない。ちなみにわが国においては，アリクストラ®は整形外科手術患者の深部静脈血栓症（DVT）の予防もしくはDVT/PE（肺動脈塞栓症）の治療に適応があり，オルガラン®は播種性血管内凝固症候群（DIC）に適応がある。また，欧米では腎不全患者にはアルガトロバン，肝不全患者にはlepirudin，カテーテル治療時の代替薬としてはアルガトロバンもしくはbivalirujinが選択されることが多い。

　アルガトロバンを使用する際は，APTT2.0〜2.5倍（ACT250〜450秒）に保ち，その後経口抗凝固薬（ワルファリン）に変更する。ワルファリン単独投与初期はプロテインC欠乏を招き血栓症を促進させる可能性があるので，投与開始後5日間ほどはアルガトロバンとの併用が望ましい。HIT急性期にワルファリン投与は禁忌となる。通常，血小板数が回復するまではアルガトロバンを継続し，その後ワルファリンを開始するのがよい。ワルファリンはHIT抗体が陰性になるまで約3カ月間継続する。

　また，血小板輸血は却って血栓症を助長することがあり，原則行わない。予防的な血小板輸血も避けるべきである。

アルガトロバン

- 主な商品名：ノバスタンHI®（10mg/2mL）注，スロンノンHI®（10mg/2mL）注

- 直接的トロンビン阻害薬。
- 半減期30〜45分と短い。
- APTT比2.0〜2.5もしくはACT250〜450秒を目標として適宜調整する。
- HIT II型（発症リスク含む）における経皮的冠インターベンション（PCI）施行時の血液凝固防止には，輸液で希釈し0.1mg/kgを3〜5分かけて静注，術後4時間まで6μg/kg/分持続静注（シリンジポンプ流量：ノバスタンHI®あるいはスロンノンHI®5Aを生理食塩水40mLに溶いて1mg/mLに希釈し，50kgで18mL/時）。その後継続する場合は，0.7μg/kg/分に減量する。
- HIT II型における血栓症の発症抑制として，0.7μg/kg/分を持続点滴。
- そのほか，発症後48時間以内の脳血栓症，閉塞性動脈硬化症，Buerger病などの慢性動脈閉塞症，血液透析など体外循環での凝固防止に対して適応がある。
- 肝不全に対しては著明な抗凝固延長が報告されており，厳重なモニタリングが必要となる。

ウロキナーゼ

- 主な商品名：ウロナーゼ®（6万単位，24万単位）静注用，（12万単位）冠動注用

概要

急性心筋梗塞（AMI）患者に対し，血栓溶解療法としてウロキナーゼが使用されていたが，血栓溶解作用に優れ，合併症の少ない組織型プラスミノーゲンアクチベーター（t-PA）の開発や，primary PCIの有用性が明らかになり，特にわが国ではPCI可能な施設へのアクセスもよいことからPCIが行われることが多く，AMIの血栓溶解療法としてのウロキナーゼ使用はほとんど見られない。

445

Ⅵ● よく使う薬剤の使用方法／静注薬

しかし，冠動脈内に多量の血栓を認める症例の冠動脈内投与，深部静脈血栓症や末梢動脈血栓塞栓，肺血栓塞栓症（保険未承認）などに対しては有用であり広く使用されている。

● 作用 p448図4

ウロキナーゼは，プラスミノーゲン分子中のアルギニン-バリン結合を加水分解して直接プラスミンを生成する。生成したプラスミンはフィブリンを分解することにより血栓および塞栓を溶解する。

● 適応

脳血栓症（5日以内），末梢動・静脈閉塞症（10日以内），急性心筋梗塞（6時間以内）。

● 禁忌

- ●止血処置が困難な患者（頭蓋内出血，喀血，後腹膜出血など）［出血が助長されることがある］
- ●頭蓋内あるいは脊髄の手術，または損傷を受けた患者（2カ月以内）［出血を惹起し，止血が困難になるおそれがある］
- ●動脈瘤のある患者［出血を惹起し，止血が困難になるおそれがある］
- ●重篤な意識障害を伴う患者［脳内出血を発症している可能性が高い］
- ●脳塞栓，またはその疑いのある患者［出血性脳梗塞を起こすことがある］

● 用法・用量

脳血栓症：1日1回6万単位を約7日間投与する。

末梢動・静脈閉塞症：初期1日量6万〜24万単位，以後は漸減し約7日間投与する。

● 実際の投与例
● 急性心筋梗塞（AMI）での投与

- ●ウロキナーゼ（ウロナーゼ®）を24万単位／10mLに生理食塩水で調剤し，カテーテルから12,000単位／分（1mL／分）の速度で4回（合計96万単位）冠動脈内投与する。

446

●ウロキナーゼ96万単位を生理食塩水100mLで調剤し，30分で静脈内投与する（※ウロキナーゼが発売された当初は，冠動脈内に直接投与する方法のみであった。その後静脈からの全身投与が可能となり普及した。現在，AMIに対する血栓溶解療法のfirst lineは，出血のリスク，再開通率からt-PAに取って代わった）。

● 血栓の多い冠動脈治療時の動注
●ウロキナーゼ（ウロナーゼ®）を24万単位/10mLに生理食塩水で調剤し，24万〜48万単位を12,000単位/分（1mL/分）の速度でカテーテルから冠動脈内投与する。pulse infusion thrombolysis（PIT）カテーテルを用いた投与も効果的である。

● 末梢動・静脈閉塞/深部静脈血栓症
●ウロキナーゼ（ウロナーゼ®）24万単位を生理食塩水50〜100mLで調剤し，24万単位/回を1〜3回/日（最大4回）静脈内投与する。
●深部静脈血栓症に対し，カテーテル血栓溶解療法（CDT）の有用性が注目されており，カテーテルを通して血栓溶解薬を持続的に投与するinfusion法とカテーテル側孔から血栓溶解剤を間欠的に勢いよく投与して血栓の脆弱化，破砕を同時に期待するpulse-spray法とがある。infusion法ではウロキナーゼ（ウロキナーゼ「ベネシス」®，ウロナーゼ®）24万単位を生理食塩水50〜100mLで調剤し，pulse-spray法ではウロキナーゼ24万単位を使用しているデバイスの液量で調剤し24万単位/回を1〜3回/日（最大4回）経カテーテル的に投与する。

組織プラスミノーゲン活性因子（t-PA）

● 概要
現在使用されているのは第二世代t-PAで，わが国ではアルテプラーゼとモンテプラーゼの使用が可能である。アルテプラーゼは急性心筋梗塞（AMI）と脳梗塞急性期に適応があり，モンテプラーゼはAMIと肺血栓塞栓症に適応がある。t-PAのウロキナーゼとの違いは血栓部でプラスミノーゲンをプラスミンに活性化させるため，出血のリスクが相対的に低下する p448図4 。循環器診療ガイドラインで血栓溶解療法が考慮されるAMI症例のアルゴリズム p448図5

図4 ウロキナーゼとt-PAの作用機序

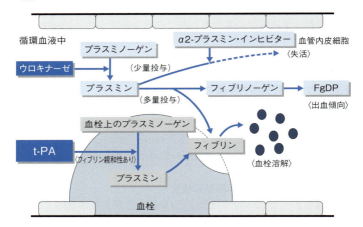

図5 血栓溶解療法が考慮される急性心筋梗塞のアルゴリズム

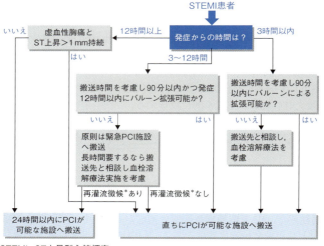

STEMI：ST上昇型心筋梗塞

(日本循環器学会：急性心筋梗塞(ST上昇型)の診療に関するガイドライン, 2008より引用)

表3 急性心筋梗塞の血栓溶解療法の適応，禁忌

適応	Class Ⅰ
	1．発症12時間以内で，0.1mV以上のST上昇が2つ以上の隣接した誘導で認められる75歳未満の患者 2．発症12時間以内で，新規左脚ブロックが認められる75歳未満の患者
	Class Ⅱa
	1．発症12時間以内の純後壁梗塞 2．発症12〜24時間以内で虚血症状およびST上昇が持続する場合
	Class Ⅲ
	1．症状が消失し，治療までに24時間以上経過した患者 2．後壁梗塞が除外された非ST上昇型急性心筋梗塞の場合
禁忌	絶対的禁忌
	1．出血性脳梗塞の既往（時期を問わず），1年以内の脳梗塞，脳出血 2．既知の頭蓋内新生物 3．活動性出血 4．大動脈解離およびその疑い
	相対的禁忌
	1．診察時，コントロール不良の重症高血圧 2．出血に属さない脳血管障害の既往 3．出血性素因，抗凝固療法中 4．頭部外傷，長時間（10分以上）の心肺蘇生法，または大手術（3週間未満）などの最近の外傷の既往

が示されている。AMIの血栓溶解療法の適応，禁忌 表3 についても確認しておきたい。

● 作用

フィブリン親和性が高く，血栓に特異的に吸着し血栓上でプラスミノーゲンをプラスミンに転化させ，これがフィブリンを分解し，血栓を溶解する。

◆ アルテプラーゼ

- 主な商品名：アクチバシン®/グルトパ®（600万単位，1,200万単位，2,400万単位）注

● 適応

●虚血性脳血管障害急性期に伴う機能障害の改善（発症後4.5時間以内）。

●急性心筋梗塞における冠動脈血栓の溶解（発症後6時間以内）。

449

VI●よく使う薬剤の使用方法／静注薬

○ 禁忌

● 虚血性脳血管障害急性期

1) 出血している患者（頭蓋内出血，消化管出血，尿路出血，後腹膜出血，喀血）

2) くも膜下出血の疑いのある患者

3) 脳出血を起こすおそれの高い患者
   ① 投与前に適切な降圧治療を行っても，収縮期血圧が185mmHg以上または拡張期血圧が110mmHg以上の患者
   ② 投与前の血糖値が400mg/dLを超える患者
   ③ 投与前CTで早期虚血性変化（脳実質の吸収値がわずかに低下あるいは脳溝の消失）が広範に認められる患者
   ④ 投与前CT（またはMRI）で正中線偏位などの圧排所見が認められる患者
   ⑤ 頭蓋内出血の既往または頭蓋内腫瘍，動静脈奇形，動脈瘤などの出血性素因のある患者
   ⑥ 脳梗塞の既往のある患者（3カ月以内）
   ⑦ 頭蓋内あるいは脊髄の手術または傷害を受けた患者（3カ月以内）

4) 出血するおそれの高い患者（出血を助長するおそれがある）
   ① 消化管出血，または尿路出血の既往のある患者（21日以内）
   ② 大手術後，日の浅い患者（14日以内）
   ③ 投与前の血小板数が100,000/mm³以下の患者

5) 経口抗凝固薬やヘパリンを投与している患者においては，投与前のプロトロンビン時間国際標準値（PT－INR）が1.7を超えるか，または活性化部分トロンボプラスチン時間（APTT）が延長している患者

6) 重篤な肝障害のある患者（肝障害が悪化したり，出血するおそれがある）

7) 急性膵炎の患者（急性膵炎が悪化したり，出血するおそれがある）

8) 投与前の血糖値が50mg/dL未満の患者（低血糖状態による意識障害との鑑別が困難であるため）

9) 発症時にけいれん発作が認められた患者（てんかんによるけいれん発作との鑑別が困難であるため）

10) 本剤の成分に対して過敏症の既往歴のある患者

● 急性心筋梗塞

1) 出血している患者（頭蓋内出血，消化管出血，尿路出血，後腹膜出血，喀血）
2) 出血するおそれの高い患者［出血を助長するおそれがある］
   ① 頭蓋内出血の既往，または頭蓋内腫瘍，動静脈奇形，動脈瘤などの出血性素因のある患者
   ② 脳梗塞の既往のある患者（3カ月以内）
   ③ 頭蓋内あるいは脊髄の手術または傷害を受けた患者（3カ月以内）
   ④ 消化管出血または尿路出血の既往のある患者（21日以内）
   ⑤ 大手術後，日の浅い患者（14日以内）
3) 重篤な高血圧症の患者（脳出血を起こすおそれがある）
4) 重篤な肝障害のある患者（肝障害が悪化したり，出血するおそれがある）
5) 急性膵炎の患者（急性膵炎が悪化したり，出血するおそれがある）
6) 本剤の成分に対して過敏症の既往歴のある患者

◉ 用法・用量

● 脳梗塞

通常成人にアルテプラーゼ（アクチバシン®/グルトパ®）34.8万単位/kg（0.6mg/kg）を静脈内投与する。

投与量の上限は3,480万単位（60mg）まで。投与は総量の10％は急速投与（1〜2分間）し，残りを1時間で投与する。

● 急性心筋梗塞

通常成人にアルテプラーゼ（アクチバシン®/グルトパ®）29万〜43.5万単位/kg（0.5mg/kg〜0.75mg/kg）を静脈内投与する。総量の10％は急速投与（1〜2分間）し，残りを1時間で投与する。

◉ 実際の投与例

● 急性心筋梗塞

アルテプラーゼ（アクチバシン®/グルトパ®）29万〜43.5万単位/kg（2610万単位/60kg）を生理食塩水100mLで調剤し，10mLを1〜2分で静脈内投与し，残り90mLを1時間で静脈内投与する。全量投

与終了後からaPTTがコントロールの1.5～2.5倍になるようにヘパリン持続投与を開始する。

◆ モンテプラーゼ

- **主な商品名：クリアクター®（40万単位，80万単位，160万単位）静注用**

● 適応
●急性心筋梗塞における冠動脈血栓の溶解（発症後6時間以内）
●不安定な血行動態を伴う急性肺塞栓症における肺動脈血栓の溶解

● 禁忌
1) 出血している患者：消化管出血，尿路出血，後腹膜出血，頭蓋内出血，喀血
2) 頭蓋内あるいは脊髄の手術または障害を受けた患者（2カ月以内）
3) 頭蓋内腫瘍，動静脈奇形，動脈瘤のある患者
4) 出血性素因のある患者
5) 重篤な高血圧症患者

● 用法・用量
- **急性心筋梗塞**
  通常成人にモンテプラーゼ（クリアクター®）27,500単位/kgを静脈内投与する。

- **急性肺塞栓症**
  通常成人にモンテプラーゼ（クリアクター®）13,750～27,500単位/kgを静脈内投与する。1回最大投与量は27,500単位/kgまで。
  ※投与に際しては，1mLあたり80,000単位となるよう生理食塩液で溶解し，1分間あたり約10mL（800,000 IU）の注入速度で投与する。

● 実際の投与例
- **急性心筋梗塞/急性肺塞栓症**
  モンテプラーゼ（クリアクター®）27,500単位/kg（165万単位

/60kg）を生理食塩水20mLで調剤し2〜3分かけて静脈内投与する。出血のリスクが高い場合，最大半量を目安に適宜減量する。6時間後を目安に，APTTがコントロールの1.5〜2.5倍になるようにヘパリン持続投与を開始する。

● **血栓の多い冠動脈治療時の動注**

　モンテプラーゼ（クリアクター®）80万単位/100mLに生理食塩水で調剤し，約20分かけてカテーテルから冠動脈内投与する。Pulse infusion thrombolysis（PIT）カテーテルを用いた投与も効果的である。

硝酸薬

◆ ニトログリセリン（NTG）

● **主な商品名**：ミリスロール®（1mg/2mL）アンプル，（5mg，10mL）アンプル，（25mg/50mL）バイアル，（50mg/100mL）バッグ，冠動注用ミリスロール®（0.5mg/10mL）注

● 概要

　全身の動静脈および冠動脈の血管拡張作用を有する。硝酸イソソルビド（ISDN）と比較し，持続時間が短く，降圧作用が強い。

● 作用

- 全身静脈を拡張させ前負荷を軽減させるため，心筋のエネルギー需要を低下させる。
- 全身動脈を拡張させ後負荷を軽減させるため，心筋のエネルギー需要を低下させる。
- 冠動脈を拡張させ心筋への血液供給を増加させる。

● 適応

- 急性心不全
- 不安定狭心症
- 手術時の低血圧維持，異常高血圧の救急処置

VI ●よく使う薬剤の使用方法／静注薬

● 禁忌
● 重篤な低血圧，または心原性ショックのある患者
● Eisenmenger症候群または原発性肺高血圧症の患者（静脈還流減少による心拍出量の低下をきたす可能性）
● 高度な貧血の患者
● 閉塞隅角緑内障の患者（眼圧を上昇させる可能性）
● 頭部外傷または脳出血のある患者（頭蓋内圧を上昇させる可能性）
● 硝酸・亜硝酸エステル系薬剤に対し過敏症の既往歴のある患者
● PDEV阻害作用または，グアニル酸シクラーゼ刺激作用を有する薬剤を投与中の患者（降圧作用を増強させる可能性）

● 使用方法
1）　冠動脈造影時の冠攣縮寛解
　血圧に応じて，冠動注用ミリスロールをそのまま1回0.1〜0.5mg（2〜10mL），カテーテルを介し速やかに冠動脈注射する。

2）急性心不全
　注射液をそのまま，または生理食塩水，5％ブドウ糖注射液，乳酸リンゲル液などで希釈。
0.05（注射液原液）〜0.005％（10倍希釈）溶液を点滴静注する。0.05〜0.1 μg/kg/分の投与量で投与を開始し，5〜15分ごとに0.1〜0.2 μg/kg/分ずつ増量する。

3）不安定狭心症
　0.1〜0.2 μg/kg/分の投与量で投与を開始し，発作の経過および血圧をモニターしながら5分ごとに0.1〜0.2 μg/kg/分ずつ増量し，1〜2 μg/kg/分で維持する。
　効果がみられない場合は，20〜40 μg/kgの静注を1時間ごとに併用する。なお，静注する場合は1〜3分かけて緩徐に投与する。

4）手術時の低血圧維持，異常高血圧の救急処置
　0.5〜5 μg/kg/分の投与量で投与を開始し，目的値まで血圧を下げ，以後血圧をモニターしながら点滴速度を調節する。

副作用

血管拡張作用による頭痛，頭重感，めまい，血圧低下，反射性頻脈。

◆ 硝酸イソソルビド(ISDN)

● 主な商品名：ニトロール®，(5 mg，10 mL)注，(50 mg/100 mL，100 mg/200 mL)点滴静注

概要

硝酸薬と同様に血管拡張作用を有する。動脈拡張作用もあるが，静脈に対する作用のほうが強力である。硝酸薬と比べ半減期が長く，薬剤効果も強い。

作用

● 全身静脈を拡張させ前負荷を軽減させるため，心筋のエネルギー需要を低下させる。

● 全身動脈を拡張させ後負荷を軽減させるため，心筋のエネルギー需要を低下させる。

● 冠動脈を拡張させ心筋への血液供給を増加させる。

適応

● 急性心不全

CS1の急性心不全は，急激な血圧上昇により，血液が末梢から心肺に急激にシフトする病態と考えられており，多くは，肺水腫による低酸素血症を伴っている(volume central shift)。そのため，末梢血管を拡張させることにより，体液を末梢へ再分布させることは有用である。硝酸薬の一番の問題点は薬物耐性であり，一般的に12～48時間で発現すると考えられているため，48時間以内に内服薬へ移行することが望ましい。

● 不安定狭心症

硝酸薬は冠動脈拡張作用も有しており，心筋虚血が疑われる急性心不全症例に有用である。

● 冠動脈造影時の冠攣縮寛解(5 mg/10 mLシリンジのみ)

VI ● よく使う薬剤の使用方法／静注薬

◎ 禁忌
- 重篤な低血圧または心原性ショックのある患者
- Eisenmenger症候群または原発性肺高血圧症の患者（静脈還流減少による心拍出量の低下をきたす可能性）
- 右室梗塞の患者
- 脱水症状のある患者
- 閉塞隅角緑内障の患者（眼圧を上昇させる可能性）
- 頭部外傷または脳出血のある患者（頭蓋内圧を上昇させる可能性）
- 硝酸・亜硝酸エステル系薬剤に対し過敏症の既往歴のある患者
- ホスホジエステラーゼ5（PDE-V）阻害作用または，グアニル酸シクラーゼ刺激作用を有する薬剤を投与中の患者（降圧作用を増強させる可能性）

◎ 使用方法
1) 冠動脈造影時の冠攣縮寛解
血圧に応じて，注射液をそのまま1回1〜5mg（2〜10mL），カテーテルを介し速やかに冠動脈注射する。

2) 急性心不全
注射液をそのまま1.5〜8mg/時（3〜16mL/時）で投与する。投与量は患者の病態に応じて適宜増減するが増量は，10mg/時（20mL/時）までとする。

3) 不安定狭心症
注射液をそのまま2〜5mg/時（4〜10mL/時）で投与する。投与量は患者の病態に応じて適宜増減する。

◎ 副作用
血管拡張作用による頭痛，頭重感，めまい，血圧低下，反射性頻脈。

◆ ニトロプルシド
- 主な商品名：ニトプロ®（6mg/2mL，30mg/10m）持続静注液

◎ 概要
ニトロプルシドナトリウム（SNP）は強力かつ即効性の末梢血管拡張作用を有する薬剤である。静脈と比較し動脈に対し，強い血管拡張作用を発揮する。SNPは細動脈も拡張させるため，ニトロ

グリセリンでは冠動脈でも太い冠動脈を拡張するが，ニトロプルシドは末梢の冠動脈をも拡張させ，冠血管抵抗を減少させることで冠血流量を増加させる作用を持つ。

● 作用機序

SNPより遊離した一酸化窒素（NO）がcGMPの生合成酵素であるグアニル酸シクラーゼを活性化させてcGMPを産生する。これにより，筋小胞体のCa^{2+}ポンプを活性化して細胞内のCa^{2+}濃度を低下させ，直接血管平滑筋を弛緩させる。

● 適応

●手術時の低血圧維持，異常高血圧の救急処置。
●冠動脈形成術時のno reflow，slow flowの改善目的に使用されることがある（現状は適応外使用）。

● 使用方法

1）冠血流の改善

冠動脈治療時のslow flow，no reflowに対して使用される。使用に際しては，適応外使用であることを認識する必要がある。ニトロプロ®持続静注液（6 mg/2 mL）を使用する場合，まずニトロプロ®1 Aを100 mLの生理食塩水に希釈する。このうち，1 mL（約60 µg）を10 mLのシリンジに取り，さらに生理食塩水で10 mL程度まで希釈し，カテーテルから直接冠動脈内へ緩徐に注入する。

2）手術時の低血圧維持，異常高血圧の救急処置

5％ブドウ糖注射液で希釈し，0.06～0.1％（1 mLあたり0.6～1 mg）溶液を持続静注する。0.5 µg/kg/分の投与速度で投与を開始し，過度の血圧低下に注意しながら徐々に増量していく。最高投与速度は3 µg/kg/分までとする。

● 禁忌

●脳に高度な循環障害のある患者（脳循環が抑制される可能性）
●甲状腺機能不全の患者（代謝物のチオシアンにより甲状腺機能が低下する可能性）
●重篤な肝機能障害，腎機能障害のある患者

Ⅵ● よく使う薬剤の使用方法／静注薬

●高度な貧血の患者（血圧低下により貧血症状を悪化させる可能性）
●ホスホジエステラーゼ5（PDE-Ⅴ）阻害作用または，グアニル酸
　シクラーゼ刺激作用を有する薬剤を投与中の患者（降圧作用を
　増強させる可能性）

副作用
●低血圧，頭痛，嘔気
●シアン中毒
　ニトロプルシドナトリウム（SNP）は代謝されてシアン化物とな
り，肝臓でチオシアン化物に変換される。そのため，シアンの肝臓
での代謝が遅れるとシアン中毒が生じる。一般に$8\,\mu g/kg/$分以上
の投与量，あるいは総投与量が $500\,\mu g/kg$を超えた場合出現しや
すく，嘔気，嘔吐，頭痛，振戦，けいれん，失見当識などの症状を
呈する。

ニコランジル

● 主な商品名：シグマート®（2mg，12mg，48mg）注

概要
　硝酸薬との大きな違いは，冠血流量を増加させるが血圧低下作
用は弱いため，血圧低下傾向の不安定狭心症，心不全の症例に使
用される（冠動脈拡張＞静脈拡張）。

作用
●末梢静脈を拡張させ，前負荷を軽減させる。
●細動脈を拡張させ，後負荷を軽減させる。
●冠血管拡張作用および冠攣縮予防効果。

作用機序
●一酸化窒素（NO）を生成し，cGMPの増加を介して細胞外へCa^{2+}
　を排出し細胞内のCa^{2+}濃度を減少させ血管平滑筋を弛緩させる。
●血管平滑筋細胞膜のATP感受性Kチャネルを開き，膜電位を過
　分極にすることにより電位依存性Caチャネルを閉じる。その結
　果，細胞内Ca^{2+}濃度が低下し血管平滑筋が弛緩する。

適応
●不安定狭心症
●急性心不全

禁忌
●重篤な肝機能障害，腎機能障害のある患者
●重篤な脳機能障害のある患者（過度の血圧低下が生じた場合，脳機能障害に悪影響を及ぼす可能性）
●重篤な低血圧または心原性ショックのある患者
●Eisenmenger症候群または原発性肺高血圧症の患者（静脈還流減少による心拍出量の低下をきたす可能性）
●右室梗塞のある患者（静脈還流減少による心拍出量の低下をきたす可能性）
●神経循環無力症のある患者
●閉塞隅角緑内障のある患者（眼圧を上昇させる可能性）
●硝酸・亜硝酸エステル系薬剤に対し過敏症の既往歴のある患者
●PDE-Ⅴ阻害作用または，グアニル酸シクラーゼ刺激作用を有する薬剤を投与中の患者（降圧作用を増強させる可能性）

使用方法
不安定狭心症
　シグマート®注48mgを生理食塩水または5％ブドウ糖注射液100mLで溶解する（約0.05％溶液）。2mg/時（4mL/時）の点滴静注から投与を開始する。投与量は患者の病態に応じて適宜増減するが，最高用量は6mg/時（12mL/時）までとする。

急性心不全
　シグマート®注48mgを生理食塩水または5％ブドウ糖注射液100mLで溶解する（約0.05％溶液）。投与量は血圧や患者の病態に応じて，0.05〜0.2mg/kg/時の範囲で調整する。

冠動脈の末梢塞栓，冠攣縮の解除（no flow, slow flow）
　末梢塞栓や，冠攣縮にて血流が悪くなった際に血流を回復させる目的で使用する。シグマート®2mgを生理食塩水10mLで溶解し，カテーテルから冠動脈内へ緩徐に注入する。

VI ● よく使う薬剤の使用方法／静注薬

冠動脈内に直接注入する場合，QT延長により心室頻拍（VT）が誘発されることがあるため注意する。

パパベリン塩酸塩

● **主な商品名：塩酸パパベリン®（40mg/1mL）注**

◉ 概要
鎮痙薬の1つ。アヘン中に0.5〜3％含まれるベンジルイソキノリン型アルカロイドであるが，中枢作用はほとんどない。

◉ 作用機序
ホスホジエステラーゼを阻害して細胞内のcAMP濃度を上昇させることにより，各種平滑筋に直接作用して平滑筋の異常な緊張やけいれんを抑制する。特に平滑筋がけいれん性に収縮している場合にその作用は非常に強い。

また，胃，胆管などの内臓平滑筋に対して弛緩作用や鎮痙作用を示すだけでなく，血管平滑筋に対しても異常な緊張やけいれんを抑制し，血管の拡張と血流量の増加をもたらす。

◉ 適応と用法容量
胃炎・胆道（胆管，胆嚢）系疾患に伴う内臓平滑筋のけいれん症状には1回50mg，1日100〜200mgを皮下注射もしくは筋肉注射する。

急性動脈閉塞には1回50mgを動脈内に，急性肺塞栓には1回50mgを静脈内に投与する。

◉ 副作用
重篤な副作用として呼吸抑制があるため，投与後は十分に観察する必要がある。

◉ 禁忌
●緑内障の患者（眼圧上昇作用により，緑内障を悪化させるおそれがある）
●レボドパ（ドパストン®など）との併用（レボドパの作用を減弱し，パーキンソン症状を悪化させることがある）

循環器科領域での使い方

パパベリン塩酸塩は本来、冠循環障害時における血管拡張と症状の改善という適応があるが、現在では心臓カテーテル検査時の冠血流予備量比（FFR）測定における使用が主体である。ATP、アデノシン、ニコランジルと同様に冠動脈末梢の抵抗血管を拡張する作用があり、冠動脈内投与により反応性充血が得られる。FFRはこの反応性充血時の冠動脈末梢血圧と近位部血圧の比であり、現在では心臓カテーテル検査時における機能的虚血診断のgold standardとなっている。

具体的には、塩酸パパベリン®注射液（40 mg/1 mL）を1 mLのシリンジで吸引する。右冠動脈なら8 mg（0.2 mL）、左冠動脈なら12 mg（0.3 mL）を10 mLのシリンジに入れて生理食塩水で10 mL程度に希釈し、冠動脈内に15秒程度かけてゆっくりと直接注入する。

非常にまれではあるが、100〜200例に1例の頻度でtorsade de pointesを生じるため、投与後は心電図を十分に観察し、心室細動となった場合には直ちに電気ショックを施行する。

アセチルコリン

● 主な商品名：オビソート®注射用 0.1 g

総論

アセチルコリンは神経伝達物質であり、末梢神経系では運動神経の神経筋接合部、交感神経および副交感神経の節前線維の終末、副交感神経の節後線維の終末などのシナプスで伝達物質として働く。神経系以外でも化学伝達物質として幅広い作用があり、血管平滑筋に対し血管拡張作用を示すが、異常血管では血管収縮作用を示すため、循環器領域では冠攣縮性狭心症の検査薬として使用される。

作用機序

末梢神経系では副交感神経で産生され、交感神経で分泌されるアドレナリンと拮抗作用を示す。

心臓に対しては、刺激伝導系細胞や心筋細胞にあるムスカリン受容体を介してアデニル酸シクラーゼの活性を抑制し、cAMPを

低下させる。同時に，これらの細胞にあるKチャネルを開口させ，細胞内Kが細胞外に出て，膜電位をマイナス側へ低下させる。その結果，脱分極の際に活動電位の閾値に達するまでの時間がかかることになり，発火頻度が低下して心拍数の低下と刺激伝導速度の低下をもたらす。

血管平滑筋に対しては，血管内皮細胞のムスカリン受容体に結合して細胞内のCa^{2+}を増加させる。その結果，一酸化窒素合成酵素（一酸化窒素シンターゼ）が活性化され，アルギニンから一酸化窒素が作られる。一酸化窒素は内皮細胞から細胞膜を透過して平滑筋細胞内に入り，グアニル酸シクラーゼに結合してこれを活性化し，GTPからcGMPを作らせる。cGMPは平滑筋を弛緩させる。

また，心房ナトリウム利尿ペプチドの受容体はグアニル酸シクラーゼ活性を持っており，心房ナトリウム利尿ペプチドがその受容体に結合するとcGMPが増加する。これによってやはり血管が弛緩し，血圧は下がる。

それ以外にもさまざまな副交感神経支配器官に作用し，消化管や肺などの平滑筋収縮や分泌腺刺激を介して消化管機能の亢進，気管支の収縮，発汗の亢進などを促す。加えて瞳孔を縮小させる作用もある。

● 適応と用法容量

麻酔後の腸管麻酔，消化管機能低下のみられる急性胃拡張に対しては，0.1gを1〜2mLの注射用水に溶解し，1日1〜2回皮下または筋肉内に注射する。

円形脱毛症に対しては，1回0.1gを5mLの注射水に溶解し，毎週1回ずつ皮下注射する。

● 副作用

重大な副作用にショックやアナフィラキシー様症状がある。

● 禁忌

●気管支喘息の患者（症状増悪のおそれがある）
●甲状腺機能亢進症の患者（心血管系に作用して不整脈を起こすおそれがある）
●重篤な心疾患のある患者（心拍数，心拍出量の減少により症状が

悪化するおそれがある）

●消化性潰瘍のある患者（症状増悪のおそれがある）

●Addison病の患者（副腎皮質機能低下による症状が悪化するおそれがある）

●消化管または膀胱頚部に閉塞のある患者（閉塞状態が悪化するおそれがある）

●てんかんの患者（けいれんを起こす可能性がある）

●パーキンソニズムの患者（症状増悪のおそれがある）

●妊婦または妊娠している可能性のある婦人

🔵 循環器科領域での使い方

心臓カテーテル検査における冠攣縮誘発負荷試験において使用する。

アセチルコリンは血管平滑筋の拡張作用を示す一方で，同時に強力な血管平滑筋の収縮作用を併せ持つ。例えば，異型狭心症の患者に投与すると，正常な血管は拡張する一方で病変部の血管は強力に収縮する。この特徴を利用して，冠攣縮誘発負荷試験の際に用いられる。

具体的には，オビソート®注射用（100 mg/2 mL）を生理食塩水で10 mLに希釈し，このうち1 mLをさらに99 mLの生理食塩水で希釈する。ここから1 mLをシリンジで吸引し，生理食塩水で10 mLに希釈すると10 μg/mLとなる。25 μg（2.5 mL）を冠動脈内に直接注入し，50 μg（5 mL），100 μg（10 mL）と投与量を増やしていく（右冠動脈は50 μg，左冠動脈は100 μgまで）。

その際に高度徐脈が起こる可能性があるため，誘発試験の際にはあらかじめ右室内に一時的ペースメーカーを留置しておく必要がある。

エルゴノビン

● **主な商品名：エルゴメトリンマレイン酸塩注0.2 mg「F」®（0.2 mg/mL）注，メチルエルゴメトリンマレイン酸塩注0.2 mg「F」®（0.2 mg/mL）**

🔵 総論

エルゴメトリンの作用機序は非常に複雑である。セロトニン，

VI●よく使う薬剤の使用方法／静注薬

ドーパミン，エピネフリンといった神経伝達物質と構造的類似性があり，それゆえにセロトニン5-HT1B受容体，アドレナリンα受容体，ドーパミンD2受容体に結合し，それらと同様の作用を発揮する。

産婦人科領域ではアドレナリンα受容体を介した子宮収縮薬として，神経内科領域ではセロトニン5-HT1B受容体を介した片頭痛薬として使われるが，異常血管の血管収縮作用を認めることから，循環器領域ではアセチルコリンと同様に冠攣縮の誘発に用いられる。

● 作用機序

アドレナリン受容体は心筋や平滑筋に存在し，脳や脂肪細胞にも分布する。α受容体とβ受容体に分かれ，α受容体は全身の血管収縮作用があるため，血管平滑筋の収縮を引き起こし，血圧上昇をもたらす。

● 適応と用法容量

胎盤晩出前後，弛緩出血，子宮復古不全，帝王切開術，流産，人工妊娠中絶における子宮収縮促進および至急出血の予防・治療として，1回0.1～0.2mgを静脈投与するか，0.2mgを皮下もしくは筋肉内に注射する。もしくは，1回0.125～0.25mgを2～4回/日を内服する。

● 副作用

ショック，アナフィラキシー様症状，心筋梗塞，狭心症，冠動脈攣縮，房室ブロックなど。

● 禁忌

●妊婦・妊娠の可能性，児頭晩出前，麦角アルカロイド過敏症，重篤な虚血性心疾患またはその既往，敗血症など。
●HIVプロテアーゼ阻害薬，エファビレンツ（ストックリン®），アゾール系抗真菌薬，テラプレビル（テラビック®），類似薬との併用も禁忌。

● 循環器科領域での使い方

心臓カテーテル検査における冠攣縮誘発負荷試験において使用

464

する。

具体的には，メチルエルゴメトリンマレイン塩酸塩®注（0.2mg/1mL）を生理食塩水で10mLに希釈する。ここから1mL（0.02mg）をシリンジで吸い，生理食塩水で10mL程度に希釈して，冠動脈内に直接注入する。

冠攣縮が誘発され場合，冠攣縮が自然寛解する可能性は低いため，速やかに硝酸薬を冠動脈内に直接投与する。

アデノシン三リン酸（ATP）

● **主な商品名**：アデホスコーワ®（10%）顆粒，（20mg，60mg）腸溶液，アデホス-Lコーワ®（10mg/2mL，20mg/2mL，40mg/2mL）注，アデノスキャン®（60mg/20mL）注

● **作用機序**

ATPは血液中に入ると，エクトヌクレオチダーゼの作用によって数秒で分解され，ADP（アデノシン二リン酸），AMP（アデノシン一リン酸）を経てアデノシンへと分解される。これらのアデノシン化合物は血液中で，体内に遍在するプリン受容体，主にアデノシンが作用するP1受容体，および主にATPが作用するP2受容体に作用して，実にさまざまな薬理学的効果を発揮する。

P2受容体を介したATPの作用としては，血管平滑筋の受容体に作用し，一酸化窒素の放出を促すことで，血管を拡張させる。

P1受容体を介したアデノシンの作用としては，内皮細胞と血管平滑筋の受容体に作用し血管を拡張させる。

アデノシンはほかにも，気管支に対しては抗炎症作用，気管支喘息・慢性閉塞性肺疾患患者においては気管支収縮作用を発揮する。神経系に対しては，鎮痛効果がある。

上記のとおり，ATPは体内ですぐにアデノシンに分解されるため，薬理効果は主に分解産物であるアデノシンのP1受容体を介した作用である。

心臓に対する作用に関しては，いまだ一致した見解が得られていないが，主に心筋細胞表面の受容体に作用し，洞調律の抑制，房室結節伝導の抑制，交感神経抑制に由来する心室の遅延後脱分極の軽減，交感神経終末からのノルアドレナリン放出阻害などを生

VI●よく使う薬剤の使用方法／静注薬

じる。また，虚血に対する心筋保護効果も発揮する。

● 適応と用法容量
内服
　頭部外傷後遺症の諸症状改善，調節性眼精疲労における調節機能の安定化，消化管機能低下のみられる慢性胃炎に対しては，1回40〜60mg 3回/日を内服する。メニエール病および内耳障害に基づくめまいに対しては，1回100mg 3回/日を内服する。

点滴
　頭部外傷後遺症の諸症状改善，筋ジストロフィー症および類縁疾患，急性灰白髄炎，脳性小児麻痺(弛緩型)，進行性脊髄性筋萎縮症および類似疾患，調節性眼精疲労における調節機能の安定化，耳鳴・難聴消化管機能低下のみられる慢性胃炎に対しては，通常1回5〜40mgを1日1〜2回，等張ないし高張ブドウ糖注射液に溶解し，徐々に点滴投与する。または1回40〜80mgを1日1回，5%ブドウ糖注射液200〜500mLに溶解し，30〜60分かけて点滴投与する。

● 副作用
　注射液の場合に，ショック様症状を呈することがある。

● 禁忌
●脳出血直後の患者(点滴投与の場合)
●薬物治療によっても安定しない不安定狭心症患者
●高度房室ブロックの患者，洞不全症候群(房室伝導抑制作用のため)
●QT延長症候群の患者(徐脈によるtorsades de pointes誘発の可能性がある)
●高度な低血圧または代償不全状態の心不全の患者
●喘息などの気管支攣縮性肺疾患やその疑いのある患者(慢性閉塞性肺疾患の患者には慎重投与)
●ジピリダモール(ベルサンチン®)との併用(その効果を増強するおそれがある)

● 循環器科領域での使い方

● 発作性上室性頻拍に対して使用する。

アデホス-Lコーワ®（10 mg／2 mL）を原液のまま，少量5 mgを急速静注し生理食塩水20 mL程度で後押しする。無効であれば10 mg，最大20 mgまで増量する。房室結節を介するリエントリー性頻拍の場合，頻拍が停止する。この時に，患者は胸部不快感を自覚することが多いため，投与前にあらかじめ説明しておく必要がある。

● 心臓カテーテル検査における冠血流予備量比の測定において使用する。

右冠動脈15〜30 μg，左冠動脈20〜40 μgを冠動脈内に直接注入する。あるいは，140〜180 μg/kg/分を静脈に持続投与する。

作用の持続時間が非常に短く，冠動脈内での血管拡張作用が確実に得られているか確認ができないため，冠動脈内注入は推奨されない。

持続投与の場合に，ATPの投与量が一定濃度に達すると完全房室ブロックを招くことがあるが，投与を中止すれば速やかに回復する。

● 薬剤負荷心筋シンチグラフィでは1分間当たりアデノシンとして120 μg/kg［120 mL／時（50 kg）］を6分間持続静脈内投与する。最近では心臓MRIでも負荷薬剤としてATPが用いられ，薬剤負荷検査の有用性について検討されている。

ノルアドレナリン

● 主な商品名：ノルアドリナリン®（1 mg／1 mL）注

● 作用

ノルアドレナリンは内因性カテコラミンの一種であり，強力な α 受容体刺激作用と β 1 受容体刺激作用を持つ。心筋細胞の β 1 受容体に作用して心筋収縮力を増強させ，末梢血管の α 受容体に作用し血管収縮作用を示す。 β 2 受容体刺激作用がないため，強い血管収縮をきたす。臨床においては心原性ショック，敗血症性ショック，アナフィラキシー性ショック，循環血液量低下を伴う急性低血圧ないしショック，全身麻酔時の急性低血圧時に補助治療と

VI● よく使う薬剤の使用方法／静注薬

して使用される。一般的にはドパミンで昇圧効果が不十分な際に使用されるが，敗血症性ショックに特徴的な末梢が温暖なwarm shockでは，血管拡張物質の産生により，体血管抵抗が減少した血液分布異常性ショック（distributive shock）を呈するため，血管作動薬として末梢血管抵抗を上昇させるノルアドレナリン（$0.05\mu g$/kg/分～）が第一選択とされている。

● 禁忌

● ハロゲン含有吸入麻酔剤投与中の患者：併用により頻脈や心室細動を起こすおそれがある。これはハロタン（フローセン®），セボフルラン（セボフレン®）などのハロゲン含有吸入麻酔剤が心筋のカテコラミン感受性を増大させるためと考えられている。

● 他のカテコラミン製剤を投与している患者：併用により心刺激作用が増強し不整脈，また場合により心停止を起こすおそれがある。

● コカイン中毒：コカインの中枢作用，交感神経刺激作用が増強され症状を悪化させるおそれがある。

● 心室頻拍：心拍出量・脳血流などが減少し症状増悪のおそれがある。

● 副作用

ノルアドレナリンは末梢血管収縮作用により強い血圧上昇作用を示し，末梢循環を悪化させる特徴があり，脳虚血，腸管虚血や腎虚血による尿量減少をきたすことがある。

● 使用方法

一般的には持続静脈内投与であるが，緊急時にはボーラス投与される場合もある。

持続静脈投与時の組成：0.1 mg/1 mL（5 mg/50 mL）
作り方：ノルアドレナリン5 A（5 mg/5 mL）に生理食塩水45 mLを加え5 mg/50 mLとする。
初期投与量0.01～0.05 μg/kg/分，最大投与量2.0～3.0 μg/kg/分
通常使用量1.5～9 mL/時（50 kg換算で0.05～0.3 μg/kg/分）
以下に体重別投与早見表を示す 表4 。

表4 ノルアドレナリン投与早見表

	0.01γ	0.05γ	0.1γ	0.15γ	0.2γ	0.25γ	0.3γ	0.5γ	0.7γ	1.0γ
30kg	0.18	0.9	1.8	2.7	3.6	4.5	5.4	9.0	12.6	18.0
40kg	0.24	1.2	2.4	3.6	4.8	6.0	7.2	12.0	16.8	24.0
50kg	0.3	1.5	3.0	4.5	6.0	7.5	9.0	15.0	21.0	30.0
60kg	0.36	1.8	3.6	5.4	7.2	9.0	10.8	18.0	25.2	36.0
70kg	0.42	2.1	4.2	6.3	8.4	10.5	12.6	21.0	29.4	42.0
80kg	0.48	2.4	4.8	7.2	9.6	12.0	14.4	24.0	33.6	48.0

ボーラス投与時の組成：3μg/1mL（0.3mg/100mL）
作り方：ノルアドレナリン0.3mg/0.3mLを生理食塩水100mLに加え0.3mg/100mLとする。これを一度に2〜10mL投与する（5〜30μg/回）。血圧をみながら繰り返し投与し，低血圧が遷延する場合は上記に従い持続静脈内投与を開始する。

● 心・血管への作用のまとめ

①心拍数・心収縮性：通常は不変または低下（α作用により血圧が上昇し圧受容器からの減圧反射が起こり，迷走神経を介して心機能抑制が起こり心拍数は低下する。これがβ1の心拍数増強作用に勝るため脈拍数は減少する），高用量で軽度増加
②心拍出量：増加，または減少（体血管抵抗の変化による）
③収縮期血圧・拡張期血圧：上昇
④体・肺血管抵抗：増大，特に体血管抵抗は著明に増大
⑤前負荷：減少ないし不変
⑥心筋酸素消費量：増加

VI ● よく使う薬剤の使用方法／静注薬

9　抗不整脈薬

　不整脈によって血行動態が破綻している場合には速やかに電気的除細動を行うことが重要である。抗不整脈薬を静注で使用する場合はそれほど多くなく，発作性上室頻拍や頻脈性心房細動のレートコントロールや停止，薬理学的除細動や心室頻拍時などである。以下，抗不整脈薬を静注するシチュエーションごとにまとめ，静注薬から内服薬に切り替えることも多いため，一部内服薬についても記載する。

　また，抗不整脈薬の過量投与はQRSおよびQT延長などの心電図変化をきたし，催不整脈作用を有している。抗不整脈薬の代謝経路と患者の肝腎機能を考える必要がある。また，一般に抗不整脈薬には陰性変力作用を有していることが多く，抗不整脈薬を必要とする患者も心機能が低下していることが多いため，薬剤選択には注意が必要である。抗不整脈薬には，心臓以外に副作用をもつものも多く，薬剤使用の際には代表的な副作用については，理解しておく必要がある 表1 。

上室性不整脈のレートコントロール

　心不全を合併していない心房細動（AF）や発作性上室頻拍（PSVT）のレートコントロールにはベラパミル（ワソラン®），ジギタリス製剤などが頻用される。いずれも房室結節の伝導を抑制することで，心拍数を減少させる。AFにWPW症候群を合併している場合には，これらの投与によって相対的に副伝導路の伝導が優位になるため禁忌である。

◆ ベラパミル
● 主な商品名：ワソラン®（40mg）錠，（5mg/2mL）静注

　Vaughan Williams分類ではIV群薬にあたる。Caチャネルを抑制することで房室結節抑制・心拍数抑制作用を示す。陰性変力作用が強いため，心機能が保たれていることを確認してから投与する

470

表1 抗不整脈薬の種類と特徴

抗不整脈薬	左室への影響	排泄経路(%)	催不整脈要因	心臓外の副作用
リドカイン	→	肝	(QRS幅拡大)	ショック, 嘔吐, 痙攣, 興奮
メキシレチン	→	肝	(QRS幅拡大)	消化器症状, 幻覚, 紅皮症
プロカインアミド	↓	腎(60), 肝(40)	QT延長, QRS幅拡大	SLE様症状, 顆粒球減少, 肝障害, 血圧低下 *
ジソピラミド	↓	腎(70)	QT延長, QRS幅拡大	口渇, 尿閉, 排尿困難, 低血糖
キニジン	→	腎(80), 肝(20)	QT延長, QRS幅拡大	cinchonism(めまいなど), 消化器症状
プロパフェノン	↓	肝	QRS幅拡大	筋肉痛, 熱感, 頭痛, 悪心, 肝障害
アプリンジン	→	肝	QRS幅拡大 (QT延長)	しびれ
シベンゾリン	↓	腎(80)	QRS幅拡大	頭痛, めまい, 口渇, 尿閉, 低血糖
ピルメノール	↓	腎(70)	QT延長, QRS幅拡大	頭痛, 口渇, 尿閉
フレカイニド	↓	腎(85)	QRS幅拡大	めまい
ピルシカイニド	↓	腎	QRS幅拡大	消化器症状, 神経症状(ともに少ない)
ベプリジル	→	肝	QT延長, 徐脈	めまい, 頭痛, 便秘, 肝障害, 倦怠感, 肺線維症
ベラパミル	↓	肝(80), 腎(20)	徐脈	便秘, 頭痛, 顔面のほてり
ジルチアゼム	↓	肝(60), 腎(35)	徐脈	消化器症状, ほてり
ソタロール	↓	腎(75)	QT延長, 徐脈	気管支喘息, 頭痛, 倦怠感
アミオダロン	↓	肝	QT延長, 徐脈	肺線維症, 甲状腺機能異常, 角膜色素沈着, 血圧低下 *
ニフェカラント	→	腎(50), 肝(50)	QT延長	口渇, ほてり, 頭量感
β遮断薬	↓	肝, 腎	徐脈	気管支喘息, 血糖値低下, 脱力感, Raynaud現象
アトロピン	→	腎	頻脈	口渇, 排尿障害, 緑内障悪化
アデノシン三リン酸	→	腎	徐脈	頭痛, 顔面紅潮, 悪心, 嘔吐, 気管支攣縮
ジゴキシン	↑	腎	ジギタリス中毒	食欲不振, 嘔吐

催不整脈要因の( )は過量投与時にみられる。　＊静注
(日本循環器学会, ほか:不整脈薬物治療に関するガイドライン(2009年改訂版)より引用)

ことが望ましい。総量は10mg程度にとどめるようにする。慣習的に血圧100mmHg程度が保たれていることを確認して投与するが，直近の心エコーなどで壁運動が良好であれば，血圧がそれ以下であっても投与を行うこともある。

投与法としては，ワソラン®1A＝5mg/2mLを生理食塩水で10mLないし20mLとし，数回に分けて2.5〜5mgを緩徐に静注する。または2.5〜5mgを生理食塩水50mLないし100mLに溶解し，30分程度かけて点滴静注する。心電図および血圧をモニターしながら投与を行い，効果が乏しければ15〜30分ごとに追加投与を行う。

◆ ジゴキシン
- **主な商品名：ジゴシン®（0.25mg/1mL）注，（0.125mg，0.25mg）錠**

静注の場合は1A＝0.25mgを点滴静注し，効果不十分であれば2〜6時間ごとに反復投与を行う。内服維持量は0.125〜0.25mgとして，適宜副作用および血中濃度のモニターを行うことが望ましい。高齢，腎機能障害，低体重患者では血中濃度が上昇し，副作用をきたしやすいので，注意が必要である。血中濃度の測定では，有効血中濃度に達しているかよりも，中毒域に近づいていないかを確認する。ジゴシン®の作用発現は緩徐であるので，心拍数減少効果にも時間を要する。

ジゴキシンの副作用として，食思不振や嘔気などの消化器症状，低K血症などの電解質異常，盆上ST低下やQT短縮，心室性期外収縮（PVC），接合部調律や房室解離などの心電図異常・不整脈といった多彩な副作用をきたす。ジギタリス中毒を疑った場合には速やかにジゴキシンを中止し，血中濃度の測定やKなどの電解質の異常をチェックする。

◆ ジルチアゼム
- **主な商品名：ヘルベッサー®（10mg，50mg，250mg）注，（30mg，60mg）錠**

ベラパミルと同様にVaughan Williams分類ではIV群薬にあたる。ベラパミルに比べて陰性変力作用が小さく，血圧低下を起こ

しにくい。

10 mg/Aまたは0.25 mg/kgを2分かけて静注，必要に応じて10〜20 mgまたは0.35 mg/kgを追加投与する。その後は50 mg/Aを3A＋生理食塩水で総量50 mLとして5〜15 mg/時で持続投与する。

発作性上室頻拍（PSVT）の停止

房室結節リエントリー性頻拍，房室回帰性頻拍はいずれも房室結節を頻拍回路に含むため，房室結節抑制作用のある薬物の投与で停止する。前述のベラパミルやアデノシン三リン酸（ATP）が用いられる。ATPはPSVTの停止のみならず，心房頻拍の鑑別にも有用である。

◆ アデノシン三リン酸（ATP）

● 主な商品名：アデホス-Lコーワ®（10 mg/2 mL，20 mg/2 mL，40 mg/2 mL）注

欧米ではアデノシンが主に使われるが，わが国ではATP（アデホス-Lコーワ®）を用いる。体内で速やかに脱リン酸化され，アデノシンとなり，洞結節・房室結節自動能および伝導能を抑制する。ATPは体内で速やかに代謝されるため，投与の際には急速静注を行う。具体的には三方活栓にて後押し用の生理食塩水を用意しておく，または投与するATPを生理食塩水に溶いて合計20 mLにしておき，急速静注するなどの方法がある。初回投与量は10 mg，無効であれば20 mgを2回まで試みてもよい。

ATPには平滑筋の収縮作用があるので，喘息患者への投与は避ける必要があり，投与前に喘息の既往があるかを確認する。またATP投与後は房室ブロックをきたすが，その際には強い胸部不快感をきたすことが多い。ATP投与前にはあらかじめ，患者に薬剤投与後に気分が悪くなること，薬の効果は数秒であることを説明しておくとよい。

肺静脈隔離術の際に，ATPによって肺静脈の隔離を確認する方法がある。ATPにより開口する内向きKチャネル電流は左房筋よりも，肺静脈心筋により高密度に分布していることが知られている。アブレーションによって障害された心筋細胞の静止膜電位が

Ⅵ● よく使う薬剤の使用方法／静注薬

浅くなっているが、そこにATP投与を行うと肺静脈心筋の過分極が起こり、再伝導が生じる。

またATPには冠血管拡張作用があるため、薬剤負荷シンチグラフィの際にも用いられる。

心房細動の薬理学除細動

心房細動に用いられる薬剤は、大きく分けるとⅠ群薬とⅢ群薬に分けられる。肥大心、虚血心や心不全患者に対しては、Ⅰ群薬の投与は避け、電気的除細動やⅢ群薬［アミオダロン（アンカロン®）］を考慮する。また薬理学的除細動の際にも、発症後48時間以上あるいは持続時間不明な症例には電気的除細動と同様に除細動前後の抗血栓療法が推奨される。

Ⅰ群薬

Ⅰ群薬の種類や、分類については内服薬の項を参照（p422）。

Ⅰ群薬の静注を行う場合には、原則1種類の薬剤を選択し、複数の薬剤を投与しないようにする。洞調律化が得られないからといって、複数の薬剤を重ねて投与すると催不整脈作用によって、致死的不整脈を誘発する危険がある。頻脈性心房細動に投与する場合は、Ⅰc群薬の投与をきっかけに、マクロの電気的リエントリーを形成して心房粗動へ移行することがありⅠc flutterとよばれる。心拍数は心房細動のときよりも速くなり血行動態が不安定になることもあるため、まずベラパミル・ジギタリス・β遮断薬などでHR 100～120bpm程度にまでレートコントロールを行ってからⅠ群薬を投与するのが望ましい。心房粗動の停止にもⅠ群薬は用いられるが、効果は乏しいことが多い。

静注で用いる場合は、下記の薬剤の中から1種類を選んで投与を行う。
- ピルシカイニド［サンリズム®（50mg/5mL/A）注］
  1mg/kgを緩徐に静注
- シベンゾリン［シベノール®（70mg/5mL/A）注］
  1.4mg/kgを緩徐に静注
- ジソピラミド［リスモダンP®（50mg/5mL/A）注］

50〜100 mg（1〜2 mg/kg）を緩徐に静注
・フレカイニド［タンボコール®（50 mg/5 mL/A）注］
　　50〜100 mg（0.1〜0.2 mg/kg）を緩徐に静注
・プロカインアミド［アミサリン®（100 mg/1 mL，200 mg/2 mL/A）注］
　　50〜100 mg（1〜2 mg/kg）を緩徐に静注
　アミサリン®以外はおおむね1 Aをブドウ糖や生理食塩水に希釈して，緩徐に静注する．いずれも心電図や血圧をモニターしながら行う．

　Ⅰ群薬は多くあるが，静注薬として1種類，内服薬として2種類を使えれば，実臨床上，問題になることは少ないと思われる．使い慣れた薬剤を選択するのがよいが，一例として，以下のような組み合わせが考えられる．腎排泄で半減期の短いピルシカイニド（サンリズム®）と，肝代謝の要素を有し半減期の短いフレカイニド（タンボコール®）の組み合わせや，夜間に発作の多い副交感神経優位型に対して抗コリン作用のあるシベンゾリン（シベノール®），日中に発作の多い交感神経優位型に対しβ遮断作用のある，プロパフェノン（プロノン®）を選択するといった使い分けが考えられる．また，発作の回数が少なければ，「pill in the pocket」として，頓服薬を用いる方法もある．ピルシカイニド（サンリズム®）100 mgまたは，フレカイニド（タンボコール®）100 mg，プロパフェノン（プロノン®）100 mgなどを用い，高齢者ならそれぞれ半量の50 mgとする．

　いずれも高齢者や腎機能低下例では血中濃度の上昇に注意する必要があるほか，シベンゾリンやジソピラミドでは，抗コリン作用の副作用や，低血糖もしばしば認められる．内服薬としてベプリジル（ベプリコール®）が選択される場合もあるが，QT延長による致死的不整脈の報告があり，こまめな心電図のフォローが必要である．

心不全を合併した頻脈性心房細動

　心房細動が心不全の原因なのか心不全の結果として心房細動が起こっているかは各症例ごとに検討する必要があるが，不整脈の治療よりも心不全を治療することに主眼を置く．静注薬として用いることができるものとして，ジゴキシン（ジゴシン®），アミオダロン（アンカロン®）と近年適応となったランジオロール（オノアク

VI ● よく使う薬剤の使用方法／静注薬

ト®)が挙げられる。

◆ ランジオロール
● **主な商品名：オノアクト®（50mg）注，コアベータ®（12.5mg）注**

　ランジオロールは血中薬物濃度半減期が約4分の短時間作用型β1遮断薬である。これまでは手術後の頻脈性不整脈に対してのみ適応があったが，2013年11月より心機能低下例における頻脈性不整脈に対しても使用可能となり，心不全を合併した心房細動・心房粗動に対する治療の選択肢が広がった。

　左室駆出率（LVEF）25〜50%と低下した心房細動・粗動症例においてジゴキシンとの比較で，投与開始2時間後に徐拍化を達成した比率は有意に高く，急速なレートコントロールが必要な症例では有用であると考えられる。しかし左室駆出率が25%を下回るような症例に対する投与経験は乏しく，血行動態・副作用に十分対応できるようCCUに準じてモニタリング可能な環境下での投与が望ましい。ジゴキシンに比べ速やかに徐拍化が得られるが，血圧も低下するため，急速なレートコントロールが必要な症例やジギタリス製剤投与が困難な慢性透析，高度腎機能障害例がよい対象になると考えられる。

　血圧90mmHg以下の低血圧症例に対しては，使用は推奨されておらず，投与中に過度に血圧が低下した場合や徐脈を呈した場合には，薬剤の投与を中止し，必要に応じて輸液や昇圧薬およびアトロピンなどを検討する。

　心機能低下例における心房細動，心房粗動に対しては1μg/kg/分の速度で静脈内持続投与を開始する。投与中は心拍数，血圧を測定し1〜10μg/kg/分の用量で適宜調節する **表1**。

　また，冠動脈CTの際にも徐拍化のためにも用いられる（コアベータ）。その際には1回0.125mg/kgを1分間で静脈内投与する。

心室性不整脈に対する抗不整脈薬投与

　血行動態の破綻した心室性不整脈に対しては，電気的除細動を考慮する必要がある。心室性不整脈に対する抗不整脈として最もエビデンスがあるのはアミオダロンであり，そのほかにニフェカ

ラントやリドカインも用いられる。

心機能正常で特発性心室頻拍が考えられる場合はベラパミルやATPを考慮してもよい。左脚後枝Purkinje線維を含むリエントリーが疑われる右脚ブロック(RBBB)＋左軸偏位(LAD)型であれば，ベラパミルを，撃発活動が疑われる左脚ブロック(LBBB)＋右軸偏位(RAD)型であればATPを選択する。また心機能正常な場合はプロカインアミドの持続投与も検討される**図1**。

図1 持続性心室頻拍の停止法

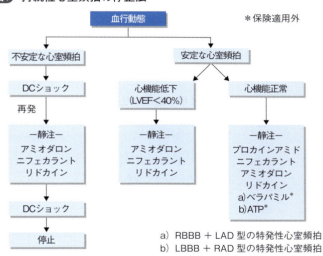

(日本循環器学会，ほか：不整脈薬物治療に関するガイドライン(2009年改訂版)より引用)

◆ アミオダロン
● **主な商品名:アンカロン®(150mg/3mL)注**

内服薬に関しては，p424を参照のこと。

アミオダロン長期投与で最も留意すべきは，副作用である。最も危険なものは肺毒性であり，死亡率は5〜10％程度といわれている。維持投与量が多いほど発生頻度が高く，維持量は可能であれば100mg/日までの減量を検討する。肺病変の早期診断が重要であり，KL-6や肺機能(肺拡散能%DLco)が指標となる。診断の契機は

VI● よく使う薬剤の使用方法／静注薬

咳嗽，息切れ，微熱などの症状や肺雑音，胸部X線写真の異常であることが多く，定期的にチェックをすることが必要である。肺毒性を認めた場合にはアミオダロンの中止やステロイド治療を行う必要がある。アミオダロンによる甲状腺機能障害では，機能低下症，亢進症のいずれも起こしうる。肺毒性の場合と異なり，甲状腺機能障害の場合はアミオダロンを中止する必要はなく，甲状腺ホルモンの補充や，抗甲状腺薬またはステロイド内服で対応できることが多い。甲状腺機能亢進症は，潜在性バセドウ病の悪化による1型と破壊性甲状腺炎の2型に分類される 表2。

　心室性不整脈に対して用いられるほか，心不全を伴う心房細動に対しても，アミオダロンの静注はレートコントロールとして有効である。また，VF/pulselessVTの蘇生の際に用いる場合には初回300mg静脈内投与，2回目以降150mg静脈内投与を行う。

表2 アミオダロン誘発性甲状腺中毒症（AIT）

| | アミオダロン誘発性甲状腺中毒症（AIT） | | 甲状腺機能低下症 |
	AIT Ⅰ型	AIT Ⅱ型	
病因	甲状腺ホルモンの産生過剰（バセドウ病の合併）	備蓄されていた甲状腺ホルモンの過剰な逸脱	T4の産生・分泌低下
頻度（アンカロン®錠100投与時）	およそ5%		およそ5%
検査項目	FT4, FT3, TSH		
病悩期間	長期	1〜数カ月以上	長期
治療　症状の軽い場合	抗甲状腺薬投与	経過観察	TSH<10μU/mLでは，経過観察
治療　症状の重い場合	抗甲状腺薬投与（手術も考慮）	FT4>7.7ng/dLで，プレドニン30〜40mg/日，分3。T4, T3が落ち着いてきたら漸減する。	甲状腺ホルモン投与
アンカロン®の中止	不明	中止の必要なし*	中止の必要なし*

＊他の重篤な副作用（肺線維症など）が発現した場合には直ちに中止すること。

◆ ニフェカラント

● **主な商品名：シンビット®（50mg）静注用**

選択的なKチャネル遮断作用を有する薬剤である。アミオダロンには豊富なエビデンスがあるが，ニフェカラントは日本国内のみで使用されているため，エビデンスに欠ける。副作用としてQT延長によるtorsade de pointesが発生する危険性があるほか，局所の静脈炎がある。重症心室不整脈に対する高い抑制効果が示されているほか，心機能抑制が少ないことや心室細動の除細動閾値を低下させるなどの利点がある。

単回投与：50mg/1A＋生食50mLに溶解し，0.15～0.3mg/kgを緩徐に静注

QT延長に注意し，2時間以上間隔をあけて，同量の追加投与を行う。

維持療法：0.4mg/kg/時を持続投与

VF/pulseless VTの救命処置に際に用いる場合は0.15mg/kg or 0.3mg/kgを緩徐に静注する。

ニフェカラントは静注薬のみであるため，維持療法で効果があった場合には，内服薬として，アミオダロン（アンカロン®）やソタロール（ソタコール®）への切り替えを検討する必要がある。

◆ リドカイン

● **主な商品名：静注用キシロカイン2％，リドカイン静注用2％シリンジ「テルモ」，キシロカイン注ポリアンプ1％**

（リドカインの商品は非常に多く，他は割愛した）

Ⅰb群に分類され，副作用も少なく持続性心室頻拍に対してこれまで多く使用されてきた。しかしリドカイン静注よりもアミオダロン静注が有効であることが示され，欧米ではアミオダロンが第一選択薬として用いられている。わが国でも2007年にアミオダロン静注が承認されて以降，リドカインが用いられる頻度は減少してきており，積極的に推奨はされていない。

投与法は，リドカイン塩酸塩として，通常，成人1回50～100mg（1～2mg/kg）［2％注射液：2.5～5mL］を，1～2分間で，緩徐に静脈内注射する。

VI ● よく使う薬剤の使用方法／静注薬

◆ プロカインアミド
● 主な商品名：アミサリン®（100mg/1mL，200mg/2mL）注

　200mg/Aを緩徐に静注を行う。
　洞調律に復帰した場合や極量（1,000mg）に達した場合，血圧低下やQRSが50%以上拡大した場合などには投与を中止する。そのほか，経時的に心電図を確認し，PQ延長やQT延長などがないかを確認する。

◆ 硫酸マグネシウム
● 主な商品名：硫酸Mg補正液®（20mL）注

　Torsades de pointes時に投与，1gまたは2gを緩徐に静注することが推奨されている。

徐脈性不整脈

　徐脈性不整脈によって症状をきたしている場合に，薬物投与を検討することになる。第一選択はアトロピンであるが，無効な場合やⅢ度房室ブロックなどでは，経皮的ペーシングを開始する。経皮ペーシングを準備する間あるいは施行できない場合には，アドレナリンを2〜10μg/kg/分またはドパミン2〜10μg/kg/分，その他イソプロテレノール2〜10μg/kg/分やドブタミン2〜20μg/kg/分の使用も考慮する。

◆ 硫酸アトロピン
● 主な商品名：アトロピン硫酸塩®（0.5mg/1mL）注

　迷走神経の興奮によって放出されるアセチルコリンの洞結節・房室結節への作用を遮断することで，房室結節レベルでのブロック改善に有用である。
　症候性徐脈に対してアトロピン0.5mgの静注を考慮する。効果を認める場合は反復投与も検討されるが，総投与量は3mgとする。

◆ ドパミン，ドブタミン，ノルアドレナリン
　心不全の静注薬の項を参照（p432〜435）。

◆ イソプロテレノール

● **主な商品名：プロタノール®（0.2 mg/1 mL，1 mg/5 mL）L注**

　β1およびβ2作用を有するβ作動薬で，心拍数増加と血管拡張作用がある。投与量は2～10μg/分を持続静注で行い，心拍数とリズムをみて適宜増減する。近年では，心房細動アブレーション時に焼灼後の不整脈誘発に用いられることもある。

表3 よく使う抗不整脈薬

一般名	商品名	用法・容量
メチシレチン	メキシチール® （50 mg，100 mg）カプセル	1日300～450 mg　3回に分服
ジソピラミド	リスモダン®（50 mg，100 mg）カプセル，R錠（150 mg）	1日300 mg　3回に分服，R錠は150 mgを1日2回
プロパフェノン	プロノン® （100 mg，150 mg）錠	1日450 mg　3回に分服，100 mg錠は高齢者等への初期用量
アプリンジン	アスペノン® （10 mg，20 mg）カプセル	1日40 mgから開始し60 mgまで増量可，2～3回に分服
シベンゾリン	シベノール® （50 mg，100 mg）錠	1日300 mgから開始し450 mgまで増量可，3回に分服
フレカイニド	タンボコール® （50 mg，100 mg）錠	1日100 mgから開始し200 mgまで増量可，2回に分服
ピルジカイニド	サンリズム® （25 mg，50 mg）カプセル	1日150 mg　3回に分服　1日225 mgまで増量可
ベプリジル	ベプリコール® （50 mg，100 mg）錠	持続性心房細動：1日100 mgから開始し200 mgまで増量可　2回に分服 頻脈性不整脈（心室性）：1日200 mg2回に分服
ベラパミル	ワソラン®（40 mg）錠	1日120～240 mg　3回に分服
ソタロール	ソタコール® （40 mg，80 mg）錠	1日80 mgから開始し320 mgまで漸増可，2回に分服
アミオダロン	アンカロン®（100 mg）錠	導入期は400 mg/日，維持期：200 mg/日，1～2回に分服

　静注薬は本文参照のこと。

pill in the pocket

● フレカイニド（タンボコール®）1回50 mg錠を1～2T 100 mgまで
● ピルシカイニド（サンリズム®）1回50 mg錠を1～2T 100 mgまで
● ベラパミル（ワソラン®）1回40 mg錠を1T 2回まで
　効果がない場合，必ず受診するように指導する。

VI ● よく使う薬剤の使用方法

10 その他

◆ ニカルジピン
● 主な商品名：ペルジピン®（10 mg，20 mg）錠，（2 mg/2 mL，10 mg/10 mL，25 mg/25 mL）注射液

● 作用
ジヒドロピリジン系カルシウム拮抗薬に分類されるCa拮抗薬。血管平滑筋に働き末梢動脈を拡張させる。ジルチアゼム（ヘルベッサー®）と異なり陰性変力・陰性変時作用はない。比較的脳血管に対する特異性が高く，短時間作用型の薬剤。

● 副作用
低血圧（特に血管内脱水などがある場合は著明な低血圧をきたすため血圧を十分モニタリングしながら投与する），静脈炎（後述）など。

● 適応疾患
循環器領域においては急性心不全，大動脈解離などの高血圧緊急症に対して使用される。また，脳血管に対する特異性が高いため，脳出血による高血圧や術後高血圧に対して使用される。

● 使用方法
ペルジピン®注射液（2 mg/2 mL，10 mg/10 mL，25 mg/25 mL），0.5〜6 µg/kg/分で持続投与（急性心不全に対しては〜2 µg/kg/分）。
例えば体重50 kgで換算すると，原液2 mL/時（0.66 µg/kg/分）でスタート。血圧の推移をみて1 mL/時ずつ適宜増減する。

● ペルジピン®による静脈炎について
ペルジピン®を末梢ルートから長時間点滴を行うと静脈炎が発生することがある。中心静脈ルートなどからは1 mg/mL溶液を持続投与で使用することが多いが，末梢ルートで使用する場合は静脈炎のリスクが高いため生理食塩水，5％ブドウ糖溶液などで5〜10倍に希釈する。
静脈炎が発生した場合には注入部位を変え，静脈炎を起こした血管は再度使用しない。紅斑，発赤，発熱，疼痛に対しては冷湿布，ステロイド外用，非ステロイド性抗炎症薬（NSAID）内服などを検討する。

VII

冠危険因子の
管理

Ⅶ● 冠危険因子の管理

1 冠動脈疾患の危険因子

一般的に冠動脈疾患(CAD)の危険因子は，下記の6つとされている。

◆ CADの危険因子
①**高血圧**：特に収縮期血圧は最もよくCADと関連するといわれている。
②**糖尿病**：通常より約2～4倍程度のCAD罹患率を認める。
③**脂質異常症**：高LDLコレステロール(high LDL-C)，高中性脂肪値(high TG)，低HDLコレステロール(low HDL-C)はそれぞれ独立した危険因子である。
④**喫煙**：CAD発症率・死亡率は，非喫煙者と比べて男女とも2～3倍高い(1PPD以上では男性2～4倍，女性で7倍)。受動喫煙もCAD死亡リスクを増加させる。禁煙期間は2年未満でCAD発症リスクは低下し，15年でCADによる死亡リスクが非喫煙者と同等となる。
⑤**家族歴**：一般的には若年発症の家族歴をいい，第一度近親の男性55歳，女性65歳以下と定義される。
⑥**肥満**：BMI＞30を肥満と定義し，その他の危険因子と関連する。推奨BMIは18.5～24.9であり，減量が望ましい。体重1kg低下で0.5～1mmHg程度の降圧を，1BMI低下で1～2mmHg程度の降圧を期待できる。

上記に加え，運動不足，果物と野菜の摂取不足，過度の飲酒，心理社会的要因なども危険因子とされ，この9つの因子が初回心筋梗塞発作の90％以上で関係していることがわかっている。その他，高尿酸血症，慢性腎臓病，男性といった点も重要なポイントである。

メタボリックシンドロームで知られているように，危険因子の重複が動脈硬化，冠動脈疾患の発症を何倍も助長する。

CAD発症の指標として炎症性マーカーが有用であるとされており，CRP(C反応性蛋白)や血清アミロイドA(SAA)，フィブリノゲン，IL-6などがCADと相関することがわかっている。例えば，CRPであれば，1.0mg/dL未満(低リスク)，1.0～3.0mg/dL(中等リスク)，

3.0mg/dL以上（高リスク）と判断し，既往（特にFraminghamポイントスコア）などより中等度〜高度のCAD発症リスクをもつ患者において，有意な感染などのないCRP上昇をみたら，CAD発症を想定して虚血評価を早期に検討すべきである。同様にCRP上昇した患者に対して早期にスタチン製剤を開始することで，CAD発症を抑制し，有意に心筋梗塞，心血管死を減少させることがわかっている。

その他，上記CADリスクのまったくない患者では，高ホモシステイン血症なども隠れている可能性があるので注意する。

慢性腎臓病（CKD）もCADの危険因子であり，末期の腎不全患者であれば年間20〜25%程度がCADにより死亡するといわれている。男性では，血清クレアチニン値＞2.0mg/dL，女性では血清クレアチニン値＞1.5mg/dLでCAD発症を増加させる。また，微量アルブミン尿以上のアルブミン尿は糸球体濾過量（GFR）の低下とは独立したCAD危険因子である。

◆ Framinghamポイントスコア

Framinghamポイントスコアは，CADリスク評価を推定する最もポピュラーな方法である。LDLコレステロール値以外の危険因子を2つ以上もつ患者ではFraminghamポイントスコアのポイントに基づき，CADの危険度を把握し，診療方針に役立てる。

Framinghamポイントスコアでは，10年間のCAD発症リスクを10%以下（低度），10〜20%（中等度），20%以上（高度）に3分類し，中等度以上のCADリスクが認められる場合には，症状などに応じて，非侵襲的検査で十分か，侵襲的検査の必要性があるのか慎重に判断すべきである 表1, 2 。

さらに，検査前後より低用量アスピリンなどの服用開始も検討される。高度のCADリスクのある患者，および糖尿病（DM），末梢動脈疾患（PAD），その他動脈硬化性疾患を認める患者は，LDLコレステロールによらずスタチン製剤を考慮する。

日本人の冠危険因子としては，高血圧（44〜65%），糖尿病（22〜29%），喫煙（42〜72%），脂質異常症（19〜59%），肥満（19〜27%）であり，特に喫煙率が高率であった。

Ⅶ● 冠危険因子の管理

表1 Framinghamポイントスコア（男性）

10年間のリスク（男性）							
年齢（歳）	ポイント	総コレステロール(mg/dL)	20～39歳	40～49歳	50～59歳	60～69歳	70～79歳
20～34	−9	160未満	0	0	0	0	0
35～39	−4	160～199	4	3	2	1	0
40～44	0	200～239	7	5	3	1	0
45～49	3	240～279	9	6	4	2	1
50～54	6	280以上	10	8	5	3	1
55～59	8						
60～64	10	非喫煙者	0	0	0	0	0
65～69	11	喫煙者	8	5	3	1	1
70～74	12						
75～79	13						

HDLコレステロール(mg/dL)	ポイント	収縮期血圧(mmHg)	未治療群	治療群
60以上	−1	120未満	0	0
50～59	0	120～129	0	1
40～49	1	130～139	1	2
40未満	2	140～159	1	2
		160以上	2	3

総ポイント	10年間リスク（%）	総ポイント	10年間リスク（%）
0未満	1未満	9	5
0	1	10	6
1	1	11	8
2	1	12	10
3	1	13	12
4	1	14	16
5	2	15	20
6	2	16	25
7	3	17以上	30以上
8	4		

表2 Framinghamポイントスコア（女性）

10年間のリスク（女性）							
年齢（歳）	ポイント	総コレステロール(mg/dL)	20〜39歳	40〜49歳	50〜59歳	60〜69歳	70〜79歳
20〜34	−7	160未満	0	0	0	0	0
35〜39	−3	160〜199	4	3	2	1	0
40〜44	0	200〜239	8	6	4	2	1
45〜49	3	240〜279	11	8	5	3	2
50〜54	6	280以上	13	10	7	4	2
55〜59	8						
60〜64	10	非喫煙者	0	0	0	0	0
65〜69	12	喫煙者	9	7	4	2	1
70〜74	14						
75〜79	16						

HDLコレステロール(mg/dL)	ポイント	収縮期血圧(mmHg)	未治療群	治療群
60以上	−1	120未満	0	0
50〜59	0	120〜129	1	3
40〜49	1	130〜139	2	4
40未満	2	140〜159	3	5
		160以上	4	6

総ポイント	10年間リスク（%）	総ポイント	10年間リスク（%）
9未満	1未満	17	5
9	1	18	6
10	1	19	8
11	1	20	11
12	1	21	14
13	2	22	17
14	2	23	22
15	3	24	27
16	4	25以上	30以上

VII ● 冠危険因子の管理

　一方で，日本人の心筋梗塞発症リスクは欧米人と比較し，極端に低いため，Framinghamポイントスコアでは過大評価となることが国立循環器病研究センターより報告された。同センターは，CADの独立危険因子であるCKDを含むさまざまな冠危険因子を組み合わせた『吹田スコア』を打ち出し，今後のCAD予防に役立つことが期待される 表3，図1。

表3 LDL 吹田スコア

変数	スコア	変数	スコア
年齢		LDLコレステロール (mg/dL)	
35～44	30	<100	0
45～54	38	100～139	5
55～64	45	140～159	7
65～69	51	160～179	10
≧70	53	≧180	11
女性	−7	HDLコレステロール (mg/dL)	
現在喫煙	5	<40	0
糖尿病	6	40・59	−5
血圧		≧60	−6
SBP<120, DBP<80	−7	CKD	
120≦SBP<140, 80≦DBP<90	0	eGFR>60	0
140≦SBP<160, 90≦DBP<100	4	Stage3	3
SBP<160, 100≦DBP	6	Stage4 or 5	14

SBP：収縮期血圧，DBP：拡張期血圧

総ポイント	10年間リスク(%)
≦35	<1
36〜40	1
41〜45	2
46〜50	3
51〜55	5
56〜60	9
61〜65	14
66〜70	22
71≦	>28

図1 吹田スコアとFraminghamリスクスコアによる，予測確率と実際の発症割合との比較

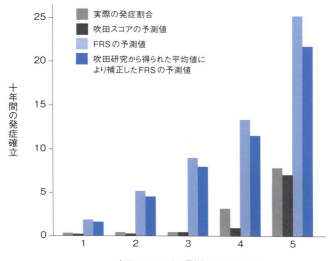

吹田スコアによる予測リスクの五分位

2 高血圧

わが国では約4,000万人が高血圧を有し、その9割以上が本態性高血圧とされるが、その半数以上で血圧管理が不十分である。

高血圧診療では、白衣高血圧、仮面高血圧を意識し、その他の冠危険因子の存在に合わせて24時間血圧計（ABPM）などの使用や、二次性高血圧の除外を行うのが望ましい。

高血圧は、脳血管障害のみならず、虚血性心疾患においても独立した危険因子であり、特に収縮期血圧と最もよく関連することが明らかとされている。健康日本21では、収縮期血圧10mmHgの上昇で、虚血性心疾患の発症・死亡リスクが1.16～1.40倍上昇することが示唆されている。そのため、高血圧の治療においては、重大な合併症である脳心血管合併症の予防や進展の阻止のために、リスクをしっかりと層別化し、それに基づき高血圧管理計画を立てることが重要である表1。

2014年の高血圧治療ガイドラインでは、リスク層別化において、正常高値血圧のカラム表記が削除されているが、これまでの観察

表1 診察室血圧に基づいた心血管病リスク層別化

リスク層 \ 血圧分類	Ⅰ度高血圧 (140～159/ 90～99mmHg)	Ⅱ度高血圧 (160～179/ 100～109mmHg)	Ⅲ度高血圧 (≧180/ ≧110mmHg)
リスク第二層 (糖尿病以外の1～2個の危険因子、3項目を満たすMetSのいずれかがある)	中等リスク	高リスク	高リスク
リスク第二層 (糖尿病以外の1～2個の危険因子、3項目を満たすMetSのいずれかがある)	中等リスク	高リスク	高リスク
リスク第三層 (糖尿病、CKD、臓器障害/心血管病、4項目を満たすMetS、3個以上の危険因子のいずれかがある)	高リスク	高リスク	高リスク

〔高血圧治療ガイドライン2014より引用〕

研究から，至適血圧群に比べ正常血圧群でも心血管合併症発症リスクが増大することから，低リスクであっても，生活習慣の改善のみで目標血圧に至らない場合は，降圧薬を開始すべきであり，明らかに心血管病リスクが高いことを忘れてはいけない。

しかしながら，降圧目標において，脳卒中においては降圧に関した死亡リスクの減少が確認されている一方で，虚血性心疾患でのエビデンスは十分ではなく，少なくても140/90mmHg未満を目指すことが一般的に推奨されている。心筋梗塞後の患者においては，さらにリスクが高いため130/80mmHg未満が望ましいと思われる。

従来のβ遮断薬や利尿薬を主体とした降圧薬治療では，CAD発症リスクを減らすには不十分であった。しかし，最近の研究でアンジオテンシン変換酵素（ACE）阻害薬やアンジオテンシンⅡ受容体拮抗薬（ARB），長時間作用型カルシウム遮断薬による降圧療法で冠動脈疾患（CAD）発症率を減じることが示唆された。

狭心症合併高血圧では，欧米ではβ遮断薬が主に推奨されているが，わが国では冠攣縮性狭心症患者の占める割合が多いため，カルシウム遮断薬およびカルシウム遮断薬とβ遮断薬の併用が用いられることが多い。降圧が不十分であればレニン・アンジオテンシン（RA）系阻害薬（ACE阻害薬／ARB）を加える。例としては，ニフェジピン（アダラート®），ビソプロロールフマル（メインテート®），エナラプラルマレイン（レニベース®）が挙げられ，推奨されている。特に，発症3年以内の心筋梗塞，急性冠症候群では二次予防として推奨される。

カルシウム遮断薬においては，心筋梗塞後において短時間作用型は心事故を悪化させる可能性があるが，長時間作用型であれば，予後を悪化させず，心事故を減じる報告もある。

左室収縮能が低下〔左室駆出率（EF）＜40％〕している心筋梗塞患者において，RA系阻害薬による左室リモデリング（心室拡張，心筋肥大，間質線維化）抑制効果は，心不全や突然死の発症も抑える。また，BPLTTCによれば，心筋梗塞の二次予防効果目的における，RA阻害薬の比較において，ACE阻害薬とARBでは同等の血圧依存性の心血管イベント抑制効果を認めるが，ACE阻害薬には降圧とは独立した抑制効果があることが示唆され，第一にACE阻害薬を選択し，ACE阻害薬に忍容性がない場合にARBを考慮することが勧められる（表2, 図1）。

VII ● 冠危険因子の管理

表2 各疾患別 治療方針

狭心症	・器質的冠動脈狭窄：β遮断薬，長時間作用型カルシウム遮断薬 ・冠攣縮：長時間作用型カルシウム遮断薬 ・降圧が不十分な場合はRA系阻害薬を追加
心筋梗塞後	・RA系阻害薬，β遮断薬が第一選択 ・降圧が不十分な場合は長時間作用型カルシウム遮断薬，利尿薬を追加 ・低心機能症例：アルドステロン拮抗薬の追加
心不全	**収縮機能不全による心不全** ・標準的治療：RA系阻害薬＋β遮断薬＋利尿薬 ・重症例：アルドステロン拮抗薬の追加 ・降圧が不十分な場合は長時間作用型カルシウム遮断薬を追加 **拡張機能不全による心不全** ・持続的かつ十分な降圧が重要
心肥大	・持続的かつ十分な降圧が重要 ・RA系阻害薬，長時間作用型カルシウム遮断薬が第一選択

図1 高血圧患者に対する治療の進め方

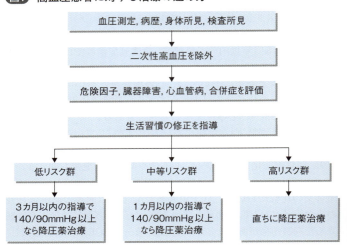

3 脂質異常症

◆ 概念

- 脂質異常症とは，高LDLコレステロール（LDL-C）血症，低HDLコレステロール（HDL-C）血症，高トリグリセリド（TG）血症に分類され，いずれもが動脈硬化症の重要な危険因子である。
- 特に高LDL-C血症は虚血性心疾患の最大のリスク因子である。

◆ 診断

- 表1に示す診断基準は薬物療法の開始基準を表記しているものではなく，薬物療法の適応に関しては他の危険因子を勘案し決定されるべきである。
- 総コレステロール値が220mg/dLを超えている場合には，Friedewaldの式（LDL-C = TC − HDL-C − TG/5）に基づきLDL-C値を計算する。
- Friedewaldの式は空腹時の採血でかつトリグリセリド値が400mg/dL未満の場合に適応できる。
  TG値が400mg/dL以上の場合には，直接測定法でLDL-C値を求める必要がある。

表1 脂質異常症の診断基準（空腹時採血）

高 LDL-C 血症	LDL-C	$\geqq$ 140mg/dL
低 HDL-C 血症	HDL-C	< 40mg/dL
高トリグリセリド血症	トリグリセリド	$\geqq$ 150mg/dL

LDL-C：LDL コレステロール，HDL-C：HDL コレステロール

Ⅶ●冠危険因子の管理

◆ 治療方針および管理目標 表2

- 冠動脈疾患の既往を有する患者において，LDL-C値は100mg/dL未満を目標とすることが示されている。これは，欧米で実施された冠動脈プラーク退縮試験でLDL-C値を100mg/dL以下に低下させた結果，冠動脈プラークの退縮効果が認められたことが根拠となっている。

- 急性冠症候群および安定冠動脈疾患を対象にして，スタチンによる標準的治療（目標LDL-C 100mg/dL）と積極的脂質低下療法（目標LDL-C 80mg/dL未満）を比較したランダム化試験のメタ解析では，積極的低下療法は標準的治療と比べて総死亡に差はなかったが，主要心血管イベントや脳血管障害が有意に抑制された。

- リスクが高い二次予防例ではより積極的な脂質管理を考慮するべきである。

表2 リスク別脂質管理目標値

	カテゴリー		脂質管理目標		
		LDL-C 以外の主要危険因子	LDL-C	HDL-C	TG
一次予防 まず生活習慣の改善を行った後，薬物治療の適応を考慮する。	Ⅰ（低リスク）	0	< 160	≧ 40	< 150
	Ⅱ（中リスク群）	1〜2	< 140		
	Ⅲ（高リスク群）	3 以上	< 120		
二次予防 生活習慣の改善とともに薬物治療を考慮する。	冠動脈疾患の既往		< 100		

◆ 治療

● 生活習慣の是正

- 脂質異常を示す患者の多くは生活習慣の悪化に基づいていることが多く，生活習慣の改善がすべての治療の基本となる。
- まずは，総摂取エネルギーの適正化および栄養配分の適正化を図る。
- 総摂取エネルギー摂取量＝標準体重×25〜30 kcal
- 栄養配分

  炭水化物60％，蛋白質15〜20％，脂肪20〜25％，コレステロール1日300 mg以下
- 高LDL-C血症が持続する場合

  脂肪由来エネルギーを総摂取エネルギーの20％以下とする。

  コレステロール摂取量を1日200 mgとする。
- 高TG血症が持続する場合

  炭水化物由来エネルギーを総摂取量エネルギーの50％以下とする。

  禁酒
- 高LDL-C血症と高TG血症がともに持続する場合は，前述のエネルギー制限を併用する。

● HMG-CoA還元酵素阻害薬（スタチン系）

- 心筋梗塞症例ではスタチンが第一選択となる。
- 強力なLDL-C低下作用をもつ。
- LDL-C低下作用以外に，血管内皮細胞機能改善，抗炎症作用，抗酸化作用など多面的な作用を有する。
- 急性心筋梗塞早期よりスタチンを投与することにより，プラセボと比較して心血管イベントが有意に抑制されることが示されている。
- リバロ®，リピトール®，クレストール®はLDL-C低下作用がより強力でありストロングスタチンとよばれている。

  例） プラバスタチン［メバロチン®（5 mg，10 mg）錠］：1日10 mg，1日1回または2回分服

  シンバスタチン［リポバス®（5 mg，10 mg，20 mg）錠］：1日1回5 mg

  フルバスタチン［ローコール®（10 mg，20 mg，30 mg）錠］：1

日1回20〜30mg

アトルバスタチン［リピトール®(5mg, 10mg)錠］：1日1回10mg, 1日20mgまで

ピタバスタチン［リバロ®(1mg, 2mg, 4mg)錠］：1日1回1〜2mg, 1日4mgまで

ロスバスタチン［クレストール®(2.5mg, 5mg)錠］：1日1回2.5mg, LDL低下不十分例には1日1回10mgまで増量可

● フィブラート系
●脂質異常症, 低HDLコレステロール血症の改善に効果がある。

例） ベザフィブラート［ベザトールSR®(100mg, 200mg)徐放錠］, ベザリップ®(100mg, 200mg)徐放錠］：1日200mg, 1日2回

フェノフィブラート［リピディル®(53.3mg, 80mg)錠, トライコア®(53.3mg, 80mg)錠］：1日1回106.6〜160mg

クロフィブラート［ビノグラック®(250mg)カプセル］：1日750〜1,500mg, 2〜3回分服

クリノフィブラート［リポクリン®(200mg)錠］：1回200mg, 1日3回

● 陰イオン交換樹脂（レジン）
●腸管内で胆汁酸を吸着, 腸肝循環を阻害し血中コレステロール値を低下させる。

例） コレスチラミン［クエストラン®(9g)粉末］：1回9gを水約100mLに懸濁し, 1日2〜3回

コレスチミド［コレバイン®(500mg)錠］：1回1.5g, 1日2回朝夕食前

● イコサペント酸エチル（EPA）
●高TG血症に適応のある薬剤であるが, その効果はフィブラートに比べて劣っている。

●スタチン治療を受けている高コレステロール血症患者にEPA製剤を用いた大規模臨床研究では, 心血管イベントの発症率は対照群に比べて19%有意に減少した。

- さらに冠動脈疾患二次予防サブ解析では，EPA投与群では対照群と比較して累積冠動脈イベントが23％低く，心筋梗塞，冠動脈インターベンション（PCI）の既往がある患者では41％低かった。

  例）イコサペント酸エチル［エパデール®（300mg）軟カプセル，ソルミラン®（600mg，900mg）顆粒状カプセル］：1回600mg，1日3回毎食直後

● コレステロールトランスポーター阻害薬（エゼチミブ）

- 小腸粘膜細胞に存在する，コレステロールトランスポーターを阻害し，小腸における食事および胆汁中のコレステロール吸収を抑制する。
- スタチンとエゼチミブの併用は効果的にLDL-C低下させる。

  例）エゼチミブ［ゼチーア®（10mg）錠］：1回10mg，1日1回

VII● 冠危険因子の管理

4 糖尿病

◆ 概念

●糖尿病はインスリン作用不足による慢性の高血糖状態を主訴とする代謝疾患群である。1型糖尿病は，インスリンを合成・分泌する膵ランゲルハンス島β細胞の破壊・消失がインスリン作用不足の主要な原因であり，2型糖尿病は，インスリン分泌低下やインスリン抵抗性をきたす素因を含む複数の遺伝要因に，過食（特に高脂肪食），運動不足，肥満，ストレスなどの環境因子および加齢が加わり発症する。その他に妊娠糖尿病や膵炎，Cushing症候群，褐色細胞腫，ヘモクロマトーシスなどに伴う二次性糖尿病がある。

●わが国の疫学研究によれば，糖尿病が心血管疾患の危険度を約2倍に増加させ，糖尿病が心血管疾患の危険因子の重複に含まれると相乗的に心血管イベント発症を増加させると報告されている。

◆ 診断

●診断に関しては日本糖尿病学会が提唱している 図1 を参照にされたい。

◆ 治療

●糖尿病の治療は食事療法・運動療法・薬物療法を組み合わせて治療を行い，血糖・体重・血圧・血清脂質の良好なコントロール状態を維持，糖尿病細小血管合併症（神経障害，網膜症，腎症）および動脈硬化性疾患（冠動脈疾患，脳血管疾患，末梢動脈性疾患）の発症・進展を阻止しQOLの維持と寿命の確保を目指すことである。

●目標コントロールの指標としては熊本宣言（2013年5月）が提唱され，HbA1c（NGSP）で「6.0％未満，7.0％未満，8.0％未満」の3段階として，糖尿病合併症予防の観点から「HbA1c 7.0未満」を基本的な目標値としている 表1 。

●一方で国立循環器研究センターの岸本一郎らは，心不全予防においてもHbA1cが少なくとも8％を超えないように糖尿病を管

図1 糖尿病の診断フローチャート

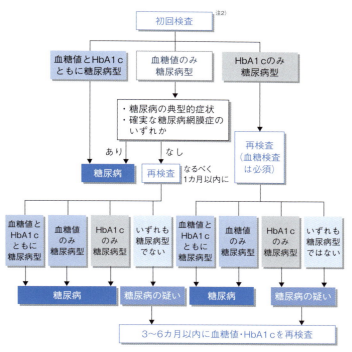

注1）HbA1cの国際標準化に伴い，新しいNGSP値と従来のJDS値とを併記している
注2）糖尿病が疑われる場合は，血糖値と同時にHbA1cを測定する．同日に血糖値とHbA1cが糖尿病型を示した場合には，初回検査だけで糖尿病と診断する

(日本糖尿病学会糖尿病診断基準に関する調査検討委員会：糖尿病の分類と診断基準に関する委員会報告. 糖尿病 53：458, 2010より一部改変引用)

Ⅶ● 危険因子の管理

表1 糖尿病コントロール目標値

目標	コントロール目標値 [注4]		
	血糖正常化を 目指す際の目標 [注1]	合併症予防の ための目標 [注2]	治療強化が 困難な際の目標 [注3]
HbA1c（％）	6.0未満	7.0未満	8.0未満

治療目標は年齢, 罹病期間, 臓器障害, 低血糖の危険性, サポート体制などを考慮して個別に設定する。

注1）適切な食事療法や運動療法だけで達成可能な場合, または薬物療法中でも低血糖などの副作用なく達成可能な場合の目標とする
注2）合併症予防の観点からHbA1cの目標値を7％未満とする。対応する血糖値としては, 空腹時血糖値130mg/dL未満, 食後2時間血糖値180mg/dL未満をおおよその目安とする
注3）低血糖などの副作用, その他の理由で治療の強化が難しい場合の目標とする
注4）いずれも成人に対しての目標値であり, また妊娠例を除くものとする
（文献1より引用）

理する必要性があると報告している。

● 1型糖尿病はインスリンの適応となり, 2型糖尿病は食事・運動療法をまずは行い, それでも効果が乏しい場合に経口糖尿病薬から開始しインスリンを検討する。

● 経口糖尿病薬はインスリン抵抗性改善薬（ビグアナイド薬, チアゾリジン薬）, インスリン促進薬（DPP-4阻害薬, スルホニル尿素薬, 速効型インスリン分泌促進薬）, 食後高血糖改善薬（α グルコシダーゼ阻害薬）がある。また2014年1月からは既存薬と異なる作用機序をもつ選択的SGLT2阻害薬も使用可能となっている。

● 薬剤を選択する指標としては血糖値, インスリン分泌能（尿中Cペプチド排泄量, 血中Cペプチド, HOMA-β）, インスリン抵抗性（HOMA-IR, 血中インスリン値）等を含めて総合的に判断する。

● 近年インスリン療法を取り巻く環境は著しく改善され広く治療手段として受け入れられており, インスリン療法が必要である場合は積極的に専門医との継続的な病診連携が求められる。

● 治療のポイント

●急性心不全において感染症のコントロールは重要である。血糖値が250mg/dL以上になると好中球貪食能が急速に低下すると言われているため，せめてそれ以下にコントロールするのが望ましい。

●重症患者に対しての研究ではあるが，厳格な血糖コントロールは低血糖のリスクを上昇させ逆に予後悪化につながるとの報告があり目標血糖値は140～180mg/dLが望ましい。

●しかし心不全患者での目標血糖値に関してはいまだエビデンスがなく，試行錯誤しながら行っているのが現状である。

●心不全患者に限ったことではないが，造影剤を用いた検査をする可能性が高いため初期の段階ではビグアナイド系の薬剤は避けたほうが良いかもしれない。また心不全患者には，チアゾリジン薬は体液貯留傾向があるため注意が必要である。

◆ まとめ

糖尿病治療の成否は患者自身と医師はもちろんのこと，パラメディカルを含めたチーム医療が重要な役割を担うものであり，チーム医療により糖尿病患者の障害にわたる身体的・社会的・精神的なサポートが必要である。

◇参考文献

1) 日本糖尿病学会編：糖尿病治療ガイド2012－2013　血糖コントロール目標改訂版，文光堂，2013.

2) 阿部孝洋，曽根博仁：日本人の心血管疾患に糖尿病はどの程度影響しているのか？Heart View 18：358-367, 2014.

3) Kishimoto I, et al：Hemoglobin A1c predicts heart failure hospitalization independent of baseline cardiac function or B-type natriuretic peptide level. Diabetes Res Clin Pract 104(issue 2)：257-265, 2014.

4) Harrison's Principles of Internal Medicine, 18th ed, p3001, McGraw-Hill Professional, 2011.

Ⅶ● 冠危険因子の管理

5 喫煙

◆ 概念

　厚生労働省の統計によると，2013年の成人男性の平均喫煙率は32.2％であり（前年比0.5％減），これに対し，成人女性の平均喫煙率は10.5％（前年比0.1％増）であった。成人男性の喫煙率は減少し続けているが諸外国ではいまだ高い状況にある。最近では喫煙者の若年化や，女性の喫煙が増えており，世界各地で大きな問題として取り上げられている。

◆ 喫煙の危険因子

　喫煙は高血圧，糖尿病，脂質異常症と並び，虚血性心疾患の独立した強力な危険因子であり，喫煙によりその発症率や死亡率が上昇することは確立した疫学的事実である[1]。主成分であるニコチンは血管内皮を傷害することなどにより動脈硬化を促進する。また，交感神経系を刺激してカテコラミンを分泌し血圧上昇，心拍上昇をもたらし心負荷が増加する。さらに冠動脈を収縮させ，血小板凝集を促進する作用をもつ。こうして喫煙は心筋梗塞をはじめとする虚血性心疾患を惹起する可能性を有する。

● 心疾患への影響

　JACSS研究[2]によれば，心筋梗塞の増加度は，男女別にみると，男性は高血圧（4.8倍），喫煙（4倍），糖尿病（2.9倍）の順であり，女性では喫煙（8.2倍），糖尿病（6.1倍），高血圧（5.0倍）と喫煙が1位であった。1日の喫煙本数に応じて冠動脈疾患の危険度が高まることが示されており，MRFIT試験では1日1〜25本喫煙した場合の相対危険率は2.1であり，25本以上では2.9と高くなっている。ただし喫煙を中止することで，虚血性心疾患の再発率や死亡率を低下させることも報告されている。

● 高血圧への影響

　また，喫煙の血圧への慢性的な影響は確立されていないが，最近の一部の研究では，喫煙の高血圧発症への影響も指摘されており[3]，喫煙は腎血管性高血圧の危険因子としても知られている[4]。

喫煙はこうして血圧上昇を介して間接的にも動脈硬化の進行に拍車をかける可能性を有する。

● 非喫煙者への影響

喫煙の被害は喫煙者のみならず，周囲の非喫煙者にも及び，受動喫煙でもこれらのリスクが上昇することがわかっている。屋外で，タバコの発がん物質と臭いにさらされないためには，喫煙者から半径7メートル以上離れる必要があるというRepace論文の結果が出た。

このように虚血性心疾患における一次予防，二次予防において禁煙は非常に重要な位置を占めているのがわかる。

◆ 治療

日本循環器学会から禁煙ガイドラインが発表されているが，近年，禁煙や未成年の防煙（喫煙の予防）を推進する禁煙宣言も日本医師会をはじめとする社会的団体から発信されている。

世界で行われた禁煙治療に対するランダム化比較試験（RCT）のメタ解析によれば，臨床医が一般の患者と対面して3分間以内の禁煙アドバイスをするだけでも，禁煙率が有意に1.3倍高まることがわかっている[1]。そこでわれわれ医師の果たす役割として，禁煙外来のみならず日常診療の合間に行う「簡単な禁煙アドバイス」が重要である。

● 禁煙外来

1994年頃より「禁煙外来」が登場し，薬物療法および行動療法の併用を基本とし，集中的禁煙治療の中心を担っている。薬物療法とはいわゆるニコチン代替療法であり，ニコチンパッチやニコチンガムを用いた治療が使われている。また米国では塩酸ブプロピオンSRが第一選択薬となっているが，日本ではまだ使用することができない。行動療法とは喫煙者が喫煙増加を予測しうる状況（ストレスや睡眠不足など）を認識し，その対処法を確認していくことである[1]。

Ⅶ● 危険因子の管理

◇参考文献

1) 禁煙ガイドライン. Circ J 69 (suppl. IV)：1007-1025, 2005.
2) Kawano H, et al：Sex differences of risk factors for acute myocardial infarction in Japanese patients. Circ J 70：513-517, 2006.
3) Halperin RO, et al：Smoking and the risk of incident hypertension in middle-aged and older men. Am J Hypertens 21：148-152, 2008.
4) Krijnen P, et al：A clinical prediction rule for renal artery stenosis. Ann Intern Med 129：705-711, 1998.

索引

商品名(薬剤)は青文字で示しています。
また一般名(薬剤)は黒太文字とし，重要ページを太字で示しています。

あ

アーチスト®	400
アイトロール®	**404**
アクチバシン®	449
足関節上腕血圧比(ABI)	106,320
アジマリン	422
亜硝酸薬	404
アジルサルタン	401
アジルバ®	401
アスピリン	**406**
アスペノン®	421,481
アセタノール®	399
アセチルコリン	**461**
アセブトロール	399
アゼルニジピン	398
アゾセミド	428,**429**
アダラート®	398,491
アダラート®CR	398
アダラート®L	398
圧較差	98
―の計測	153
圧迫療法	369
アデカット®	401
アデノシン	421
アデノシン三リン酸(ATP)	**465**,471,**473**
アデノスキャン®	**465**
アテノロール	399
アデホス-Lコーワ®	**465**,**473**
アデホスコーワ®	**465**
アテレック®	398
アテローム血栓症	326
アテローム硬化	325
アトルバスタチン	496
アドレナリン	49
アトロピン	49,421,471
アトロピン硫酸塩®	**480**
アバプロ®	401
アピキサバン	411,413,415,**417**
アプリンジン	421,422,471,481
アプレゾリン®	396
アミオダロン	421,422,**424**,471
アミオダロン誘発性甲状腺中毒症(AIT)	478
アミサリン®	421,**480**
アミロイドーシス	263
アムロジピン	398
アムロジン®	398
アモスラロール	400
アラセプリル	401
アラニジピン	398

アリスキレン	401
アルガトロバン	**445**
アルコール性心筋症	263
アルダクトンA®	428,**430**
アルテプラーゼ	**449**
アルドメット®	396
アルプレノール	399
アレステン®	428
アロチノロール	400
アロチノロール®S塩酸塩	400
アンカロン®	421,**424**,**477**,481
アンジオテンシンII受容体拮抗薬	247,401
アンジオテンシン変換酵素阻害薬	247,401
安静時下肢疼痛	38
アンタップ®	**404**
安定狭心症の診断手順	182
安定労作性狭心症	178

い

息切れ	18
イグザレルト®	411,**416**
イコサペント酸エチル(EPA)	496
異常Q波	81
イソプレテレノール	**481**
一次救命救急(BLS)	44
一回拍出量	98
イノバン®	**432**
イミダプリル	401
イルベサルタン	401
イルベタン®	401
陰イオン交換樹脂(レジン)	496
インダパミド	428,**430**
インデラル®	399,421
インデラル® LA	399
咽頭鏡ハンドル	54
インヒベース®	401

う

植込み型除細動器(ICD)	236
植込み型ペースメーカー	232
―のモードの表記	233
植込み型補助人工心臓	252
右室圧(RVP)	146
右室化現象(ventricularization)	145
右室収縮期圧	99
うっ血性心不全(電撃型肺水腫)	334
右房圧の推定法	100
ウラピジル	400
ウロキナーゼ	**445**

索引

ウロナーゼ® ······················ **445**
運動負荷試験 ························ 346
運動療法 ················ 321,383,390

え

エアーリーク ························ 53
永久留置型下大静脈フィルター ······· 357
エースコール® ······················ 401
エスラックス® ······················ 52
エゼチミブ ························ 497
エドキサバン ········ 411,413,415,**417**
エナラプラルマレイン ··············· 491
エナラプリル ························ 401
エノキサパリンナトリウム ··········· **440**
エパデール® ························ 497
エフィエント® ······················ **409**
エプレレノン ··················428,**430**
エブランチル® ······················ 400
エホニジピン ························ 398
エリキュース® ················411,**417**
エルゴノビン ························ **463**
エルゴノビン負荷試験 ··············· 170
エルゴメトリンマレイン酸塩「F」 ······ **463**
遠隔モニタリング ··················· 239
塩酸パパベリン® ······················ **460**
塩酸モザバプタン ··················· 428
エンドセリン受容体拮抗薬 ··········· 350

お

オイテンシン® ······················ 428
オーバードライブペーシング ········· 234
オドリック® ······················ 401
オノアクト® ······················ **476**
オビオート® ······················ **461**
オルプリノン ························ **435**
オルメサルタンメドキソミル ········· 401
オルメテック® ······················ 401

か

解離性大動脈瘤 ····················· 310
核医学検査 ························ 127
拡張型心筋症 ··········· 25,86,256,272
拡張期雑音 ························ 9
拡張機能 ························ 243
下肢動脈エコー ····················· 320
下大静脈フィルター ················· 356
カテーテル ························ 163
カテーテルアブレーション ··········· 228
カテーテル感染 ····················· 65
カテーテル血栓溶解療法（CDT） ······ 363
カテーテル検査 ····················· 439

カテーテル治療 ················355,439
カプトプリル ························ 401
カプトリル® ······················ 401
カプロシン® ······················ **440**
カラードプラ法 ····················· 88
カルスロット® ······················ 398
カルテ ························ 2
カルテオロール ····················· 399
カルデナリン® ······················ 400
カルバン® ························ 400
カルビスケン® ······················ 399
カルブロック® ······················ 398
カルベジロール ····················· 400
カルペリチド ························ **436**
簡易Bernoulli式 ··················· 345
簡易心機能評価 ····················· 110
間欠性跛行 ····················37,316
感染性心内膜炎 ················289,377
　―の原因菌 ························ 289
　―の手術適応 ···················· 294
　―の診断基準 ···················· 36
完全房室ブロック ··················· 26
カンデサルタンシレキセチル ········· 401
冠動脈CT ························ 122
　―の適応 ························ 124
冠動脈インターベンション ··········· 188
冠動脈疾患有病確率 ················· 181
冠動脈造影 ························ 162
　―の撮影角度 ···················· 164
　―の撮像方向 ···················· 164
冠動脈の支配領域（AHA分類） ········ 105
冠動脈病変形態の評価法 ············· 168
冠動注用ミリスロール® ··············· **453**
カンレノ酸カリウム ················· 428
冠攣縮誘発試験 ····················· 170

き

気管挿管 ························ 52
気管チューブ ························ 55
気胸 ························ 64
偽腔開存型解離 ····················· 117
偽腔閉塞型解離 ····················· 118
器質性MRの治療方針 ··············· 284
キシロカイン® ················52,53,421
キシロカイン注ポリアンプ ··········· **479**
喫煙 ························ 502
キナプリル ························ 401
キニジン ················421,422,471
機能性MRの治療方針 ··············· 284
脚ブロック ························ 81
逆流性拡張期雑音 ··················· 9

急性下肢虚血	360
一の臨床分類	363
一のハイブリッド治療	365
急性冠症候群	14
一の短期リスク評価	186
急性期心不全	87
急性期リハビリーション負荷試験	388
急性心筋炎	254
急性心筋梗塞	388,438
急性心不全	388,456,459
急性心膜炎	266
急性動脈閉塞症	41
急性肺血管反応性試験	346
急性肺水腫	87
急性肺塞栓症	351,354
急速流入波	7
胸管損傷	65
胸骨左縁左室長軸断面	89
狭心症	14
胸部X線	63,84
胸部大動脈瘤	114,310
極座標	133
局所集積率	133
局所壁運動	104
曲面多断面再構成（CPR）	113
虚血性心筋症	262
虚血評価	131
起立性低血圧	175,176
禁煙療法	321
筋ジストロフィー	264
緊張性気胸	13

く

クエストラン®	496
駆出性収縮期雑音	9
くも膜下出血	396
クリアクター®	**452**
グリコラン®	123
クリニカル・シナリオ分類	245
クリノフィブラート	496
グルトパ®	**449**
クレキサン®	**440**
クレストール®	495,496
クロピドグレル	**408**
クロフィブラート	496

け

経カテーテル大動脈弁留置術（TAVI）	298
経口強心薬	249
経静脈怒張	5
頚動脈狭窄	338

一の狭窄率測定法	339
頚動脈硬化	134,338
頚動脈ステント留置術（CAS）	341
頚動脈内膜剥離術（CEA）	340
頚動脈の触診	6
頚動脈波形	6
経皮機械的血栓摘出術	364
経皮血栓吸引療法	364
経皮的血管再建術	337
経皮的心肺補助装置	74
経皮的中隔心筋焼灼術（PTSMA）	276
外科的治療	355
ケタミン	52
ケタラール®	52
血圧	4
血液凝固カスケード	413
血管内治療	317,370
血胸	65
血行再建術	321,333
血行動態評価	270
血栓溶解療法	355
血栓形成	65
欠損像の見方	131
ケルロング®	399
検査用電極カテーテル	229

こ

コアテック®	**435**
コアテックSB®	**435**
コアベータ®	123
高LDLコレステロール血症	493
降圧静注薬	397
降圧薬	394
降圧療法	396
抗アルドステロン薬	248
硬化療法	371
抗凝固薬	411
抗菌薬	292,293
高血圧	13,21,30,334,490,502
高血圧性心筋症	262
抗血小板薬	406
一の長期経口投与	189
抗血小板療法	189
抗不整脈薬	420,471
呼吸	4
呼吸管理	245
呼吸困難	20
古典的ショックの5徴候	68
コナン®	401
コニール®	398
コバシル®	401

索引

コレスチミド ………………………………… 496
コレスチラミン ……………………………… 496
コレステロールトランスポーター阻害薬
　（エゼチミブ） ……………………………… 497
コレバイン® ………………………………… 496

さ

最大値投影法（MIP） ……………………… 113
鎖骨下静脈アプローチ ……………………… 64
左室17分画（AHA分類） ………………… 105
左室拡張機能評価 …………………………… 97
左室拡張末期圧（LVEDP） …………… 100,154
左室拡張末期圧の推定法 ………………… 100
左室高電位 …………………………………… 82
左室収縮機能指標 …………………………… 92
左室造影 ……………………………………… 158
左室内血栓 …………………………………… 143
左室壁運動 …………………………… 104,160
左室容積 ……………………………………… 93
　─の計算 …………………………………… 159
左室流出路狭窄（LVOTO） ………… 261,274
左室流入血流波形 …………………………… 95
サブレスタ® ………………………………… 398
左房粘液腫 …………………………………… 142
左房容積計測（Biplane disks法） ……… 93
サムスカ® ……………………………… 428,**431**
三尖弁閉鎖不全症 …………………………… 306
酸素飽和度正常値 …………………………… 151
サンリズム® …………………………… 421,481

し

塩野谷の臨床診断基準 …………………… 332
ジギタリス …………………………………… 248
シグマート® …………………………… **405,458**
試験穿刺 ……………………………………… 62
ジゴキシン ………………………… 421,471,**472**
ジゴキシンKY® …………………………… 421
ジゴシン® ……………………………… 421,**472**
自己心膜による再建 ……………………… 300
四肢血圧測定 ……………………………… 331
脂質異常症 …………………………………… 493
静注用キシロカイン ……………………… **479**
持続性挑戦拍動（sustained pattern） …… 7
ジソピラミド ……………………… 421,422,471,481
失神 …………………………………………… 28
　─患者の高リスク基準 …………………… 29
シベノール® …………………………… 421,481
シベンゾリン ……………………… 421,422,471,481
脂肪酸代謝評価 …………………………… 128
縦隔気腫 ……………………………………… 65
収縮期雑音 …………………………………… 9

収縮期前尖運動（SAM） ………………… 306
収縮機能 …………………………………… 242
収縮性心膜炎（constrictive
　pericarditis） …………… 142,146,156,269
重症下肢虚血（CLI） ……………………… 318
症候性徐脈 …………………………………… 49
症候性徐脈性不整脈 ………………………… 49
硝酸イソソルビド（ISDN） …… 397,**404,455**
硝酸薬 …………………………………… **402,453**
上室不整脈 ………………………………… 194,470
小切開手術 ………………………………… 306
静脈空気塞栓 ………………………………… 65
静脈ライン確保 ……………………………… 66
触診 …………………………………………… 6
ショック ……………………………………… 68
　─鑑別 ……………………………………… 69
　─の治療 …………………………………… 70
　─の分類 …………………………………… 68
徐放性ニフェジピン ……………………… 396
徐脈性不整脈 ……………………………… 190
シラザプリル ……………………………… 401
自律神経機能 ……………………………… 175
シリンジ「テルモ」 ……………………… **479**
ジルチアゼム ………………… 397,398,421,422
シルニジピン ……………………………… 398
シロスタゾール ……………………………… **409**
心エコー ……………………………………… 88
心音 …………………………………………… 8
腎機能障害 ………………………………… 250,334
心胸郭比 ……………………………………… 84
心筋虚血の診断手順 ……………………… 180
心筋血流イメージング …………………… 127
心筋血流製剤の比較 ……………………… 127
心筋血流評価 ……………………………… 127
心筋組織性状評価 ………………… 257,260
心筋バイアビリティ ……………………… 127
　─評価法 …………………………………… 132
神経調節性失神 …………………… 175,176
心雑音 ………………………………………… 8
診察室血圧 ………………………………… 490
心サルコイドーシス ……………………… 263
心室再同期療法 …………………………… 251
心室中隔欠損症 …………………………… 377
心室中隔心筋切除
　（septal myectomy） …………………… 274
心室中隔切除術（Morrow手術） ……… 298
心室頻拍 …………………………… 201,221
心室不整脈 ………………………………… 194
心室補助人工心臓（VAD） ……………… 272
心尖部四腔断面 …………………………… 90
心尖部長軸断面 …………………………… 90

心尖部二腔断面 · 91
心臓MRI · 138
心臓移植 · 253
心臓カテーテル検査 · 346
心臓交感神経評価 · 129
心臓の触診 ·6
心臓リハビリテーション · · · · · · · · · · · · · · · · · 382
心臓電気生理学的検査 · · · · · · · · · · · · · · · · · · 225
迅速挿管（RSI） ·56
心タンポナーデ · 70,267
心停止 ·48
心電図 ·78
　―電極 ·78
　―同期検査（Gated SPECT） · · · · · · · · · · 127
腎動脈硬化症 · 334
腎動脈ステント留置術 · · · · · · · · · · · · · · · · · · 336
心内圧正常値 · 148
心内心電図 · 173
心内膜心筋生検 · · · · · · · · · · · · · · · · · · · 258,261
心嚢穿刺 ·70
心肺運動負荷試験 · · · · · · · · · · · · · · · · · · 257,384
心拍再開後の治療 ·47
心拍出量 · 149
心拍数 ·79
シンバスタチン · 495
シンビット® · · · · · · · · · · · · · · · · · · · 421,**425,479**
深部静脈血栓症 · 40,121
深部静脈弁形成術 · 371
心不全 · 240,388
　―のAHA／ACC分類 · · · · · · · · · · · · · · · · · 241
　―のNYHA分類 · 241
　―の静注薬 · 432
　―のステージ分類 · 241
　―モニタリング · 235
心房細動 · · · · · · · · · · · · · · · · 208,249,306,418
　―における抗血栓療法 · · · · · · · · · · · · · · · · 211
心房中隔欠損症（ASD） · · · · · · · · · · · · · · · · 372

す

スカジロール® · 399
スガマデクスナトリウム · · · · · · · · · · · · · · · · ·53
スキサメトニウム ·53
スキサメトニウム® ·53
スタイレット ·53
ステントグラフト · 313
スニッフィングポジション · · · · · · · · · · · · · · · · ·53
スピロノラクトン · · · · · · · · · · · · · · · · · · · 428,**430**
スプレンジール® · 398
スロンノンHI® · **445**

せ

正常圧波形 · 152
正常波形 · 152
ゼストリル® · 401
セタプリル® · 401
ゼチーア® · 497
セパミット-R® · 398
セララ® · 428,**430**
セリック法 ·56
セリプロロール · 399
セレカル® · 399
セレクトール® · 399
セロケン® · 399
セロケン® L · 399
全基部置換術 · 302
全身性炎症反応症候群（SIRS） · · · · · · · · · · ·34
先天性心疾患 · 372
　―に伴う肺動脈性肺高血圧症の
　　内科的治療指針 · 375

そ

造影CT · 111
造影剤腎症（CIN） · 111
造影剤投与 · 111
僧帽弁逆流の重症度評価 · · · · · · · · · · · · 101,283
僧帽弁狭窄症 · 156,278
　―の圧較差 ·99
　―の重症度評価 · 104
僧帽弁口レベル短軸断面 · · · · · · · · · · · · · · · · · ·89
僧帽弁手術 · 275
僧帽弁閉鎖不全症 · · · · · · · · · · · · · · · · · · 155,281
僧帽弁輪部移動速度波形 · · · · · · · · · · · · · · · · · ·95
側副血行路 · 168
組織プラスミノーゲン活性因子（t-PA） 447
ソタコール® · · · · · · · · · · · · · · · · · · · 421,**424,**481
ソタロール · · · · · · · · · · · · · · · 421,422,**424,**471
ソルダクトン® · 428
ソルミラン® · 497

た

ダイアート® · 428,**429**
ダイアモックス® · **428**
体位性頻脈症候群 · 175
体血流量（Qs） · 150
大腿静脈アプローチ ·64
大動脈解離 · 116,307
　―のMRI · 135
大動脈径の計測 ·93
大動脈疾患 · 307
大動脈内バルーンパンピング（IABP） · · · ·72
大動脈弁温存基部置換術 · · · · · · · · · · · · · · · · 302

索引

大動脈弁逆流 ……………………… 377
　　—の重症度評価 ……………… 102
　　—の成因の分類 ……………… 302
大動脈弁狭窄症 ……………… 156,285
　　—の圧較差 ……………………… 98
　　—の重症度評価 …………… 104,285
大動脈弁口レベル短軸断面 ………… 89
大動脈弁閉鎖不全症 ………… 155,286
　　—の重症度分類 ……………… 287
大動脈瘤 …………………………… 113
タナトリル® ……………………… 401
ダビガトラン ……………… 411,413,**415**
炭酸脱水素酵素阻害薬 ………… **428**
断層法 ……………………………… 88
単独弁経皮術 ……………………… 301
タンボコール® ……………… 421,481

ち

チエノピリジン系抗血小板薬 …… **407**
チオペンタールナトリウム ………… 52
チクロピジン …………………… **407**
チバセン® ………………………… 401
チャネル遺伝子 …………………… 222
中心静脈確保 ……………………… 60
肘部皮静脈アプローチ …………… 64
聴診 ………………………………… 7
　　—部位 …………………………… 7
調律 ………………………………… 79
直接第Xa因子阻害薬 ……… 411,**416**
直接トロンビン阻害薬 ……… 411,**415**
チリソロール ……………………… 399
治療用カテーテル ………………… 230

て

ディオバン® ……………………… 401
低酸素血症 ………………………… 20
低電位 ……………………………… 82
ディプリバン® …………………… 52
定量的冠動脈造影法（QCA）……… 168
定量的評価法 ……………………… 160
デタントール® …………………… 400
テノーミン® ……………………… 399
テモカプリル ……………………… 401
テラゾシン ………………………… 400
デラプリル ………………………… 401
テルミサルタン ………………… 401
電気刺激装置 ……………………… 171
電気生理学的検査 ………………… 171
電極カテーテル …………………… 171
　　—の配置 ……………………… 172
電極パッド ………………………… 59

電極リード ………………………… 235

と

動悸 ………………………………… 16
糖尿病 …………………………… 26,498
　　—の診断フローチャート ……… 499
洞不全症候群 …………… 190,191,232
動脈管開存（PDA）………………… 380
動脈血液ガス …………………… 352
動脈血酸素飽和度（PaO₂）………… 70
動脈血酸素飽和度（SaO₂）………… 70
動脈穿刺 …………………………… 65
動脈閉塞様式 …………………… 332
ドキサゾシン …………………… 400
特発性左室起源心室頻拍 ………… 204
特発性心室頻拍 ………………… 203
特発性流出路起源心室頻拍 ……… 202
ドパミン，ドブタミンの作用 ……… 433
ドパミン，ドブタミンの投与法 …… 433
ドパミン（DOA）……… 49,**432**,480
ドブタミン（DOB）……………… **434**,480
ドブタミン負荷心エコー …………… 179
ドブトレックス® ………………… **434**
トライコア® ……………………… 496
トラセミド ……………………… 428,**429**
トランスデューサー ……………… 144
トランデート® ………………… 396,400
トランドラプリル ………………… 401
トリアムテレン ………………… 428
トリオシース ……………………… 172
トリクロルメチアジド ………… 428,**430**
トリテレン® ……………………… 428
トリパミド ……………………… 428
トルバプタン …………………… 428,**431**
ドルミカム® ……………………… 52
トロンビン ……………………… 413

な

内頚静脈アプローチ ……………… 61
ナディック® …………………… 399,421
ナトリックス® ………………… 428,**430**
ナドロール …………………… 399,421,422

に，ね

ニカルジピン …………… 397,398,**482**
ニコランジル …………………… **405**,458
二次救命救急（ACLS）…………… 44
ニソルジピン …………………… 398
ニトプロ® ……………………… **456**
ニトレンジピン ………………… 398
ニトロール® …………… 397,**404**,455

ニトログリセリン（NTG）······ 123,397,403,**453**
ニトログリセリン®舌下錠 ················ **403**
ニトロダームTTS® ························ **403**
ニトロプルシド ························ 397,**456**
ニトロペン®舌下錠 ····················· **403**
ニバジール® ······························ 398
ニフェカラント ············ 421,**422,425,471**
ニフェジピン ························· 398,491
ニプラジロール ··························· 399
二峰性振戦拍動 ····························· 7
乳頭筋レベル短軸断面 ···················· 90
ニューロタン® ··························· 401
尿細管 ································· 427
ニルバジピン ··························· 398
任意多断面再構成法（MPR）············· 113
熱希釈法 ······························ 149

の
脳血流シンチグラフィ ··················· 340
脳梗塞 ································· 396
脳出血 ································· 396
ノバスタンHI® ························· 445
ノボ・ヘパリン® ························· 438
ノルアドレナリン（NAD）···· **435,467,**480
ノルアドレナリン® ················· **435,467**
ノルバスク® ··························· 398
ノルモナール® ························· 428

は
バイアスピリン® ························ **406**
肺うっ血像 ····························· 87
バイカロン® ··························· 428
肺換気―血流シンチグラム ··············· 345
肺血栓塞栓症の診断確率 ·················· 23
肺血流量（Qp）························· 150
肺高血圧症 ····························· 342
　―の重症度分類 ····················· 347
　―の診断手順 ······················· 348
　―の臨床分類 ··················· 343,344
肺静脈血流波形 ························· 96
肺シンチグラフィ ······················ 353
肺塞栓症 ······················ 13,121,351
肺体血流比 ····························· 101
バイタルサイン ·························· 2
肺動脈圧（PAP）······················ 147
肺動脈楔入圧（PCWP）············· 147,153
肺動脈性肺高血圧症 ····················· 349
ハイパジール® ························· 399
バイミカード® ························· 398
バイロテンシン® ······················· 398
バソプレシンV₂受容体拮抗薬 ············ **431**

パソメット® ··························· 400
パソレーター® ························· **403**
バッグバルブマスク ····················· 54
パナルジン® ··························· **407**
パパベリン塩酸塩 ······················ **460**
バファリン® ··························· **406**
バルサルタン ··························· 401
パルスドプラ法 ························· 88
バルニジピン ··························· 398
汎収縮期雑音 ···························· 9
ハンプ® ······························ **436**

ひ
非ST上昇型急性冠症候群 ··············· 184
非永久留置型下大静脈フィルター ········· 357
皮下気腫 ······························ 65
非ステロイド系炎症症薬（NSAID）··· 23,267
ビソプロロール ························· 399
ビソプロロールフマル ··················· 491
肥大型心筋症 ·············· 141,258,274
　―の原因遺伝子 ····················· 259
ヒト心房ナトリウム利尿ペプチド ········· **436**
ヒドララジン ··························· 396
ヒドロクロロチアジド ··············· 428,**430**
ヒドロクロロチアジド® ············· 428,**430**
ビノグラック® ························· 496
皮膚組織灌流圧（SPP）検査 ············· 320
非弁膜症性心房細動 ····················· 412
ヒポカ® ······························ 398
ビメノール® ··························· 421
ピルシカイニド ·········· 421,422,471,481
ピルメノール ··············· 421,422,471
貧血 ······························ 17,250
ピンドロール ··························· 399
頻拍 ································· 50
頻脈性不整脈 ······················ 194,228

ふ
不安定狭心症 ················· 335,456,459
フィズリン® ··························· 428
フェニトイン ··························· 422
フェノフィブラート ····················· 496
フェロジピン ··························· 398
フェンタニル ··························· 52
フェンタニル® ························· 52
負荷検査 ······························ 129
副伝導路の局所診断 ····················· 197
腹部大動脈瘤 ····················· 114,312
浮腫 ································· 24
　―の分類 ··························· 24
不整脈原性右室心筋症 ·············· 218,263

索引

一の診断基準 ・・・・・・・・・・・・・・・・・・・・ 220
一の治療 ・・・・・・・・・・・・・・・・・・・・・・ 221
不整脈の鑑別 ・・・・・・・・・・・・・・・・・・・・・ 19
腹腔内穿刺 ・・・・・・・・・・・・・・・・・・・・・・ 65
ブナゾシン ・・・・・・・・・・・・・・・・・・・・・・ 400
ブプレノルフィン ・・・・・・・・・・・・・・・・・・ 52
不明熱 ・・・・・・・・・・・・・・・・・・・・・・・・ 32
一の原因 ・・・・・・・・・・・・・・・・・・・・・・ 32
ブメタニド ・・・・・・・・・・・・・・・・・・・・・ 428
プラザキサ® ・・・・・・・・・・・・・・・・・・411,**415**
プラスグレル ・・・・・・・・・・・・・・・・・・・・ **409**
プラゾシン ・・・・・・・・・・・・・・・・・・・・・ 400
プラニメトリ法 ・・・・・・・・・・・・・・・・・・・ 103
プラバスタチン ・・・・・・・・・・・・・・・・・・・ 495
プラビックス® ・・・・・・・・・・・・・・・・・・・ **408**
フランドル® ・・・・・・・・・・・・・・・・・・・・ **404**
プリディオン® ・・・・・・・・・・・・・・・・・・・ 53
フルイトラン ・・・・・・・・・・・・・・・・・・428,**430**
フルバスタチン ・・・・・・・・・・・・・・・・・・・ 495
ブレードの挿入 ・・・・・・・・・・・・・・・・・・・ 54
フレカイニド ・・・・・・・・・・ 421,422,471,481
プレタール® ・・・・・・・・・・・・・・・・・・・・ 409
プレラン® ・・・・・・・・・・・・・・・・・・・・・ 401
プロカインアミド ・・・・・・・ 421,422,471,**480**
プログラム刺激 ・・・・・・・・・・・・・・・・・・・ 174
プロスタサイクリン関連薬 ・・・・・・・・・・・・・ 351
フロセミド ・・・・・・・・・・・・・・・・・・・428,**429**
プロタノール® ・・・・・・・・・・・・・・・・・・・ **481**
プロタミンによる中和法 ・・・・・・・・・・・・・・ 414
プロトロンビン ・・・・・・・・・・・・・・・・・・・ 413
プロノン® ・・・・・・・・・・・・・・・・・・・421,481
プロパフェノン ・・・・・・・・・ 421,422,471,481
プロプラノロール ・・・・・・・・・・・ 399,421,422
プロプレス® ・・・・・・・・・・・・・・・・・・・・ 401
プロポフォール ・・・・・・・・・・・・・・・・・・・ 52
プロポフォール® ・・・・・・・・・・・・・・・・・・ 52

へ

閉塞性血栓血管炎(TAO) ・・・・・・・・・・・・・ 330
閉塞性動脈硬化症 ・・・・・・・・・・・・・・・・・・ 136
閉塞性肥大型心筋症(HOCM) ・・・・・・・・・・ 274
ベクロニウム ・・・・・・・・・・・・・・・・・・・・ 53
ベザトールSR® ・・・・・・・・・・・・・・・・・・ 496
ベザフィブラート ・・・・・・・・・・・・・・・・・・ 496
ベザリップ® ・・・・・・・・・・・・・・・・・・・・ 496
ベタキソロール ・・・・・・・・・・・・・・・・・・・ 399
ベナゼプリル ・・・・・・・・・・・・・・・・・・・・ 401
ベニジピン ・・・・・・・・・・・・・・・・・・・・・ 398
ベハイド® ・・・・・・・・・・・・・・・・・・・・・ 428
ヘパリン ・・・・・・・・・・・・・・・・・411,**414**,**438**
ヘパリンカルシウム ・・・・・・・・・・・・・・・・ **440**

ヘパリン起因性血小板減少症(HIT) ・・・ 441
ヘパリンナトリウム® ・・・・・・・・・・・・411,**414**
ベバントロール ・・・・・・・・・・・・・・・・・・・ 400
ベプリコール® ・・・・・・・・・・・・・ 421,**426**,481
ベプリジル ・・・・・・・・・・・・ 421,422,**426**,471
ベラパミル ・・・・・・・・・・・・ 421,422,**470**,471
ペリンドプリルエルブミン ・・・・・・・・・・・・ 401
ペルジピンLA® ・・・・・・・・・・・・・・・・・・ 398
ペルジピン® ・・・・・・・・・・・・・・・・・・397,398
ヘルベッサー® ・・・・・・・・・ 397,398,421,**472**
弁逆流の評価 ・・・・・・・・・・・・・・・・・・・・ 101
弁狭窄 ・・・・・・・・・・・・・・・・・・・・・・・ 102
弁口面積 ・・・・・・・・・・・・・・・・・・・・・・ 154
ベンチルヒドロクロロチアジド ・・・・・・・・・・ 428
弁膜症 ・・・・・・・・・・・・・・・・・・・・・・・ 297

ほ

房室回帰性頻拍 ・・・・・・・・・・・・・・・・195,197
房室結節回帰性頻拍 ・・・・・・・・・・・・・・196,198
房室接合部調律 ・・・・・・・・・・・・・・・・・・・ 79
房室ブロック ・・・・・・・・・・・・・・190,192,232
ホスホジエステラーゼ5阻害薬 ・・・・・・・・・ 351
ホスホジエステラーゼⅢ
　(PDEⅢ)阻害薬 ・・・・・・・・・・・・・・・・ **435**
発作性上室頻拍 ・・・・・・・・・・・・・・・・195,229
ボリュームレンダリング法(VR) ・・・・・・・・・ 112

ま

マスキュラックス® ・・・・・・・・・・・・・・・・・ 53
末梢動脈疾患(PAD) ・・・・・・・・・・・・120,318
末梢動脈触知 ・・・・・・・・・・・・・・・・・・・・ 320
末梢動脈瘤 ・・・・・・・・・・・・・・・・・・・・・ 136
マッピング ・・・・・・・・・・・・・・・・・・・・・ 231
マニジピン ・・・・・・・・・・・・・・・・・・・・・ 398
慢性血栓塞栓性肺高血圧症(CTEPH) ・・・・・ 356
一の診断基準 ・・・・・・・・・・・・・・・・・・ 358
一の治療戦略 ・・・・・・・・・・・・・・・・・・ 288
一の治療アルゴリズム ・・・・・・・・・・・・・ 359
慢性心不全 ・・・・・・・・・・・・・・・・・・・・・ 388

み，む

ミオコール® ・・・・・・・・・・・・・・・・・・・・ 397
ミオコールスプレー® ・・・・・・・・・・・123,**403**
ミカルディス® ・・・・・・・・・・・・・・・・・・・ 401
ミケラン® ・・・・・・・・・・・・・・・・・・・・・ 399
ミケラン®LA ・・・・・・・・・・・・・・・・・・・ 399
ミダゾラム ・・・・・・・・・・・・・・・・・・・・・ 52
ミニトロテープ® ・・・・・・・・・・・・・・・・・ **403**
ミニプレス® ・・・・・・・・・・・・・・・・・・・・ 400
未分画ヘパリン ・・・・・・・・・・・・・・・・・・・ 353
脈拍 ・・・・・・・・・・・・・・・・・・・・・・・・・ 4

脈波計 ································ 108
脈波伝播速度（baPWV） ············ 110
ミリステープ® ······················ **403**
ミリスロール® ··················397,**453**
ミルリーラ® ························ **435**
ミルリノン ························· **435**
ムノバール® ························ 398

め

メインテート® ·················399,491
メキシチール® ·················421,481
メキシレチン ············421,422,471
メチクラン ························ 428
メチシレチン ······················ 481
メチルエルゴメトリンマレイン塩酸塩® ·· **463**
メチルドパ ························ 396
メディトランステープ® ··············· **403**
メトグルコ® ························ 123
メトプロロール ····················· 399
メトホルミン ······················ 123
メバロチン® ······················ 495
メフルシド ························ 428
めまい ···························· 28

も

モードスイッチ ····················· 234
モンテプラーゼ ···················· **452**

や

薬剤負荷 ·························· 130
薬剤誘発性心筋症 ··················· 264
遊走性静脈炎 ······················ 331

ら

ラシックス® ··················428,**429**
ラジレス® ························ 401
ラベタロール ················396,400
ラボナール® ······················· 52
ラリンジアルマスク ··················· 56
ランジオロール ···············123,**476**
ランデル® ························ 398

り，る

リードレスペースメーカー ············· 236
リクシアナ® ··················411,**417**
リシノプリル ······················ 401
リズムコントロール治療 ······212,214,215
リスモダン® ·················421,481
リドカイン ··········52,53,421,422,471,**479**
リドカイン静注用 ···················· **479**
利尿薬 ···························· 248

リバーロキサバン ········411,413,415,**416**
リバロ® ······················495,496
リピディル® ······················ 496
リピトール® ··················495,496
リポクリン® ······················ 496
リポバス® ························ 495
硫酸Mg補正液® ···················· **480**
硫酸アトロピン ····················· **480**
硫酸アトロピン® ···················· 421
硫酸キニジン® ···················· 421
硫酸マグネシウム ··················· **480**
ループ利尿薬 ······················ **429**
ルネトロン® ······················ 428
ルプラック® ··················428,**429**

れ

レートコントロール ·················· 212
レジスタンストレーニング ············· 385
レニベース® ·················401,491
レペタン® ························ 52
レラキシン® ······················ 53
連続波ドプラ法 ····················· 88

ろ

ローガン® ························ 400
ローコール® ······················ 495
ロクロニウム ······················ 52
ロサルタン ························ 401
ロスバスタチン ····················· 496
ロプレソール® ····················· 399
ロンゲス® ························ 401

わ

ワーファリン® ················411,**413**
ワソラン® ··············421,**470**,481
ワルファリン ·················411,**413**

A

ACC/AHA/ESCガイドライン ········ 209
ACLSアルゴリズム ··················· 46
AED（automated external
　defibrillator） ····················· 58
AFFIRM試験 ····················· 212
AHA/ACC病変形態分類 ············· 169
AHA分類 ························ 167
Amplatzカテーテル ················· 163
aortic root remodeling法 ············ 303
aortic valve reimplantation法 ····· 303

B

BLSアルゴリズム ···················· 45

索引

Borg scale · 384
Boyd穿通枝 · 367
Braunwald分類 · · · · · · · · · · · · · · · · · · 185
Brugada症候群 · · · · · · · · · · · · · · · · · · 222
　—ICD植え込みの適応 · · · · · · · · · 226
Buerger病 · 330
BURP法 · 56

C

cannon wave（巨大a波）· · · · · · · · · 145
Carpentier分類 · · · · · · · · · · · · · · · · · · 304
caudal · 164
Ca拮抗薬 · 398
CCS分類 · 178
CEAPの臨床分類 · · · · · · · · · · · · · · · · 367
CHADS₂スコア · · · · · · · · · · · · · · · · · · 210
Cine MRI · 139
Cockett穿通枝 · · · · · · · · · · · · · · · · · · · 367
Cormack and Lahane分類 · · · · · · · · · 57
Coronary MRA · · · · · · · · · · · · · · · · · · 140
coved型 · 222
cranial · 164
Crawford分類 · · · · · · · · · · · · · · · · · · · 311

D

DC（direct current efibrillator）· · · · · 58
DeBakey分類 · · · · · · · · · · · · · · · · · · · 308
Delayed enhancement
　（遅延造影MRI）· · · · · · · · · · · · · · 139
diastolic augmentation · · · · · · · · · · · · 72
dicrotic notch · · · · · · · · · · · · · · · · · · · 147
dip and plateau · · · · · · · · · · · · · 146,157
Dodd穿通枝 · 367
DREAM trial · 315
Dukeスコア · 179
Duke臨床的診断基準 · · · · · · · · · · · · · 290
Dダイマー · 352

E

EDD（esophageal intubation
　detector device）· · · · · · · · · · · · · · 57
edge-to-edge technique · · · · · · · · · · · 305
EF計測(Biplane disks法)· · · · · · · · · · 93
EVER trial · 315
external法 · 371

F・G

Fabry病 · 264
Fick法 · 150
Fontaine分類 · · · · · · · · · · · · · · · · · 39,319

Forrester分類 · · · · · · · · · · · · · · · · 147,244
fractional flow reserve（FFR）· · · · · · 181
Framinghamポイントスコア · · 485,486,487
Friedewaldの式 · · · · · · · · · · · · · · · · · · 493
GCS（Glasgow Coma Scale）· · · · · · · · 3

H

HFpEF
　（収縮機能が保持された心不全）· · · 242
HFrEF（収縮機能が低下した心不全）· 242
HMG-CoA還元酵素阻害薬 · · · · · · · · 495
Hugh-Jones（HJ）分類 · · · · · · · · · · · · 21
hyperacute T waves · · · · · · · · · · · · · · · 83

I・J

ICDによる二次予防 · · · · · · · · · · · · · · 237
INTERMACS（J-MACS）· · · · · · · · · · 273
internal法 · 371
Judkinsカテーテル · · · · · · · · · · · · · · · 163

K

Karvonen式 · 384
Kussmaul徴候 · · · · · · · · · · · · · · · · · · · 269
K保持性利尿薬
　（アルドステロン拮抗薬） · · · · · · **430**

L

LAO（left anterior oblique）· · · · · · · 164
larrey point · 71
LDL吹田スコア · · · · · · · · · · · · · · · · · · 488
Leriche症候群 · · · · · · · · · · · · · · · · · · · 316
Levine分類 · 8

M

Mallampati分類 · · · · · · · · · · · · · · · · · · · 57
May-Thurner syndrome · · · · · · · · · · · · 65
Mobitz Ⅱ型 · 192
Mobitz Ⅰ型 · 192
MRI · 134
MVP（minimized
　ventricular pacing）· · · · · · · · · · · · 234
Mモード法 · 88

N

NOAC · 210
Nohria-Stevenson分類 · · · · · · · · · · · · 244
NYHA（New York Heart
　Association)分類 · · · · · · · · · · · 21,280

O

optimal medication therapy · · · · · · 181

Osler結節 ···································· 40

P

PACアクセラレーション ··············· 234
PCI ·· 188
PEP (pre-ejection period) ········ 110
Perfusion MRI ························· 138
PHT法 ···································· 103
pig-tailカテーテル ···················· 158
pill in the pocket ············· 475,481
Pombo式 ································· 92
poor R pregression ·················· 82
P波解析 ·································· 79

Q

Qp/Qs ··································· 151
QRS波 ···································· 80
QT間隔 ···································· 82

R

RAO (right anterior oblique) ······ 164
rate response ························· 234
red flag sign ··························· 34
Rentrip score ························· 169
retrograde approach················ 168
reverse poor R progression ········ 82
Rutherford分類 ·················· 39,319
R波 ·· 82

S

saddle back型 ························ 222
Safi分類 ································· 311
Sampling ······························ 150
SCN5遺伝子 ···························· 222
Sellers分類 ···························· 161
Sicilian Gambit分類·················· 421
SSS分類 ································· 133
Stanford分類 ·························· 308
stretched CPR ························ 113
ST下降 ···································· 83
ST上昇 ······························ 82,222
　一型急性心筋梗塞 ·················· 187
sutureless valve ····················· 299
Swan-Ganzカテーテル ··············· 144
systolic time intervals (STI) ······ 110
systolic unloading···················· 72

T

TASC分類 ··························323,324
Tc-99m MIBI ·························· 128

Tc-99m tetrofosmin
　(テクネチウム) ··················· 128
Teichholz式 ···························· 92
Tl-201 (タリウム) ···················· 127
TILT ····································· 175
Todai VAD score (TVAD score)· 273
Trendelenburg体位 ··················· 61

U

ULP型解離 ······························ 119
UT (up stroke time) ··············· 109

V

Valsalva洞動脈瘤破裂 ················ 377
Valsalva負荷 ···························· 97
Vaughan Williams分類 ·············· 422

W

wandering pacemaker················ 80
wearable CD ························· 239
Wells Score ···························· 23
Wenckebach型 ························ 192
wide QRS頻拍 ························ 202
Wilkinsエコースコア ·················· 281
WPW症候群 ···················16,80,195

記号，数字

α遮断薬 ·································· 400
$\alpha\beta$遮断薬 ······························· 400
β遮断薬 ·················· 123,248,399,471
% MAP
　(% mean arterial pressure) ··· 108
17セグメントモデル ··················· 133
4killers ·································· 15
4T's score ···························· 443
5killers ·································· 15

循環器診療レジデント・ザ・ベーシック

2016年6月20日　第1版第2刷発行

■編　集　心臓血管研究所付属病院
　　　　　しんぞうけっかんけんきゅうじょふぞくびょういん

■発行者　鳥羽清治

■発行所　株式会社メジカルビュー社
　　　　　〒162-0845 東京都新宿区市谷本村町2-30
　　　　　電話　03(5228)2050(代表)
　　　　　ホームページhttp://www.medicalview.co.jp/

　　　　　営業部　FAX　03(5228)2059
　　　　　　　　　E-mail　eigyo@medicalview.co.jp

　　　　　編集部　FAX　03(5228)2062
　　　　　　　　　E-mail　ed@medicalview.co.jp

■印刷所　シナノ印刷株式会社

ISBN 978-4-7583-1424-4　C3047

©MEDICAL VIEW, 2015. Printed in Japan

・本書に掲載された著作物の複写・複製・転載・翻訳・データベースへの取り込みおよび送信(送信可能化権を含む)・上映・譲渡に関する許諾権は、(株)メジカルビュー社が所有しています.
・ JCOPY 〈(社)出版社著作権管理機構　委託出版物〉
　本書の無断複写は著作権法上での例外を除き禁じられています. 複写される場合は、そのつど事前に、(社)出版社著作権管理機構(電話　03-3513-6969, FAX 03-3515-6979, e-mail：info@jcopy.or.jp)の許諾を得てください.
・本書をコピー、スキャン、デジタルデータ化するなどの複製を無許諾で行う行為は、著作権法上での限られた例外(「私的使用のための複製」など)を除き禁じられています. 大学、病院、企業などにおいて、研究活動、診察を含み業務上使用する目的で上記の行為を行うことは私的使用には該当せず違法です. また私的使用のためであっても、代行業者等の第三者に依頼して上記の行為を行うことは違法となります.